本書內容是陳偉醫師多年來研究的精華彙集，其內容普
用於一般社會大眾；但由於個人體質多少有些互異，若
閱、採用本書的建議後仍未能獲得改善或仍有所疑慮
您還是向專科醫師諮詢，才能為您的健康做好最佳的

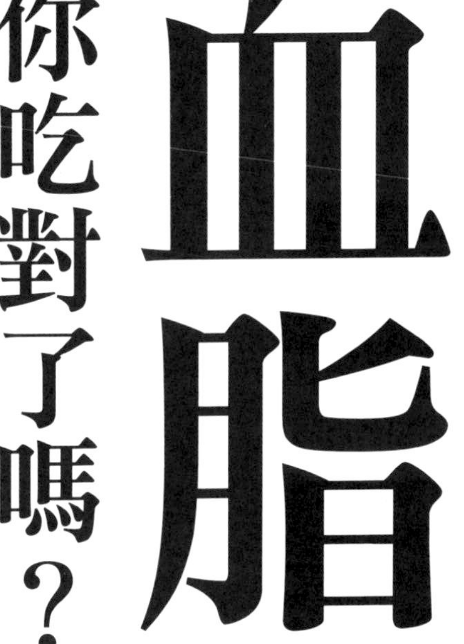

高血脂 你吃對了嗎？

營養科醫師的飲食調養黃金法則，讓你安全、有效、快速穩定血脂

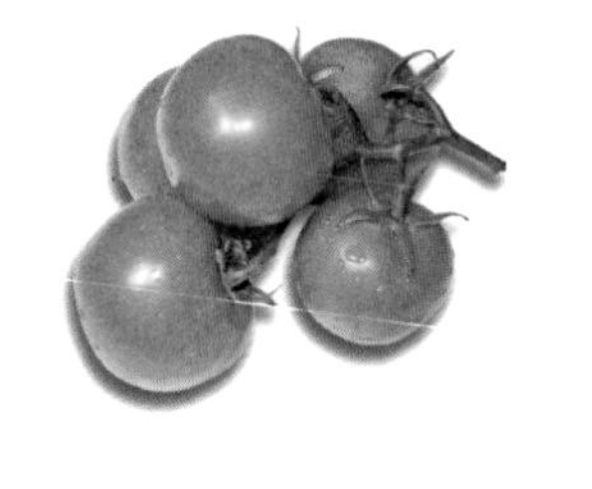

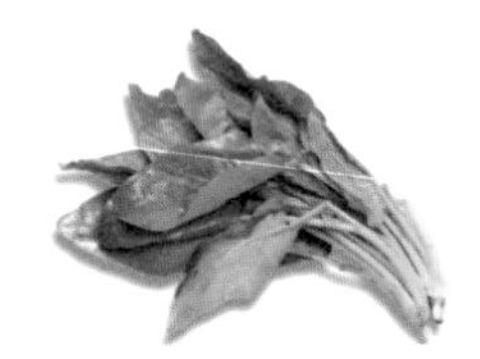

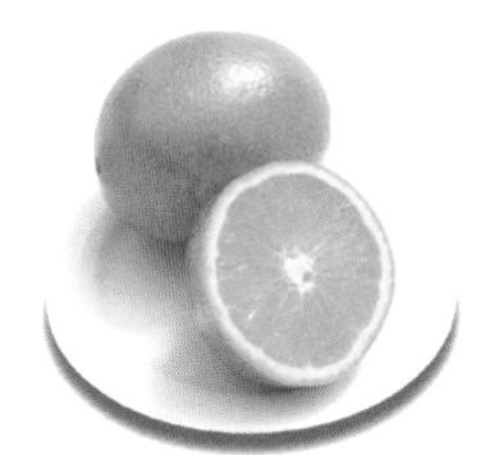

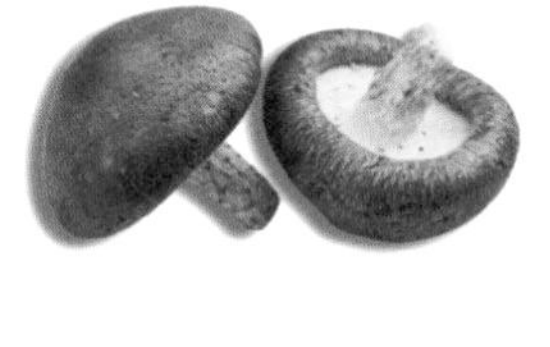

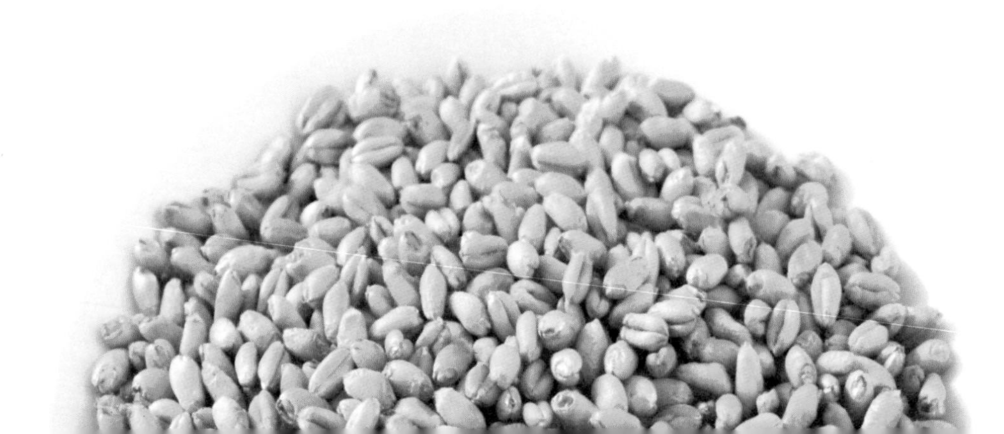

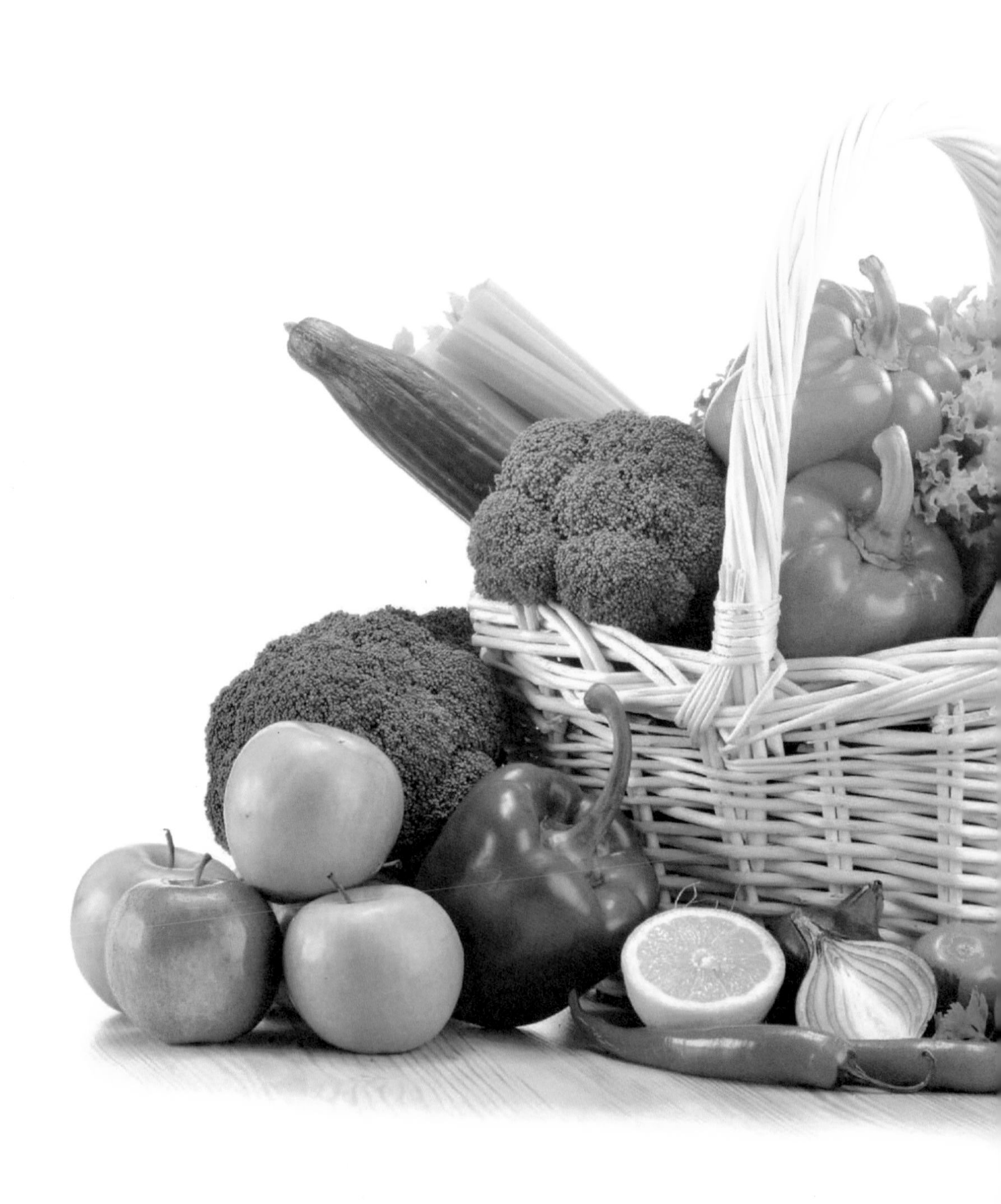

前　言　PREFACE

據不完全統計，每9個人中就有1人患高脂血症，也就是我們通常所說的「高血脂」。

高血脂和高血壓、高血糖併稱「三高」，因為發病早期常常沒有明顯症狀，容易被我們忽視。實際上，高血脂並不是獨立的一種疾病——血管裡的脂肪逐漸堆積，會導致動脈粥樣硬化，甚至是高血壓、冠心病、糖尿病等病。也就是說，高血脂實際上是多種心腦血管疾病的根源，如果能降低血脂，就能預防很多慢性病。

高血脂發病率的逐年攀升，多因人們飲食不規律引起。工作壓力大，口味上追求鹹、鮮、辣，久坐不動，使得每年體檢時醫生最常說的就是：血脂偏高，要注意飲食和運動了。

那麼，高血脂的人，怎樣才能吃對不吃錯呢？得了高脂血症是不是就不能吃肉了？高脂血症與營養素有著怎樣的關係？哪些食物對降低血脂有效？哪些食物不能多吃？什麼樣的烹飪方法才能讓高血脂患者既覺得「好吃」又能「吃好」呢……這些關於高血脂的疑惑，都可以在本書中找到答案。

另外，如何防治高血脂引起的嚴重併發症，除了控制飲食，高脂血症患者的運動方式，降血脂的穴位按摩，高血脂患者的用藥指導等，本書也一一做出了解答，真正幫您遠離高血脂的困擾，防患於未然。

目　錄 CONTENTS

緒論

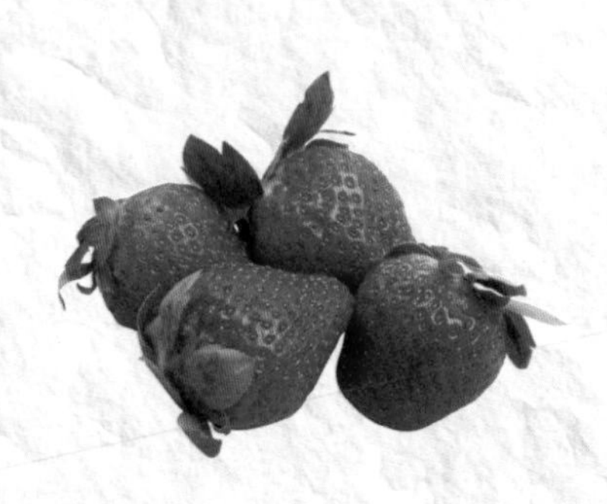

Chapter 1　一網打盡高血脂，飲食調理秘訣

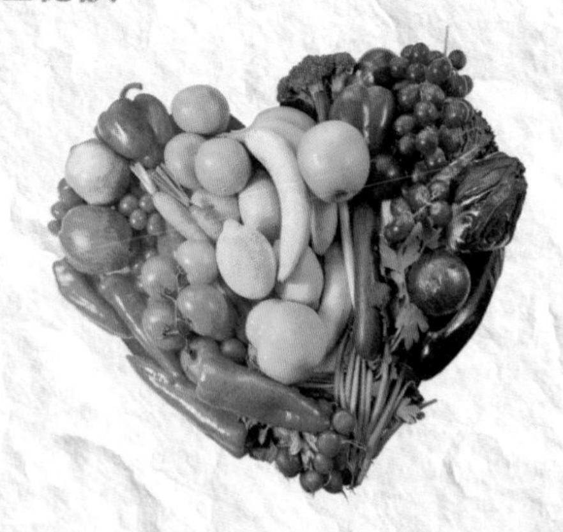

Chapter 2　降血脂營養素，天然的血管「減肥」藥

Chapter 3　吃掉高血脂，降血脂食材食譜

Chapter 4　藥膳飲品雙管齊下，清除血管垃圾

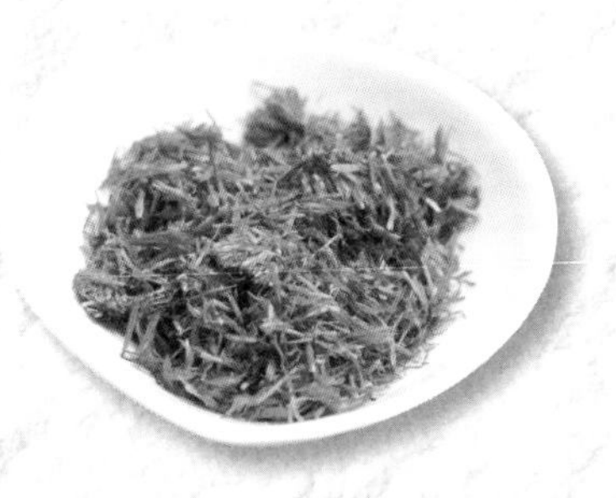

Chapter 5　高脂血症及併發症飲食智慧

Chapter 6　運動療法，血液越動越暢快

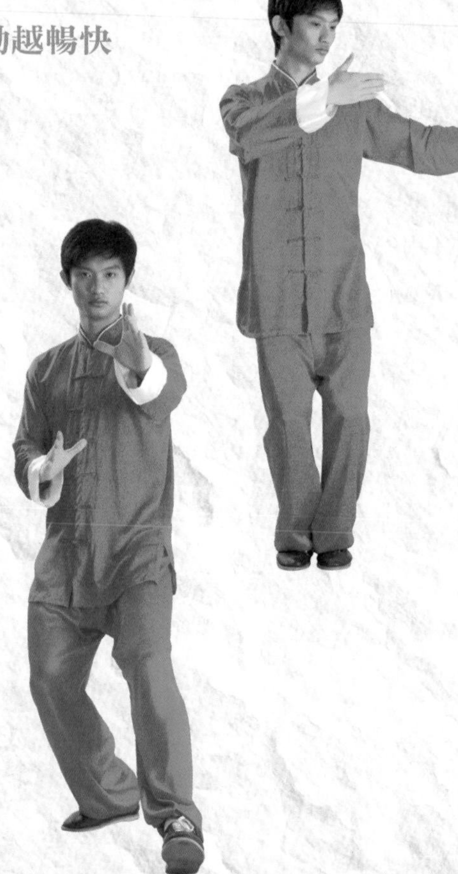

附錄

★隨書附贈：《高血脂68個Q&A》別冊

3 分鐘瞭解你的血脂

什麼是血脂？

血脂就是脂質

血脂就是血液中所有脂肪類物質的總稱，包括血漿中的中性脂肪（三酸甘油酯和膽固醇）和類脂（磷脂、糖脂、固醇、類固醇）等。

- **總膽固醇**

脂類物質不溶於水，需要與一類特殊的蛋白質（脂蛋白）結合，形成可溶於水的複合物，才能在血液中被轉運和代謝。因此，總膽固醇（TC）就是各種脂蛋白含有的膽固醇的總和，約占血漿總脂的1/3。

- **三酸甘油酯**

又稱中性脂肪，約占血漿總脂的1/4。

- **磷脂**

約占血漿總脂的1/3，主要有卵磷脂、腦磷脂、絲胺酸磷脂、神經磷脂等，其中70%～80%是卵磷脂。

- **游離脂肪酸**

又稱非酯化脂肪酸，占血漿總脂的5%～10%，它是機體熱量的主要來源。

血脂的來源

血脂的來源有兩條途徑：外源性和內源性。外源性，是指我們吃進去的富含脂肪和膽固醇的食物，如肥肉、蛋黃、奶油、肝臟等。內源性，是指由體內自身合成，例如，三酸甘油酯在肝內合成，膽固醇主要在肝臟和小腸黏膜合成。

正常情況下，當我們攝入大量的高脂肪、高膽固醇食物後，腸道內的血脂水準升高，肝臟合成的內源性脂肪量就會減少。相反地，如果減少外源性脂肪的攝入，人體的內源性脂肪就會增加，就能避免人體內血脂水準偏低的情況。兩種機制相協調，使人體的血脂水準始終保持在平衡、穩定的狀態。

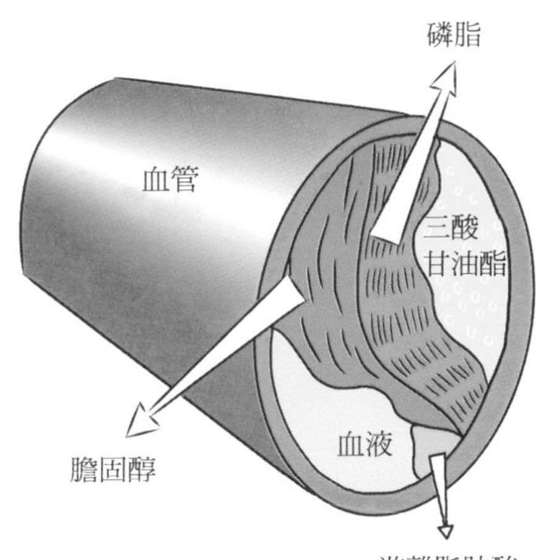

膽固醇也有好壞之分

「好膽固醇」與「壞膽固醇」

不要一聽到膽固醇就「談虎變色」，其實人體血液中的膽固醇是有好壞之分的。

- **「好膽固醇」**

即高密度脂蛋白（HDL）。扮演清道夫的角色，將周圍組織多餘的膽固醇送回肝臟處理，排出體外。高密度脂蛋白增加，動脈壁被膽固醇囤積的機會就減少，動脈粥樣硬化的發生率就隨之下降，可防止心腦血管病。所以，HDL及其膽固醇（HDL-C）升高被認為是好事。

- **「壞膽固醇」**

即低密度脂蛋白（LDL）。當您吃下過多脂肪，尤其是動物性脂肪時，血液中的LDL就會升高，它從肝臟攜帶膽固醇到全身組織，在高血壓、糖尿病、吸菸等危險因素的共同作用下，低密度脂蛋白膽固醇就會在血管壁沉積，形成動脈粥樣硬化斑塊。低密度脂蛋白升高是引發冠心病等心腦血管疾病的罪魁禍首，所以稱LDL為「壞膽固醇」。

「提高」和「降低」是我們對膽固醇的基本判斷，「提高」是提高高密度脂蛋白，「降低」是指將低密度脂蛋白降下去。

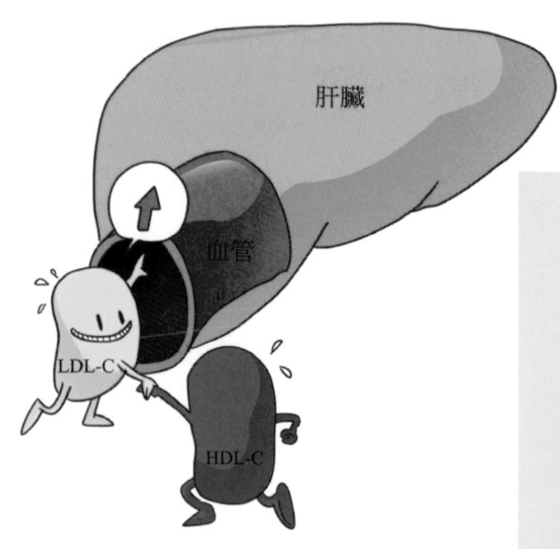

「好膽固醇」與「壞膽固醇」

膽固醇過低危害大？

膽固醇是人體必需的養分，太多不好，過少也不行。據統計，膽固醇水準越低，患尿道感染、菌血症、神經系統感染等疾病的機率就越大。此外，還可能患營養缺乏、後天免疫不良等症，嚴重時可能危及生命。

初識高脂血症

高脂血症是一種慢性疾病，也就是通常人們所說的高血脂，是心腦血管疾病的危險因素。在正常情況下，人體脂質的合成與分解有一個動態平衡。高脂血症是指人體血液中的總膽固醇和（或）三酸甘油酯過高或高密度脂蛋白膽固醇過低引起的病症。但也不必聽見高血脂就害怕，它是一類比較常見的疾病，甚至被稱為「大眾疾病」，可防可控。

四類高脂血症

根據血清膽固醇和三酸甘油酯的檢測結果，通常將高脂血症分為下列四種類型：

類型	特徵
1. 高膽固醇血症	僅膽固醇增高，超過 5.72 毫莫耳 / 升。
2. 高三酸甘油酯血症	僅膽固醇增高，超過 5.72 毫莫耳 / 升。
3. 混合型高脂血症	即膽固醇超過 5.72 毫莫耳 / 升，三酸甘油酯超過 1.70 毫莫耳 / 升。
4. 低高密度脂蛋白血症	高密度脂蛋白膽固醇（即好膽固醇）含量降低，小於 0.9 毫莫耳 / 升。

兩類高脂血症

根據發病原因的不同，高脂血症可分為原發性高脂血症和繼發性高脂血症。

❶ 原發性高脂血症與遺傳有關，多因先天性基因缺陷所致。例如，低密度脂蛋白受體基因缺陷引起的家族性高膽固醇血症等；也有部分原發性高脂血症患者的病因尚不明確。

❷ 繼發性高脂血症是由全身系統性疾病引起，其中包括糖尿病、腎病症候群、腎衰竭、胰臟炎、肥胖、痛風、酒精中毒等。

看看你的化驗單

測定項目	濃度（毫莫耳/升）	濃度（毫克/分升）	結果判定	疾病徵兆
總膽固醇（TC）	3.36～5.72	130～223	合適	升高：動脈粥樣硬化、腎病症候群、膽管阻塞、糖尿病、高脂血症等
	5.73～6.2	224～240	邊緣升高	
	＞6.2	＞240	升高	
三酸甘油酯（TG）	0.23～1.70	≤150	合適	升高：動脈粥樣硬化、肥胖、嚴重糖尿病、脂肪肝、高脂血症等
	1.71～2.3	151～200	邊緣升高	
	＞2.3	＞200	升高	
低密度脂蛋白膽固醇（LDL-C）	＜2.6	＜100	最合適	升高：心腦血管疾病、甲狀腺功能減低、腎病、肝病、糖尿病等
	＜3.4	＜130	合適	
	3.4～4.1	130～160	邊緣升高	
	＞4.1	＞160	升高	
高密度脂蛋白膽固醇（HDL-C）	＜1.0	＜40	低	降低：腦血管病、冠心病、高三酸甘油酯血症、糖尿病等
	＞1.6	＞60	高	

你的體型健康嗎？

看體型是分辨脂肪分佈的最簡單方法。一部分體重超重和肥胖的人，脂肪更多的集中於腹部，形成肚子大、四肢相對瘦小的「向心型」或「蘋果型」肥胖。相對於脂肪堆積在下肢和臀部的「梨型」肥胖來說，「蘋果型」發生高血脂和其他慢性疾病的危險性更高。

• **蘋果型肥胖**

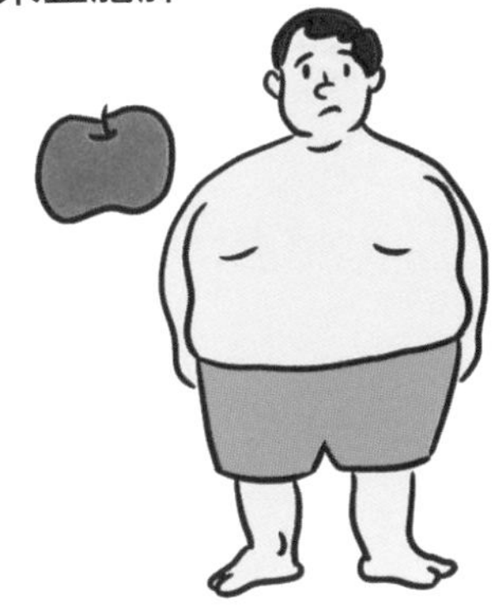

脂肪蓄積在腰腹部的肥胖，從外表上看跟蘋果很像，所以又叫蘋果型肥胖，多見於男性。

• **梨型肥胖**

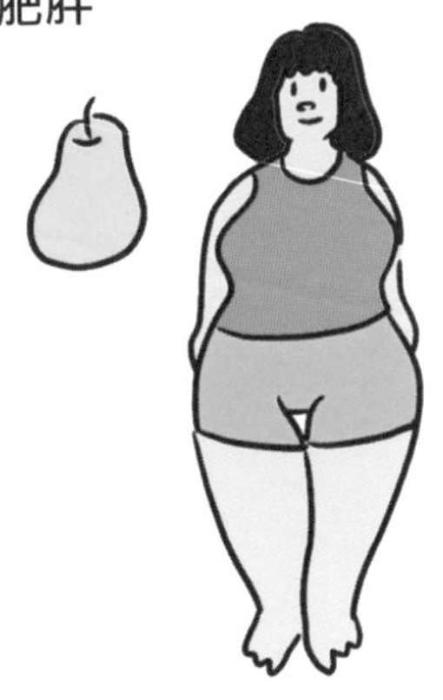

脂肪蓄積在臀部及大腿的下半身肥胖，外表上看跟梨很像，所以又叫梨型肥胖，多見於女性。

有的人看上去不胖，但也不要掉以輕心，很可能多半脂肪都堆積在內臟中。這些人患高血脂和其他生活性疾病的風險更高。用軟尺量一量自己的腰臀比，是判斷自己患高血脂危險性的好方法。

• **一把軟尺測試體型**

項目	測量方法	標準
腰圍	站立，用軟尺在肚臍處繞腹部 1 圈	成年男性不超過 90 公分 成年女性不超過 80 公分
臀圍	站立，用軟尺在臀部最突出處繞臀部 1 圈	成年女性臀圍 = 身高 (公分)×0.565 成年男性臀圍 = 身高 ×0.6
腰臀比值	腰圍（公分）/ 臀圍（公分）	成年男性臀圍比不大於 0.9 公分 成年女性臀圍比不大於 0.8 公分

註：如果男性腰臀比值在1.0以上，女性在0.8以上就稱「蘋果型」肥胖。

「蘋果型」肥胖者如何減肥

據研究表明，僅靠減少飲食量只能減少全身脂肪，而要減少腹部及內臟的脂肪，必須加強體育運動。

• 增加運動量有效消除「鮪魚肚」

蘋果型肥胖的人，絕大多數是運動量不足所致的。大多數挺著「鮪魚肚」的人，每天的生活方式就是出門有汽車、上班用電腦、吃飯進餐館、回家坐沙發，基本上沒有體力活動。所以，要想讓肚子變小，就必須下決心運動，至少每週進行三次快速步行，每次行走半小時以上才能減少腹部脂肪。

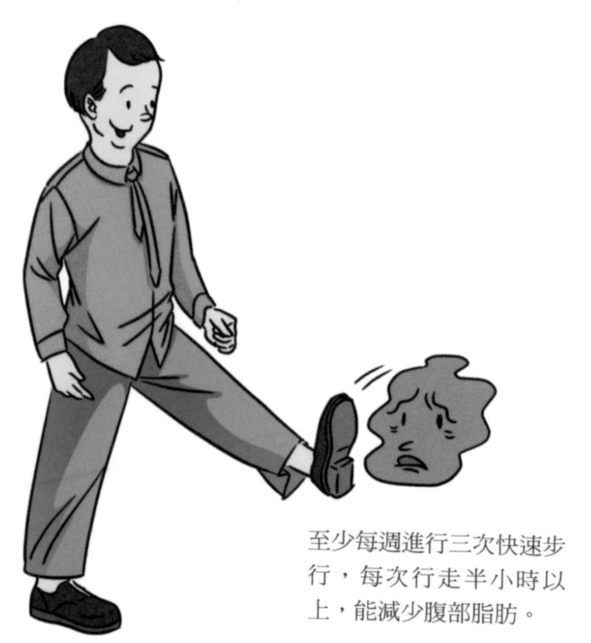

至少每週進行三次快速步行，每次行走半小時以上，能減少腹部脂肪。

• 控制飲食總熱量

不要誤認為只要禁甜食就可以減肥，還需要根據自身情況，計算出每天飲食所需的熱卡總量（具體計算方法，請參照第34頁）。此外，還要減少脂肪的攝入量，以不超過總熱量的30%為宜（算出每日所需總熱量後，對照食品熱量含量表選擇食物），尤其是飽和脂肪酸的含量應小於10%（膳食中飽和脂肪酸多存在於動物性脂肪及乳製品中）。

• 測腰圍可以檢驗運動及飲食控制的有效程度

如果透過運動，腰圍還是不變，說明運動及飲食控制還應加強。只要「鮪魚肚」消除了，血脂紊亂及血糖水準就會得到相應的改善。

圖解高血脂的危害

引起動脈粥樣硬化

高脂血症對身體的損害是隱匿性、漸進性和全身性的。早期常常沒有明顯感覺，易被人們忽視，但長此以往，高脂血症最直接的後果是造成「血稠」，然後沉積在血管壁上造成局部血管壁變厚，凸向管腔，致血管狹窄，血液流通不暢，引起動脈粥樣硬化（常見於高膽固醇血症）。

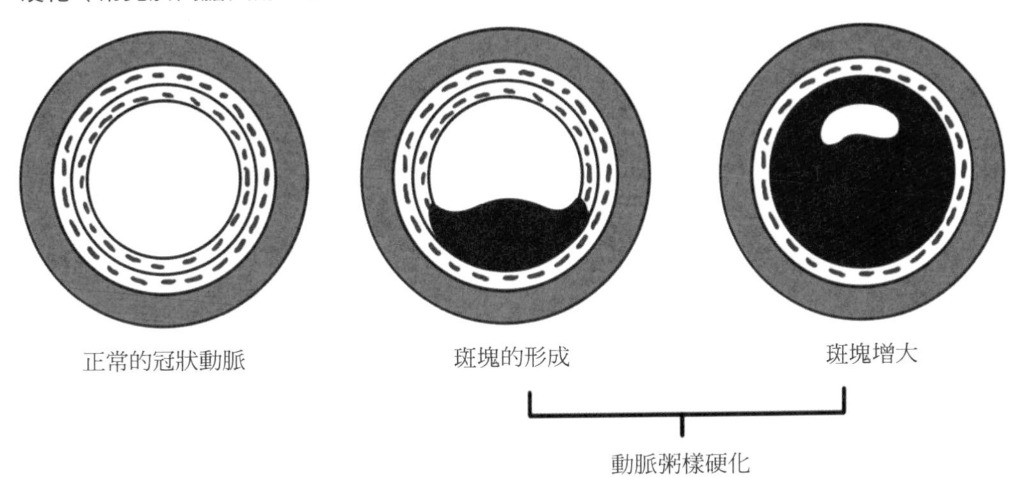

動脈粥樣硬化會引起各種疾病

動脈粥樣硬化會導致全身重要臟器，如心、腦、腎缺血或壞死，導致各式各樣的心血管疾病。病症因形成動脈粥樣硬化的部位而異。

1.如果腦、心血管動脈硬化，初期會出現頭痛、眩暈等症狀。不加以防治會導致一過性腦缺血發作、腦中風（腦梗塞、腦出血）等疾患。

2.心臟的冠狀動脈（為心臟補充氧氣和營養物質的動脈血管）出現硬化，會導致冠心病（心絞痛、心肌梗塞或心臟性猝死）。

3.如果動脈硬化出現在大腿的大動脈，會引起一種叫做閉塞性動脈硬化症，導致人們走路時腿痛。在初期，稍加休息堅持運動還可以行走，但是狀況嚴重時，靜止也可能疼痛發作，甚至腿部出現壞疽，須截肢。

4.如果腎臟出現動脈硬化會導致尿毒症。

5.眼底動脈出現硬化有時會使視野部分丟失。此外，高脂血症的患者也常同時患有高血壓和糖尿病、高尿酸血症等。

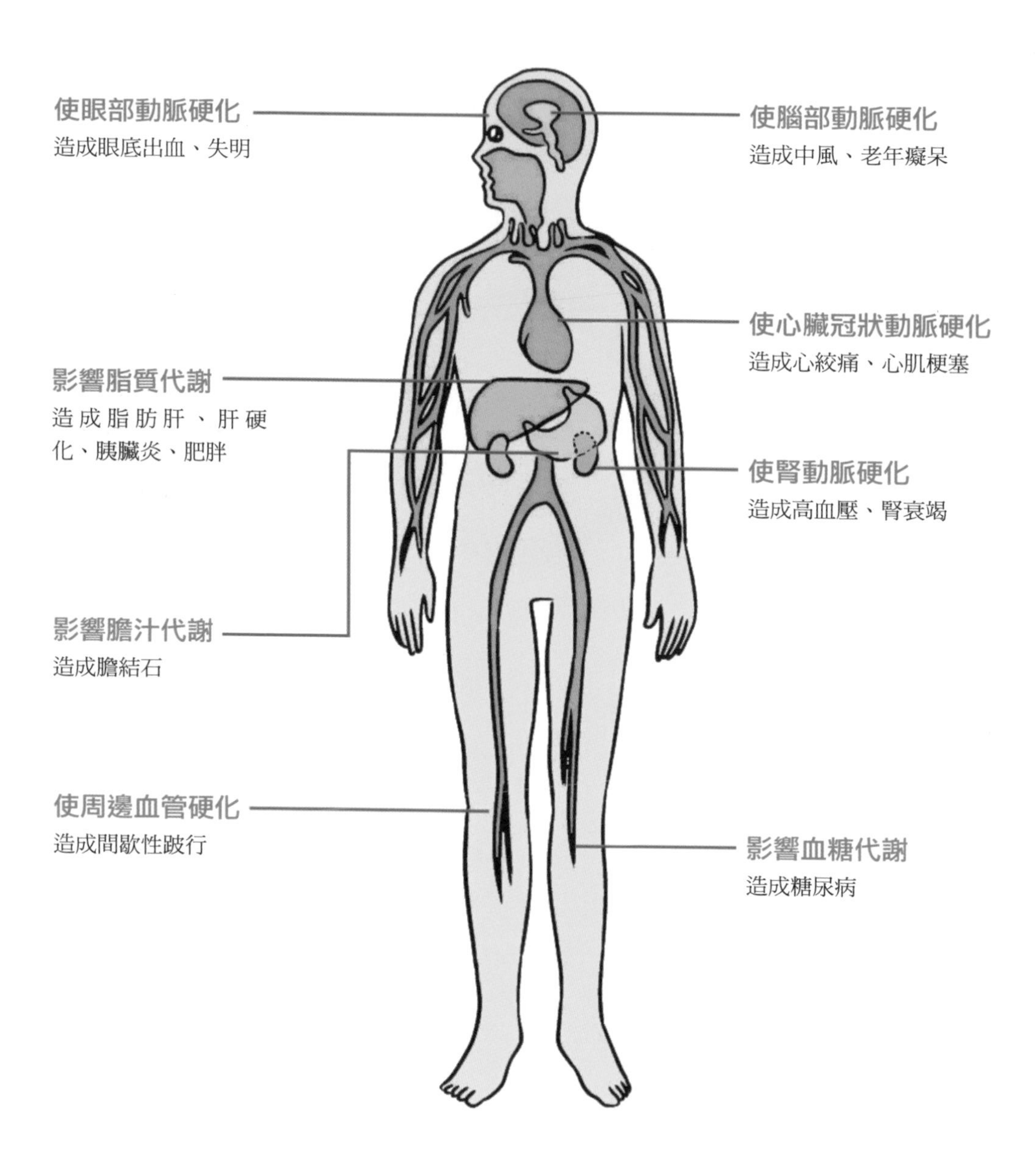
使眼部動脈硬化
造成眼底出血、失明
使腦部動脈硬化
造成中風、老年癡呆
使心臟冠狀動脈硬化
造成心絞痛、心肌梗塞
影響脂質代謝
造成脂肪肝、肝硬化、胰臟炎、肥胖
使腎動脈硬化
造成高血壓、腎衰竭
影響膽汁代謝
造成膽結石
使周邊血管硬化
造成間歇性跛行
影響血糖代謝
造成糖尿病

動脈粥樣硬化會引起各種疾病

找一找身體的預警信號

一般來說，高脂血症早期並無明顯症狀，絕大多數患者是透過定期的血脂檢查才發現異常的，所以高脂血症重在預防，35歲以上者每年應做一次體檢。

如果在日常生活中出現頭暈、視力模糊、食慾差、肥胖、腹痛、神疲乏力、失眠健忘、肢體乏力麻木、胸悶、心悸等症狀，很可能是高脂血症的先兆，或者是高脂血症並發症的早期徵兆，應引起重視，症狀嚴重時必須及時去醫院檢查。

身體告訴你患有血脂異常症的信號

信號1 肥胖

肥胖是血脂升高的最常見信號。肥胖的人不僅體內脂肪組織增加，而且血液中脂質也明顯增加，尤其是三酸甘油酯、游離脂肪酸和膽固醇多高出正常人的水準。

信號2 頭暈乏力

高血脂的常見症狀就是頭暈乏力，這種情況多是由於脂質沉積導致的腦部供氧不足、腦動脈粥樣硬化造成的。

信號3 視力模糊

若出現眼底發黃、血管彎曲、出血、視力模糊等現象，是由於富含三酸甘油酯的大顆粒脂蛋白沉積在眼底小動脈上引起光折射所致，提醒你可能患上了嚴重的高三酸甘油酯血症，並伴有乳糜微粒血症。

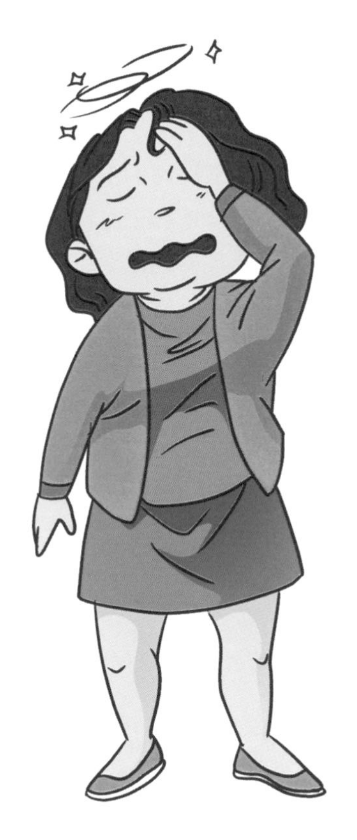

頭暈、頭痛、失眠、胸悶氣短、記憶力下降、注意力不集中、健忘、體形偏胖、四肢沉重、肢體麻木或食慾缺乏等症狀，都是高脂血症的前兆。

信號4 老年環

40歲以上的人如果眼角膜上出現形狀像鴿子眼睛的「老年環」，則多半是家族遺傳性高脂血症患者。

信號5 腿抽筋

小腿肚抽筋，並經常感到刺痛，可能是膽固醇積存在腿部肌肉裡引起的。如果經常出現腿抽筋現象，需要及時進行血脂檢查。

信號6 瞼黃疣

一些老年人眼瞼周圍出現黃色的疣，這是血脂濃度異常增高引起脂質異位沉積造成的。瞼黃疣本身對健康沒有明顯的危害，但是瞼黃疣的出現則提示病人血脂水平已經很高。

信號7 食慾缺乏

高血脂可以引起脂肪肝，導致肝臟腫大，會出現肝臟疾病或肝功能的變化，到了一定程度也會出現食慾缺乏現象。體檢時會發現肝臟增大，以及出現轉氨酶升高。

信號8 黃色瘤

若腳後跟、手背、臀部及肘、膝、指關節等處，出現黃色、橘黃色或棕紅色的結節、斑塊或疹子，醫學上稱為「黃色瘤」，此現象多提示患有家族遺傳性的高脂血症，並且症狀很嚴重，應特別注意。

此外，高脂血症患者的血脂值過高，膽固醇沉積在血管內壁上導致血管阻塞，很可能引起併發症，包括心腦血管疾病、肝硬化等。這些併發症引發的症狀，都有可能成為高脂血症的症狀。

沒有症狀不代表沒有危險

血脂疾病是一種無聲的疾病，上述症狀表現僅少數患者可見，多數患者往往是在檢查血脂或出現動脈粥樣硬化症狀時才被發現異常。雖然血脂異常早期無明顯症狀，但一旦發病可能會造成傷殘或死亡。所以即使沒有症狀出現，不代表沒有危險。

高脂血症最愛找上誰

40歲以上的人

年齡超過40歲後，人體血管上皮細胞的功能會逐漸衰退，血脂會逐漸增高，患心腦血管疾病的概率也較高，特別是肥胖者。

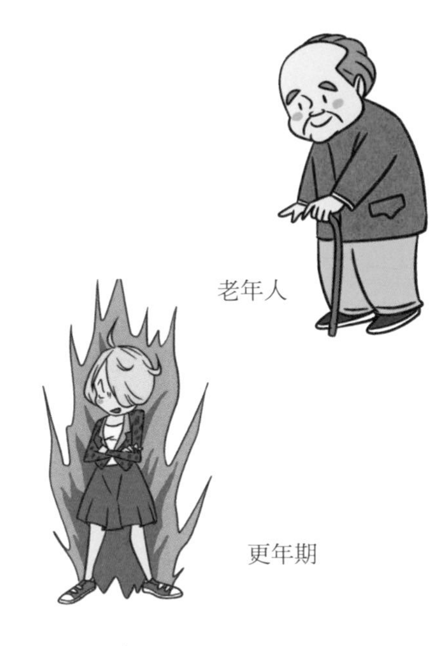

老年人

更年期

停經後的女性

女性在停經前患高血脂和冠心病的概率要低於男性。但是停經後，體內的壞膽固醇逐漸增多，好膽固醇減少，患病人群會明顯地超過男性。

飲食習慣不良的人

長期食用高脂肪或高熱量食物，如動物內臟、蛋黃、奶油及肉類等，並且蔬果類食物攝取量少的人，其血液中的總膽固醇、壞膽固醇和三酸甘油酯的含量都會增高，同時好膽固醇的含量會降低，誘發高脂血症。

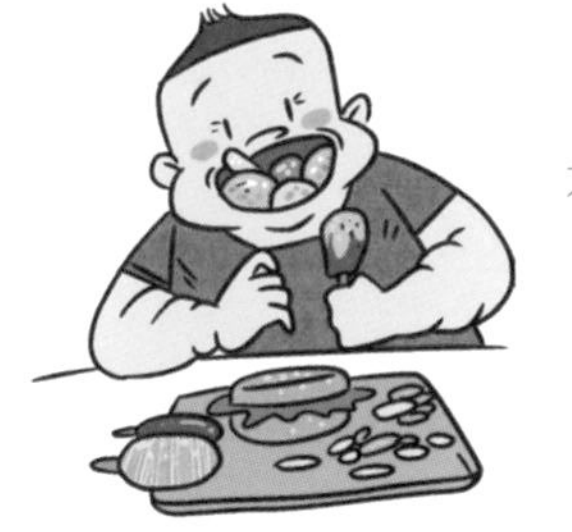

大魚大肉

吸菸、酗酒的人

如果長期吸菸、酗酒，香煙中的尼古丁和一氧化碳、酒中的酒精等有害物質會逐漸損傷血管的上皮細胞，使上皮細胞間隙增大。這樣血脂就會在血管中蓄積，形成動脈粥樣硬化，同時增高壞膽固醇的濃度，誘發高脂血症。

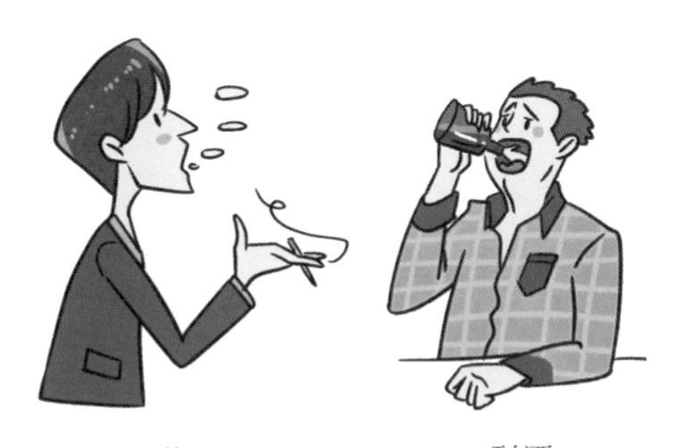

吸菸　　酗酒

有其他疾病的人

患有糖尿病、甲狀腺功能減退、肝病、腎病、胰臟炎、肥胖等疾病，都會使體內脂質代謝紊亂，誘發高脂血症。

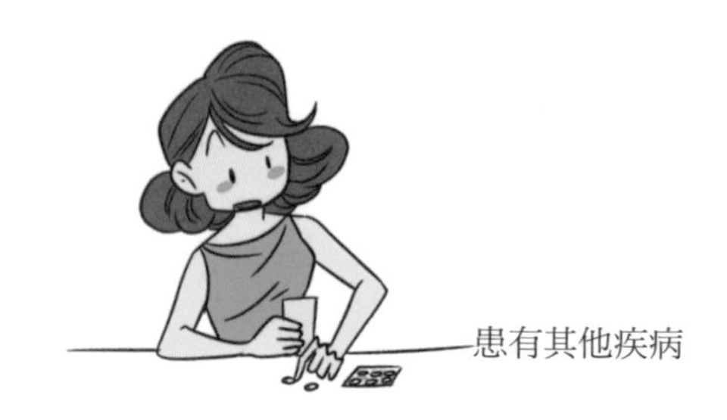

患有其他疾病

精神壓力大的人

長期處於緊張的工作環境或長期受不良情緒影響，都會使血液中的膽固醇增加，使血管收縮、血壓上升。血管處於收縮痙攣的狀態時，脂質就會在血管內壁沉積，誘發高脂血症及其他心腦血管疾病。

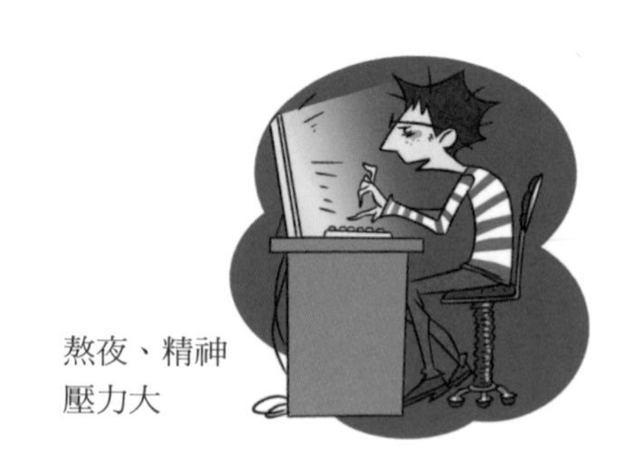

熬夜、精神壓力大

家族中有人血脂異常

如果家族中有早發冠心病史，即直系親屬中男性發病早於55歲，女性早於65歲，那麼下一代在基因上就會存在著缺陷，屬於天生血管內壁功能不好，患高脂血症的概率是平常人的3～4倍。大多數患者會在60歲以前發病。

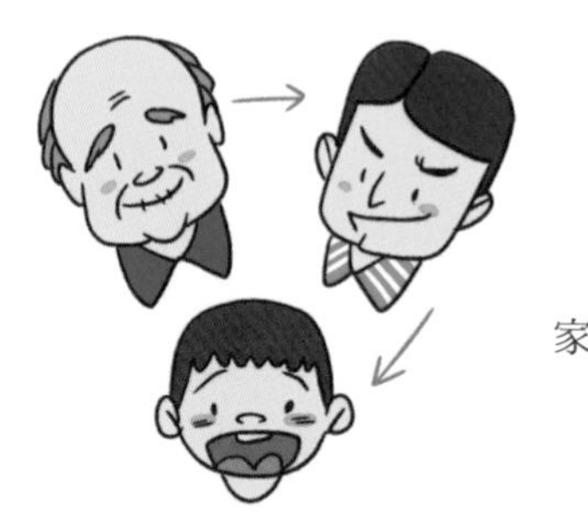

家族遺傳

高血脂不是胖人的專利

很多人認為，高血脂是肥胖的人才會得的一種病，體型瘦的人則可以高枕無憂。但是實際上，高血脂並不是胖人的專利，很多體型苗條的人也會得，這是為什麼呢？脂代謝異常並不單純是因為攝入脂肪過多造成的。大量吃糖，也有可能造成脂代謝異常。有些人瘦，可能是因為患了糖尿病，糖尿病能造成脂代謝異常。另外，有一些疾病，也可以引起血脂升高，如甲狀腺功能低下和腎病症候群等，或者家族性高脂血症。患有這些疾病的人，即使體型弱不禁風，脂代謝也相當紊亂。因此，體態苗條的人也不可對高脂血症掉以輕心，尤其是中老年人等容易發生心腦血管疾病者，定期檢查血脂還是很有必要的。

少年兒童的血脂也可能高

少年兒童營養過剩和肥胖問題非常值得關注，因為肥胖症是造成心血管疾病的危險因素，更是膽固醇升高的重要原因。家長們應該積極預防兒童高血脂的發生，尤其是父母有家族遺傳性高血脂、高血壓、糖尿病等症的，更要主動帶孩子去醫院進行血脂檢查。

• 1～10歲兒童身高體重標準表

年齡（歲）	體重（公斤）		身高（公分）	
	男	女	男	女
1	9.1～11.3	8.5～10.6	73.4～78.8	71.5～77.1
2	11.2～14.0	10.6～13.2	84.3～91.0	83.3～89.8
3	13.0～16.4	12.6～16.1	91.1～98.7	90.2～98.1
4	14.8～18.7	14.3～18.3	98.7～107.2	97.6～105.7
5	16.6～21.1	15.7～20.4	105.3～114.5	104.0～112.8
6	18.4～23.6	17.3～22.9	111.2～121.0	109.7～119.6
7	20.2～26.5	19.1～26.0	116.6～126.8	115.1～126.2
8	22.2～30.0	21.4～30.2	121.6～132.2	120.4～132.4
9	24.3～34.0	24.1～35.3	126.5～137.8	125.7～138.7
10	26.8～38.7	27.2～40.9	131.4～143.6	131.5～145.1

戰勝高血脂，做好三級預防

高脂血症的三級預防，主要是指針對不同人群進行的一級預防、二級預防和三級預防。

一級預防

一級預防是高脂血症的重點預防階段，是針對高脂血症易患人群設定的，目的在於幫助人們糾正造成高脂血症的危險行為。

1 **定期進行血脂檢測。**高脂血症的易患人群必須進行定期的血脂檢查。

2 **積極減肥。**透過計算身高體重指數（BMI）來判斷自己的身高體重指數是否正常，超重或已經患有肥胖症的人，要積極減肥，以有效保持血脂水準的正常。

BMI=體重（公斤）÷身高（公尺）^{2}

BMI值判定：

- BMI＜18.9為體重過低（略瘦）
- BMI=18.5～24.9為正常體重
- BMI=25～28為超重

標準體重=身高（公尺）^{2}×22（理想的BMI值）

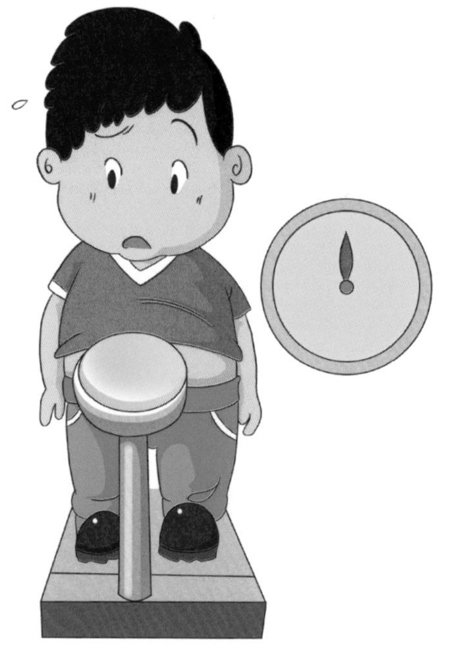

例如，身高1.70公尺，體重80公斤，BMI=80（公斤）÷1.70（公尺）^{2}=27.7，屬於超重，應積極控制飲食及鍛鍊身體，進行減肥。

3 **飲食宜清淡，做到粗細搭配。**平時多吃綠葉蔬菜、瓜果，少吃動物性脂肪及含高膽固醇的食物，晚餐應少吃，最好不要吃甜食。

4 **優化生活方式。**經常參加體育活動，如做操、打太極拳、散步、慢跑等；保持良好的心態，盡量避免精神緊張、情緒起伏過大、胡思亂想；避免熬夜、過度勞累、抑鬱等不良精神因素對脂質代謝產生的影響。

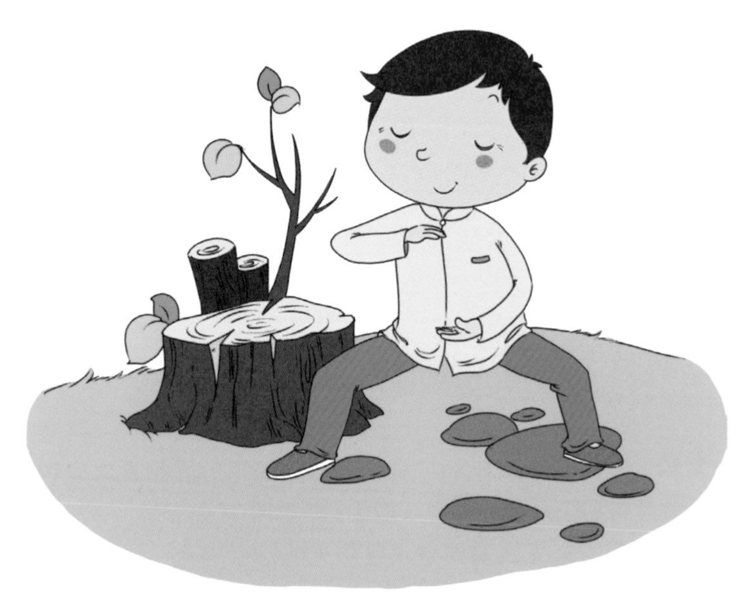

打太極拳對高脂血症、心臟病、高血壓等心腦血管疾病都有一定的預防和治療作用。病情較嚴重的患者，要在醫務人員指導下進行。

二級預防

二級預防是針對輕、中度高脂血症患者設定的，目的在於督促患者積極治療，預防高脂血症併發症的發生。

二級預防階段，當患者的脂肪值比正常值稍高時，可利用飲食療法和運動療法來降低。如不能使血脂降下來，需要服用降血脂藥物。此外，吸菸者必須戒菸。

三級預防

三級預防是針對已經出現了併發症的高脂血症患者提出的。高脂血症併發動脈粥樣硬化、冠心病、胰臟炎等疾病時，應積極治療高脂血症及併發症，以保證病情的穩定。三級預防要在嚴格落實一級預防和二級預防的基礎上進行。須定期檢查，按醫囑認真服藥治療；避免一些誘發因素，如長期加班、出差、強烈的精神刺激等。

高血脂調理「六字訣」

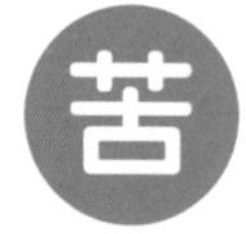

苦 多吃粗糧，高脂血症繞道跑

所謂「苦」，就是平時多吃一些粗糧，再配上一些蔬菜水果，少吃肉類等脂肪、膽固醇含量高的食物，多吃維生素、纖維素含量高的食物。需要補充的是，少吃肉類並不是完全不吃肉，而是適量吃些瘦肉和魚類，否則會營養不均衡，不利於健康。平時烹調時要注意烹調方法，盡量採用蒸、煮、燉等方式，避免快炒、油炸。實踐證明，經過精心蒸、煮、燉出來的素材，並不比葷菜的味道差。

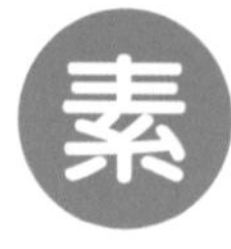

素 常吃蔬菜，血管不增肥

素食的熱量較低，尤其是纖維素含量較高的蔬菜，即便飽食之後也不至於讓人肥胖，而且很多素食具有調節血脂的作用，如山楂、洋蔥、蘆筍等。

一日三餐中，晚餐吃素尤為重要。人在白天的活動量大，熱量消耗也大，即使吃點高脂、高熱量食物也會很快消耗掉。如果晚上攝入過多高脂、高熱量食物情況就不一樣了。因為晚餐後的活動量有限，過剩的熱量在體內就會轉化成脂肪，導致血脂升高。

因此，晚餐要以清淡的素食為主，即便不能保證每天素食，一週也最好吃2～3次全素晚餐，多吃芹菜、綠花椰菜等高纖維素蔬菜。如果實在嘴饞，偶爾吃一頓以葷食為主的晚餐也是可以的，但最好把晚餐提早一點，並要控制食量。

高血脂患者要常吃素食，尤其是纖維素含量較高的蔬菜。

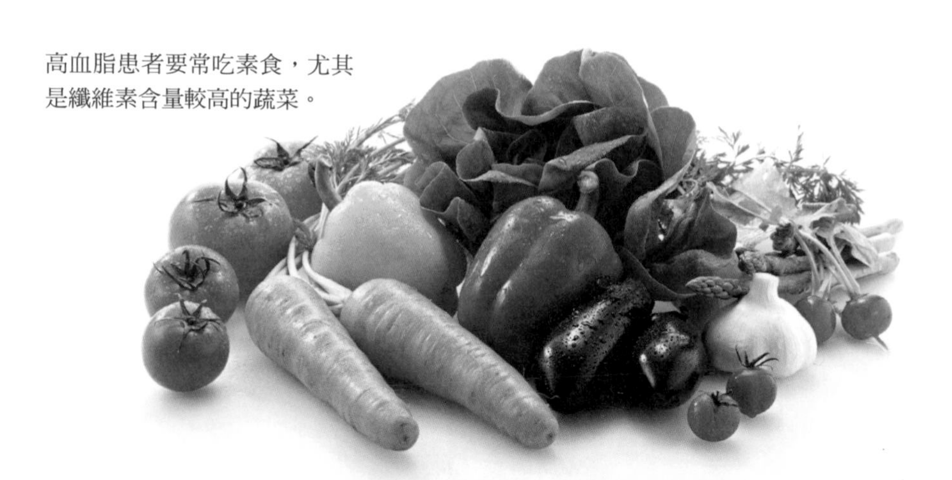

動 運動讓血管動力十足

大量的臨床和實驗研究表明，運動對機體的脂質代謝具有積極的影響，能促進脂蛋白酯酶的活性，加速脂質的運轉、分解和排泄，使血清膽固醇、三酸甘油酯、低密度脂蛋白含量降低，使高密度脂蛋白含量增高，有利於預防動脈粥樣硬化的發生和發展。因此，加強運動鍛鍊是高脂血症患者積極的預防方式。

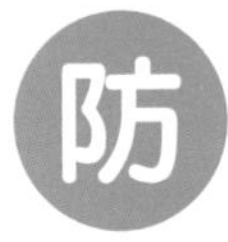

防患於未然，讓血管保持暢通

冰凍三尺非一日之寒，高脂血症重在預防。

即使在體檢中沒有發現血脂異常，也不要掉以輕心，要注意對血脂異常的預防。飲食上要清淡一點兒，控制高脂、高熱量食物的攝入量，尤其是動物性脂肪；增加蔬菜、水果的攝入量；避免暴飲暴食，不酗酒不抽菸。生活上要學會自我調理，加強運動，注意作息規律。

一旦體檢中發現血脂異常，此時不管是否有症狀，都要引起重視，從多方面進行控制，以防病情繼續發展。遵醫囑，按時服藥；生活起居要有規律，早睡早起，加強運動；飲食要加以控制。

調節血脂要儘早，避免出現更嚴重的後果

為了避免血脂異常對身體健康的危害，就需要及時調節血脂到正常水準。調節血脂也就是降低血液中低密度脂蛋白膽固醇的含量，增高血液中高密度脂蛋白膽固醇的含量。一般透過改變生活方式、中西藥、穴位按摩等方式來調節血脂，後面將一一講到，這裡不再詳述。

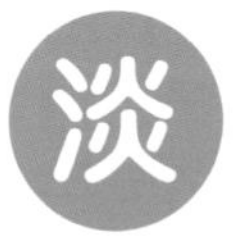

養護血管，淡泊心態很重要

情志因素對高脂血症也有一定的影響。心情若好，飲食和消化就會變得更加和諧，使身體處於一種健康模式。淡泊、平靜、超然，不僅是一種思想的修養、文化的積澱，一種精神的超脫、意志的修煉，更是一種健康的保證。平時遇事要保持樂觀、輕鬆的態度，不要給自己太大壓力，不要太過較真，以豁達開朗的態度生活。

避開降血脂的四大陷阱

血脂降得越低越好

血脂異常是血中總膽固醇、三酸甘油酯、低密度脂蛋白膽固醇過高，或高密度脂蛋白膽固醇過低。血脂並非越低越好，而是要維持在正常範圍。

類型	症狀
總膽固醇	血膽固醇過低容易導致免疫功能低下，營養不良，甚至與癌症及出血性腦中風發生關聯。膽固醇並非越低越好，維持在正常範圍最好。
三酸甘油酯	三酸甘油酯過低會導致形體消瘦，使人感到畏寒肢冷。三酸甘油酯並非越低越好，維持在正常範圍最好。
低密度脂蛋白	在一定範圍內，低密度脂蛋白越低越好。
高密度脂蛋白	在一定範圍內，高密度脂蛋白越高越好。

陷阱 2 血脂正常就無須治療

血脂化驗檢查結果在正常範圍並不一定就不須治療，關鍵要看個體情況。如果你的血脂水準在正常值的邊緣，或已經患過心肌梗塞、做過支架治療或冠狀動脈繞道手術、患有糖尿病或同時有多種危險因素的患者，即使血脂水準在正常範圍內，也應注意預防高血脂的發生。

陷阱 3 膳食治療代替藥物治療

一旦發現自己患有高血脂，多數人會選擇飲食療法，如多吃清淡食物，避免高脂肪、高熱量食物的攝入，只有很少一部分人接受醫生建議服用降脂藥。單純飲食降脂有潛在危險，高血脂是一種慢性疾病，飲食療法固然很重要，但它對降血脂只有輔助調理作用，不能代替藥物治療。

陷阱 4 堅持吃素血脂自然就會降下來

高血脂的飲食保健講究的是「平衡膳食」，葷素合理搭配，適量適宜，絕不能從一個極端走到另一個極端。吃過多的高熱量食品固然不好，但也不能因此一點兒葷腥都不沾。葷菜不僅能為身體提供脂肪，還能提供優質蛋白、維生素及各種微量元素等，這是素食無法替代的。

一網打盡高血脂
飲食調理秘訣

民以食為天，現代人「大飽口福」的同時，常常忽略了正確的飲食結構。錯誤的飲食原則，攝取過多的高熱量食物以及營養素的缺乏等，都有可能導致高血脂及很多相關疾病的發生。因此，高血脂患者掌握有效的飲食降血脂方案非常重要。

高血脂是吃出來的

如果日常飲食中食用大量油膩食物，攝入過量的膽固醇，就會使過量的膽固醇進入到血液中沉積下來，久而久之會誘發動脈粥樣硬化性疾病。對於血脂輕度升高人群，如果既沒有心腦血管疾病又沒有高血壓、糖尿病等危險因素，是不需要降脂藥物治療的。只要能堅持合理的飲食，同時配合適當運動，就可以達到輕度降脂的目的。

降低血脂的飲食原則

高脂血症患者的飲食原則既要達到降低血脂的目的，又要使患者獲得足夠的營養供給，才能保證身體健康。合理的飲食計畫包括以下幾個方面：

1 控制脂肪的攝入量

減少動物性脂肪，如豬油、肥豬肉、黃油、肥羊、肥牛、肥鴨、肥鵝、雞皮等食物的攝入。這類食物飽和脂肪酸含量過多，促進膽固醇吸收和肝臟膽固醇的合成，使血清膽固醇水準升高，還會使三酸甘油酯升高。

人體中的脂類大部分從食物中來，所以高脂血症患者飲食應有節制，將脂肪攝取量減至每天熱量來源的30%以下，將飽和脂肪攝入量保持在每天熱量的10%以下。

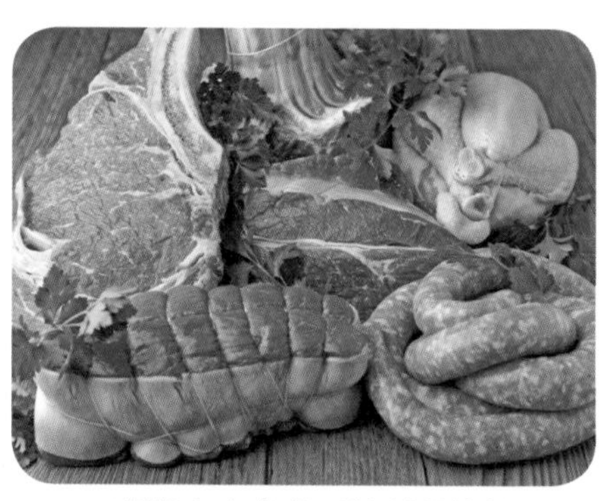

高脂血症患者要控制動物性脂肪的攝入。

2 限制膽固醇的攝入量

高脂血症患者膳食中的膽固醇每天應不超過300毫克，嚴重的高脂血症患者，膳食中的膽固醇每天應不超過200毫克。忌食含膽固醇高的食物，如動物內臟、蛋黃、魚卵、蟹黃、魷魚等食物。食物中的膽固醇會影響體內新陳代謝，使血液中的膽固醇含量增高，使患者病情加重。

3 補充優質的大豆蛋白質

為了減少膽固醇和脂肪攝入量，就要減少含膽固醇和脂肪高的肉類食品的攝入量，因而補充優質的大豆蛋白質是非常必要的。豆類食品不含膽固醇，還能有效地阻止腸道吸收食物中的膽固醇，因此以大豆蛋白質代替部分動物性蛋白質對維護心血管健康十分有益。血脂異常症患者平均每日應攝取豆干80克、豆腐200克左右。

4 飲食要清淡

血脂異常症與飲食的關係最為密切，人體內積聚的脂肪和部分類脂主要來自於飲食。因此，控制飲食對血脂異常症的防治是十分重要的。飲食提倡清淡、粗細糧搭配，少吃動物內臟、動物性脂肪及甜食，每天攝脂總量不超過飲食總熱量的30%；還應合理調劑三餐飲食，如晚餐不宜多食葷腥味厚的食物；少吃甜食，以免造成血液中的三酸甘油酯升高、血液黏稠度增加，促使病變加快。避免食用動物油、油煎、油炸和醃製食品，適當地減少鈉鹽的攝入，每日食鹽的攝入量應在5克以下或醬油10毫升以下。

5 多吃含鉀、鈣、鎂豐富的食品

鉀能促進膽固醇的排泄、增加血管彈性，有利尿作用，有利於改善心肌收縮能力。含鈣豐富的食品如牛奶、優格、芝麻醬、蝦米、綠色蔬菜等，能降低血清膽固醇和低密度脂蛋白的水準，增加有益的高密度脂蛋白膽固醇，對心血管有保護作用。選用含鎂豐富的食物，如綠葉蔬菜、小米、蕎麥麵、豆類及豆製品，能有效地降低血脂濃度，防止動脈硬化，保護心腦血管系統。但鉀、鈣、鎂的攝入也不可過量，否則不僅發揮不了調節血脂的功效，還會危害人體健康。鉀的日攝入量以2000毫克為宜；鈣的日攝入量以800毫克為宜；鎂的日攝入量以350毫克為宜。

6 適當增加膳食纖維的攝入

膳食纖維能減少膽固醇的吸收，增加糞便體積和腸蠕動，促進膽固醇排出，發揮降血脂的作用。但大量食用會引起大便量及次數增多，排氣及腹脹等不良反應，因此高脂血症患者適當增加攝取量即可，每天25～35克最為理想。

7 適量多吃新鮮蔬菜、水果

番茄、南瓜、山楂、蘋果、奇異果等蔬菜與水果，除含有大量水分外，還含有豐富的維生素C及膳食纖維。

維生素C具有降血脂的作用，膳食纖維在腸道內可以阻止膽固醇的吸收，有利於降低血液黏稠度。因此，血脂異常症患者每天要確保攝入500克蔬菜和200克水果。

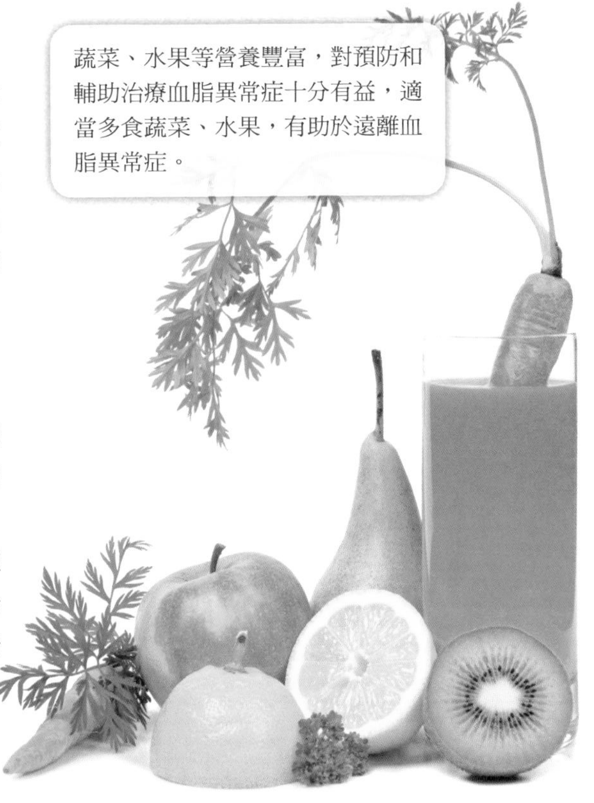

蔬菜、水果等營養豐富，對預防和輔助治療血脂異常症十分有益，適當多食蔬菜、水果，有助於遠離血脂異常症。

8 適當減少碳水化合物的攝入量

不要吃過多的糖和甜食，因為糖會轉變為三酸甘油酯，加劇高脂血症患者病情。

9 合理補充水分

若血液濃縮、黏度增高、流速減慢，會促使血小板在局部沉積，易形成血栓。多飲水有利於沖淡血液、緩解血液黏稠的程度，保持體內血液循環順暢。但要注意適量飲水，一般一天喝1200～2000毫升比較適中。

10 戒酒

酒（主要是白酒）能夠抑制脂蛋白酶。飲酒量增多，極易造成熱能過剩和肥胖。同時，酒精在體內會轉變為乙酸，乙酸使得游離脂肪酸的氧化速度減慢，使得脂肪酸在肝內合成為三酸甘油酯，同時使極低密度脂蛋白的分泌增多，導致血脂升高。

血脂異常症患者之所以需要戒酒，更為重要的原因還在於，三酸甘油酯明顯升高的患者飲酒，會增加急性出血性胰臟炎發生的機率，嚴重威脅患者的生命安全。因此，血脂異常症患者要避免飲酒。

11 不喝咖啡，適量飲茶

研究表明，咖啡因有一定的降脂作用，可以預防冠心病的發生。但過量喝咖啡有引發骨質疏鬆的風險，同時會導致心悸，所以要適量飲用。茶葉中含有的兒茶素有增強血管彈性和滲透性的作用，可防止血管硬化，但不宜飲用過多濃茶，否則會刺激心臟，對身體有害。

在眾多茶葉中，綠茶的降血脂效果最好

12 堅持良好的飲食習慣

一日三餐規律飲食。用餐的間隔為5～6個小時，尤其要吃好早餐。三餐熱量分配也應合理：一般早、晚餐各占30%，午餐占40%。

放慢進食速度。要做到每吃一口咀嚼15次以上，以利於消化和減肥。

晚飯要少吃一些。一天的進食量要做到均等，熱量較高的食物在午餐時食用；晚飯前吃些水果，可以輕鬆地減少晚飯的進食量。

不要吃夜宵，盡量做到就寢3小時前不要進食。否則，血液中殘留的三酸甘油酯就不能儘快處理掉，遺留在血液中，導致高三酸甘油酯血症。

不要把食物放在身邊，若輕易就能進食，就會很難控制食量，造成肥胖。

飲食習慣與血液黏稠度小測試

（與自己相符的每一項分別計1分）

①經常不吃早餐

②經常吃油炸食品和肥肉

③很少吃蔬菜

④很少吃鮭魚等海魚

⑤經常吃很甜的水果和蛋糕、點心等甜食

⑥常吃夜宵和零食

⑦常喝咖啡、濃茶和果汁

⑧吃飯速度很快

測試結果

0～2　分血液流動順暢

3～5　分稍微黏稠

6～8　分相當黏稠

多吃能降血脂的食物

1 富含膳食纖維的食物

綠色蔬菜、水果、五穀類食物都含有豐富的膳食纖維，有助於降低血脂，減緩血糖升高，維持腸道內有益菌群的恒定性。營養學會建議膳食纖維的日平均攝入量為30.2克。過多的攝入易出現腹脹、消化不良，也可能影響鈣、鐵、鋅元素以及蛋白質等的吸收。尤其不適於脂肪肝、低血糖、胃腸道功能弱，以及腸炎和腸道手術的病人。

2 抗氧化的食物

維生素C、維生素E和β-胡蘿蔔素都有較強的抗氧化能力，長期食用可防止脂質氧化，避免血管堵塞。維生素C的主要來源是新鮮蔬果，維生素E主要存在於植物性油脂、穀物及堅果中，β-胡蘿蔔素則在紅、橙、黃三色的蔬果中最多。

3 用植物蛋白代替動物蛋白

目前，有大量報告指出，食用植物蛋白較多的地區，患高血脂和冠心病的人群明顯少於食動物性脂肪的地區。用動物及人體進行試驗還表明，用大豆蛋白完全代替動物蛋白可使血膽固醇含量顯著降低。因此，我們可以適量增加飲食中植物蛋白的量，以豆製品代替部分肉類是最好的選擇。

4 攝取海藻類食物

海藻類食物包括：髮菜、紫菜、海帶、海白菜等，富含多種礦物質。現代科學認為，常吃海藻食品能有效地降低血脂和血液凝固性，抗血小板凝集，改善血液流速，提高血中好膽固醇含量，降低壞膽固醇水準，多方面預防高血脂和動脈硬化的發生。

5 烹調宜選用植物油

高血脂患者每天烹飪用油宜選植物油，如橄欖油、豆油、菜籽油、花生油、玉米油等，這類油中含有大量的不飽和脂肪酸，具有預防高血脂、冠心病和動脈粥樣硬化的功效。

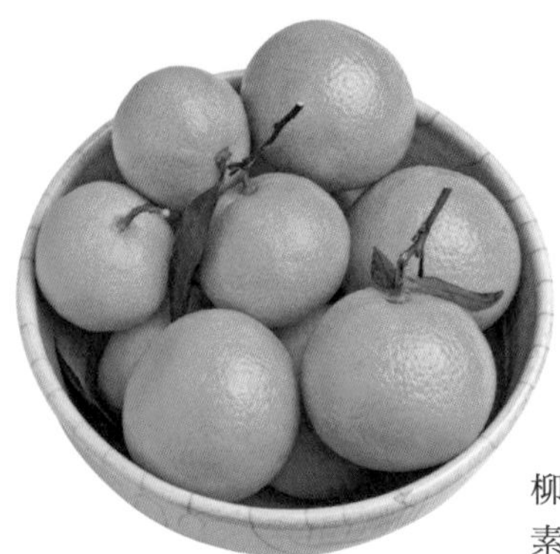

柳丁含有大量維生素C和胡蘿蔔素，可以軟化血管和保護血管。

• 常見食物膳食纖維含量表（克/100克食物）

食物分類	食物名稱	膳食纖維含量	食物名稱	膳食纖維含量
主食類	小麥	10.8	薏仁	2
	玉米	2.9	紅豆	12.3
	綠豆	11.5	燕麥	12
	黑糯米	3.8	蕎麥	6.5
水果類	柳丁	3.3	梨	3.1
	柿子	3.3	木瓜	2
	柑橘	2.6	鳳梨	1.8
	哈密瓜	1.6	荔枝	1.4
	櫻桃	1.3	香蕉	1
豆類、豆製品	豆漿	3	豆腐	0.6
	黃豆	15.8	毛豆	4.9
蔬菜類	甜椒	1.4	黑木耳	29.9
	金針菇	2.7	莧菜	2.2
	苦瓜	1.4	花椰菜	1.2
	韭菜	1.4	雪裡紅	1.6
	菠菜	1.7	芹菜	1.4
堅果類	杏仁	8	白芝麻	9.8
	松子	10	腰果	3.6

注意：補充膳食纖維應循序漸進增加，不能突然在短期內由低纖維膳食轉變為高纖維膳食，否則易導致胃腸脹氣、腹瀉腹痛等一系列消化道不良反應。此外，在增加膳食纖維的同時需多飲水。

看一看，常見食物的脂肪含量

高膽固醇食物：動物腦、禽蛋黃、動物內臟都含有較高的膽固醇，應少吃；瘦肉、黃魚、去皮雞肉、白帶魚、鯉魚、鱔絲、火腿、海蜇皮、牛奶、海參膽固醇含量較低；豆類幾乎不含有任何膽固醇。

高油脂食物：肥肉、五花肉、肉臊、香腸、核果類、油酥類點心、全脂牛奶及乳酪應盡量不吃。烹調時應少用油，多用蒸、煮、煎、炒代替油炸，避免使用回鍋油。

精製糖類食物：各式糖果、水果罐頭、蛋糕西點、含果糖的各種飲料，這些食物含糖量高，容易使血液中三酸甘油酯的濃度上升，應少吃。

• 常見食物脂肪含量表

食物分類	食物名稱	脂肪含量（克/100克）	食物名稱	脂肪含量（克/100克）
肉類肉製品	豬肉（瘦）	6.2（中）	雞腿	7.1（中）
	豬排骨	20.4（高）	雞爪	16.4（高）
	豬皮	28（高）	鴨肉	9（中）
蛋類乳製品	鵪鶉蛋	2.4（低）	牛奶	2.9（低）
	皮蛋	10.7（中）	優格	4.6（低）
	鹹鴨蛋	12.6（中）	乳酪	19（高）
水產品	魷魚	4.7（低）	鯽魚	1.3（低）
	白帶魚	4.9（低）	泥鰍	2.9（低）
	海參	0.2（低）	蝦類	0.8（低）
動物內臟	豬腦	9.8（中）	肥腸	18.6（高）
	豬肝	5.7（中）	牛肚	1.6（低）
	羊肝	3.6（低）	雞心	11.7（中）

• 常見食物膽固醇含量表

單位：毫克/100克

蛋類和牛奶			
食物	膽固醇	食物	膽固醇
鵝蛋黃	1696（高）	全脂奶粉	110（中）
鴨蛋黃	1576（高）	牛奶	24（低）
雞蛋黃	1510（高）	優格	15（低）
動物內臟類			
羊肝	610（高）	豬腰	380（高）
魚肝油	500（高）	豬腸	150（中）
豬肝	420（高）	豬肚	150（中）
水產品			
魷魚	1170（高）	蟹類	164（中）
螺貝類	454（高）	蝦類	154（中）
墨魚	348（高）	黃魚	98（中）
白帶魚	244（高）	鯽魚	90（中）
鰻魚	186（中）	鱈魚	60（低）
蛤蜊	180（中）	沙丁魚	50（低）
肉製品			
臘腸	150（中）	牛肉	106（中）
小牛肉	140（中）	排骨	105（中）
豬肉	126（中）	帶皮雞腿肉	95（中）
肥牛肉	125（中）	雞翅	66（低）

算一算，別吃進太多熱量

熱量是維持機體生命活動的原動力。當人體攝入的熱量不足時，就會出現營養不良；攝入過量，剩餘的熱量就會儲存在人體內部，容易引起高血脂。

據最新營養和健康調查顯示，很多高血脂患者的營養狀態是熱量過剩和營養不良同時並存。所以，高血脂患者不能隨意地選擇食物，要保證每天所攝取的營養是均衡的，還要計算自己每天所必需的熱量值。

計算每日總熱量

• 高脂血症患者如何根據體重計算熱量

一個人一天所需的熱量會因為性別、年齡、身高、體重、活動量的不同而有所差異。熱量攝入過多不僅是高血脂的誘因，也是高血壓、肥胖、糖尿病等相關疾病的誘因。但是如果長期攝入熱量過少，則易出現饑餓性酮症，久而久之會導致慢性營養不良。為了更好地瞭解如何安排高血脂患者日常飲食的方法，下面詳細講解一下日常飲食安排的計算公式。

王先生最近體檢發現自己患有高三酸甘油酯血症和高膽固醇血症，他一時不知道如何安排飲食來輔助高血脂的治療。首先，來看一下王先生的基本情況：30歲，身高1.78公尺，體重75公斤，辦公室職員。

1.計算標準體重

標準體重：〔身高（公尺）〕^{2}×22=標準體重（公斤）

王先生標準體重：（1.78）^{2}×22＝69.7048≈70公斤

2.判斷體重類型

體重指數（BMI）是經常用來衡量體重是否超標的重要指標。

BMI=體重（公斤）÷〔身高（公尺）〕^{2}

王先生BMI=75÷（1.78）^{2}≈23.7

3.BMI的評定標準表。

等級	BMI值	等級	BMI值
極重度肥胖	≥ 40	重度肥胖	35 ～ 39.9
肥胖	30 ～ 34.9	超重	24 ～ 29.9
標準	18.5 ～ 23.9	消瘦	≤ 18.5

查詢BMI的評定標準，可得知王先生的體重屬於正常範圍。

4.判斷日常活動強度

日常活動強度一般分為四種：臥床休息、輕體力、中等體力、重體力。由下表可以看出，因王先生為辦公室職員，屬於輕體力勞動。

輕體力勞動	以站著或少量走動為主的工作，如教師、售貨員等；以坐著為主的工作，如售票員、辦公室職員等
中等體力勞動	如學生的日常活動等
重體力勞動	如體育運動，非機械化的裝卸、伐木、採礦等類型的工作

5.查出每日每公斤標準體重需要的熱量

王先生體重正常，從事的是輕體力勞動，對應的熱量供給值是25～30大卡。

成人高血脂熱量供給標準表

勞動強度	每公斤標準體重所必需的熱量/大卡
臥床休息	20～25
輕體力勞動	25～30
中等體力勞動	30～35
重體力勞動	35～40

6. 計算每日所需總熱量

每日所需總熱量=標準體重（公斤）×每日每公斤標準體重需要的熱量（大卡）

王先生每日所需總熱量=70×（25～30）=1750～2100大卡

透過以上六個步驟的計算，可以得出以下結論：王先生是輕體力勞動者，體重雖然還在正常範圍內，但仍高於標準體重，需要適當減肥。為了達到控制血脂的目的，王先生每天應控制飲食熱量，同時加強運動。

一日三餐合理分配熱量

• 確定三餐熱量分配比例

可以按照日常飲食習慣，將一日三餐按照1：2：2的比例去分配，也可以按照1：1：1的熱量比例分配;或者按早中晚30%、40%、30%的熱量比例分配，如果沒有其他與飲食有關的疾病和特殊飲食習慣，可按正常早、午、晚餐時間用餐。可偶爾加餐，但是盡量不要吃夜宵，因為吃夜宵後食物往往沒完全消化人就已入睡，殘留的三酸甘油酯會以渣滓的形式遺留在血液中，導致高三酸甘油酯症。

例如，前面已經求出了王先生每日需要的總熱量為1750～2100大卡，如果按照早、午、晚餐1：2：2的比例分配三餐的熱量，即：

早餐的熱量=（1750～2100）大卡×1/5＝350～420大卡

午餐的熱量=（1750～2100）大卡×2/5＝700～840大卡

晚餐的熱量=（1750～2100）大卡×2/5＝700～840大卡。

• 確定主食量

主食即富含碳水化合物的食物，如白米、麵粉、玉米等，是全天食物中熱量的主要來源。主食吃多了或吃少了都會影響血脂的控制，建議高脂血症患者每天碳水化合物的攝入量不低於55%。

建議每日主食量：男500克，女400克。

• 確定副食量

一般情況下，高脂血症患者每天的副食品種類及用量大致如下：

副食品種類	推薦用量	副食品種	推薦用量
蛋類	（一週 3 ～ 4 顆）	蔬菜	500 克
奶及乳製品	250 克	油脂	< 25 克
水果	200 克	鹽	6 克
豆類及豆製品	50 ～ 100 克	瘦肉	75 克

掌握「食物交換份」

• 瞭解食物交換份

在制訂食譜時，為了保證高血脂患者能在不超出全日總熱量的前提下，像正常人一樣選擇食物，瞭解一下食物交換份很重要。食物交換份是指將常用食物按營養成分的特點分類，然後在每一類食品中挑選一種按常用量定為一份，計算出粗略的營養成分，再將每一類食品的其他食物計算出等值營養成分的食品量。將這些食物的計算值分別稱為一份，在食品選擇時，它們可以以一份為單位直接交換使用。但要注意，食物交換只能在同類食物中進行，如200克玉米與25克白米交換。

• 等值穀薯類食物交換表

下表中每交換份穀薯類提供蛋白質2克，碳水化合物20克，熱量90大卡。

食品	重量/克	食品	重量/克
白米、小米、糯米、薏仁	25	乾粉條、乾蓮子	25
高粱米、玉米	25	油條、蔥油餅、蘇打餅乾	25
麵粉、米粉、玉米麵	25	燒餅、烙餅、饅頭	35
燕麥片、蓧麥麵	25	鹹麵包、窩窩頭（中國北方常見麵包）	35
蕎麥麵、苦蕎麥	25	生麵條、蒟蒻生麵條	35
各種掛麵	25	馬鈴薯	100
龍鬚麵	25	濕粉皮	150
通心麵	25	鮮玉米（1個中等大小的，帶棒心）	200

• 等值大豆類食物交換表

下表中每交換份大豆類提供蛋白質9克，碳水化合物4克，脂肪4克，熱量90大卡。

食品	重量/克	食品	重量/克
豆腐皮	20	板豆腐	100
大豆（黃豆）	25	嫩豆腐	150
大豆粉	25	豆漿（黃豆重量1份加水重量8份，磨漿）	400
豆腐皮、豆干	50		

• 等值蔬菜類交換表

每交換份蔬菜類提供蛋白質2克，碳水化合物20克，熱量90大卡。

食品	重量/克	食品	重量/克
大白菜、高麗菜、菠菜、青江菜	500	白蘿蔔、青椒、茭白筍、冬筍	400
韭菜、茴香、茼蒿	500	南瓜、花椰菜	350
芹菜、萵筍	500	豇豆、扁豆、洋蔥、蒜苗	250
西葫蘆、番茄、冬瓜、苦瓜、黃瓜、茄子、絲瓜	500	胡蘿蔔	200
芥藍	500	山藥、荸薺、蓮藕	150

• 等值肉蛋類食物交換表

每交換份肉蛋類提供蛋白質9克，脂肪6克，熱量90大卡。

食品	重量/克	食品	重量/克
熟火腿、香腸	20	鴨肉	50
肥瘦豬肉	25	雞蛋（1顆帶殼）	60
熟叉燒肉（無糖）、午餐肉	35	鴨蛋、皮蛋（1顆帶殼）	60
熟醬牛肉、熟醬鴨	35	鵪鶉蛋（6顆帶殼）	60
瘦豬肉、瘦牛肉、瘦羊肉	50	白帶魚	80
帶骨排骨	50	草魚、鯉魚、甲魚	80

• 等值奶類食物交換表

等值奶類提供蛋白質5克，脂肪5克，碳水化合物6克，熱量90大卡。

食品	重量/克	食品	重量/克
奶粉	20	牛奶	160
脫脂奶粉	25	羊奶	160
乳酪	25	無糖優格	130

• 等值水果類食物交換表

等值水果類提供蛋白質1克，碳水化合物21克，熱量90大卡。

食品	重量/克	食品	重量/克
柿子、香蕉、荔枝	150	李子、杏（帶皮）	200
梨、桃、蘋果（帶皮）	200	葡萄（帶皮）	200
橘子、鳳梨、櫻桃	200	草莓	200
奇異果（帶皮）	200	西瓜	500

• 等值油脂類食物交換表

等值油脂類提供脂肪10克，熱量90大卡。

食品	重量/克	食品	重量/克
花生油、香油（1湯匙）	10	羊油	10
玉米油、菜籽油（1湯匙）	10	黃油	10
豆油	10	葵花子（帶殼）	25
紅花油（1湯匙）	10	核桃、杏仁	25

怎樣放心吃肉

高血脂患者吃肉要巧妙。選擇肉的時候，盡量選脂肪少的瘦肉，夾有脂肪的肉和五花肉都不宜選擇。另外，像臘肉、香腸、鹹肉等最好遠離，吃雞肉時最好把皮剝掉。

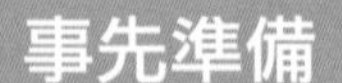

事先準備

切成薄片的臘肉，可以採用澆熱水的方式去除油脂。

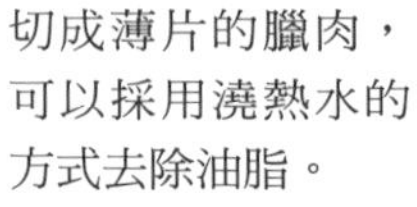

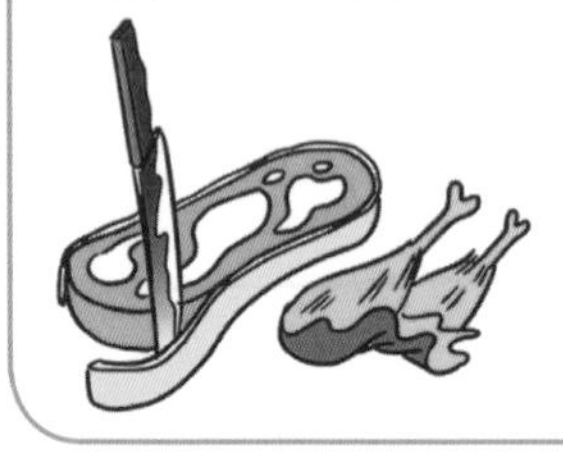

在烹飪之前先將豬肉上的肥肉剔除，或將雞皮切掉。

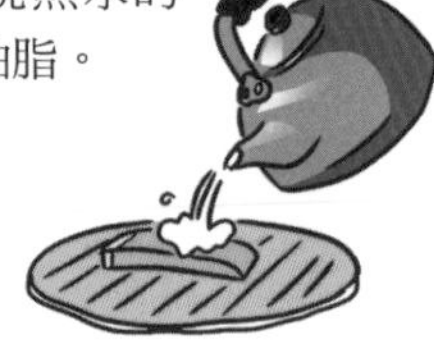

汆

肥瘦肉片，涮火鍋吃，也能涮去一部分的油脂（不要喝湯）

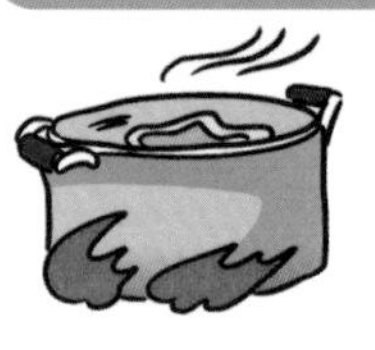

五花肉放入鍋中汆一下，以去除油脂。

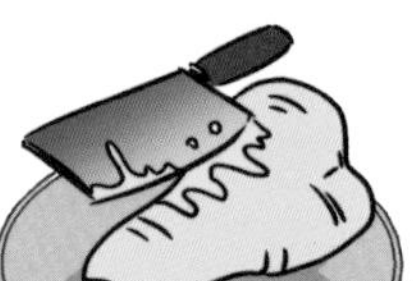

將肥瘦肉塊用開水汆後，放入鍋中冷卻，刮掉表層的油脂。

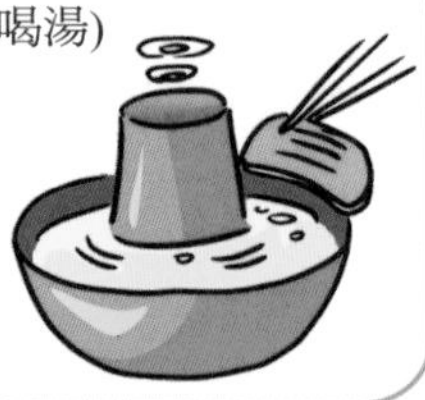

燉煮

燉肉時一定將漂浮在表面的油脂去掉。

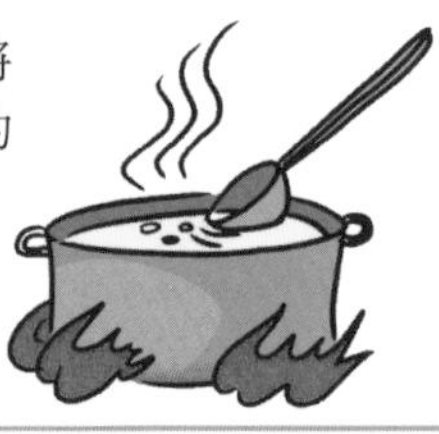

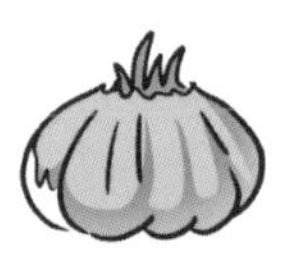

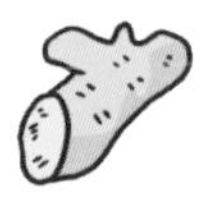

加大蒜，可使食肉者膽固醇下降10%～15%。

加生薑，可大大降低膽固醇，預防心腦血管疾病。

烤

用烤箱烤的牛排或肉，可減去20%的油脂。

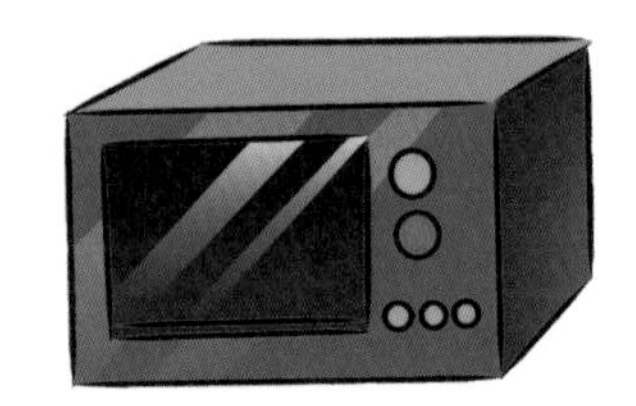

不用談油色變

黃油和豬油是高熱量食物，都不適合高血脂患者長期服用。所以，高血脂患者在烹飪時最好選植物油，或者在烹飪方法上下點工夫，也能將油的熱量降下來。

高血脂患者如何選擇食用油

• 高血脂患者宜食用植物油

植物油中多元不飽和脂肪酸居多，它可降低三酸甘油酯及壞膽固醇的濃度，並能減緩血液的凝固率，保護心血管。因此，高血脂和冠心病患者宜食用植物油。但要注意的是，椰子油、棕櫚油所含的飽和脂肪酸比豬油還要高，不宜選用。

• 依烹飪方式來選油

家中常備幾款油，最好按烹飪方式來選用，如初榨的橄欖油只適合涼拌，花生油適合煎炒，牛油適合高溫炒煎炸等。很多人烹飪時，喜歡大火快炒，把油燒至冒煙再下菜，這種做法並不利於健康。因為油冒煙表示油質已經開始變質氧化，會產生對人體有害的致癌物質。

橄欖油中含有較多的單元不飽和脂肪酸，能調整血液中「好膽固醇」、「壞膽固醇」的比例，非常適合高脂血症患者食用。

• 拒絕反式脂肪酸的攝入

反式脂肪酸對人體的血脂影響很大。市面上賣的油，凡標有含氫化植物油、氫化棕櫚油、植物乳化油等字樣，都表示含有反式脂肪酸，不宜選用。

避免油脂過量的小竅門

湯要少喝：最好飯前喝湯，若飯後想喝，最好將上層的浮油去掉。

過油或眼見有油的東西不吃：油炸食品少吃，吃雞肉最好去皮。

太油的蔬菜過水後再吃：吃外餐時，若蔬菜上油過多，要先將油涮下去再吃。

選擇體積大的菜：切得越細碎的菜吸油越多，盡量吃吸油少的體積大的菜。

選擇烹調方式：盡量選擇蒸、煮、滷、燉及涼拌等少油的烹飪方式，煎、炒的食物應少吃。

油脂類脂肪酸含量及最佳烹飪方式

油脂種類	分類	飽和脂肪酸/%	單元不飽和脂肪酸/%	多元不飽和脂肪酸/%	烹飪方式
動物性油脂	豬油	40	44	16	適合高溫炒煎炸
	牛油	54	44	2	適合高溫炒煎炸
	動物性奶油	73	24	3	適合高溫炒煎炸
植物性油脂	芥花油	7	62	31	適合各種用途
	苦茶油	11	82	7	適合各種用途
	紅花籽油	11	19	70	只適合中火加水炒煮
	葵花油	12	23	65	只適合中火加水炒煮
	橄欖油	16	73	11	只適合中火加水炒煮
	葡萄籽油	8	20	72	只適合中火加水炒
	花生油	23	40	37	適合中火煎炒
	菜籽油	18	48	34	只適合中火加水炒煮
	玉米油	6	58	36	適合中火煎炒
	大豆油	15	23	62	適合中火煎炒
	芝麻油	15	42	43	適合中火煎炒
	植物性奶油	56	36	8	不建議使用
	奶精	97.9	2	0.1	不建議使用
	椰子油	90.2	8.1	1.7	適合高溫炒煎炸

減少用油的烹飪技巧

• 切成大塊

將所要烹飪的食物切成大塊能減少食材的總面積，烹飪起來吸油少，不易耗油。

• 選用的烹調方式

採用蒸、煮、滷、涼拌、涮等方式，能減少用油。

• 熬蔬菜湯

可選香菇、胡蘿蔔、高麗菜等有機食材熬湯，放一點兒油，就能味道鮮美。

• 先汆燙再煎煮

先汆燙，可將不易熟部分的脂肪汆掉，減少其吸油量。

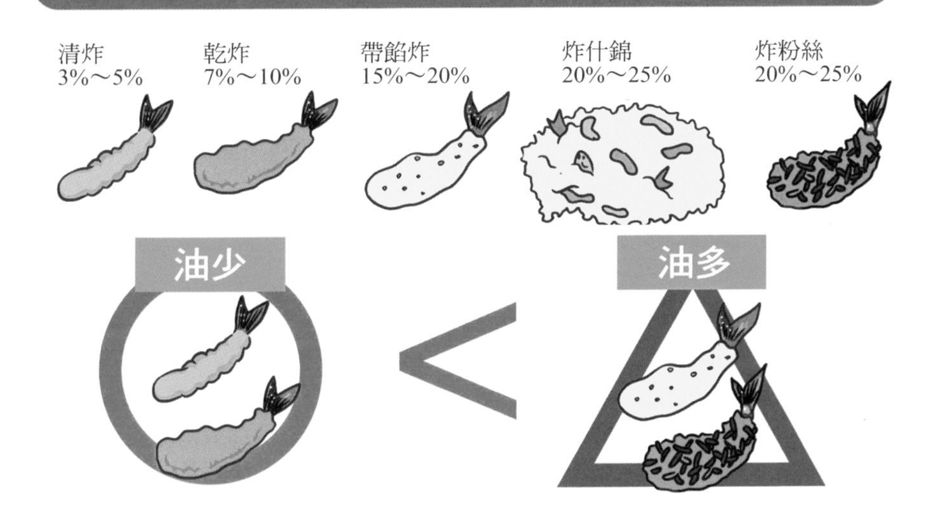

炒菜的吸油率

炒蔬菜（直接生炒）為7%～10%

炒蔬菜（用熱水汆過後煎炒）為3%～4%

牛油炸魚為5%

煎肉為4%

煎雞蛋為4%

＊數值表示的是油的重量與材料的重量的比例。

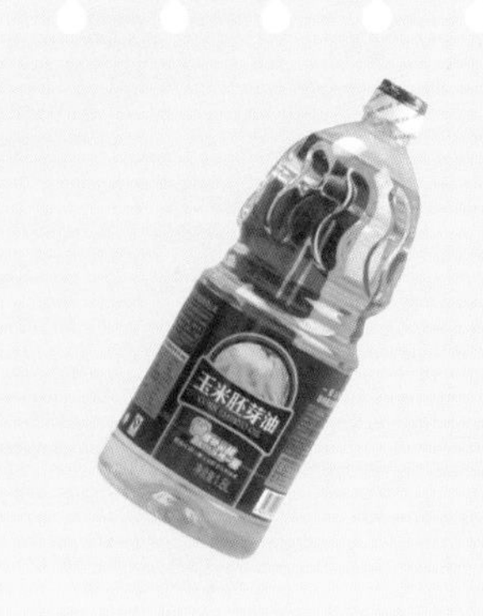

外出用餐巧點菜

對於高血脂患者來說，在外用餐時，應盡量選擇營養均衡，油脂少，低熱量的食品，養成點魚類而不點畜肉類菜餚的習慣。在魚類菜餚裡，沙丁魚、鯖魚等青背魚是首選。

點菜注意事項

1.少吃或不吃油炸食品，如果吃的話去掉外皮和肥肉部分再食用。

2.多選擇用清蒸、汆燙等方法烹調的菜餚，以口味清淡為主。

3.少吃油膩的食物，避免吃動物內臟等含脂肪和膽固醇較高的菜餚。

4.不要喝澱粉較多的稠湯，要喝清湯。

5.盡量少喝酒或不喝酒，如果喝酒，應在主食中減去與飲酒量相等的主食量。此外，也不要空腹飲酒。

6.不能不吃主食，同時還應吃些蔬菜、瘦肉和豆製品。餐後盡量不吃甜點，如果想吃，要在正餐時減去相應的主食攝入量。

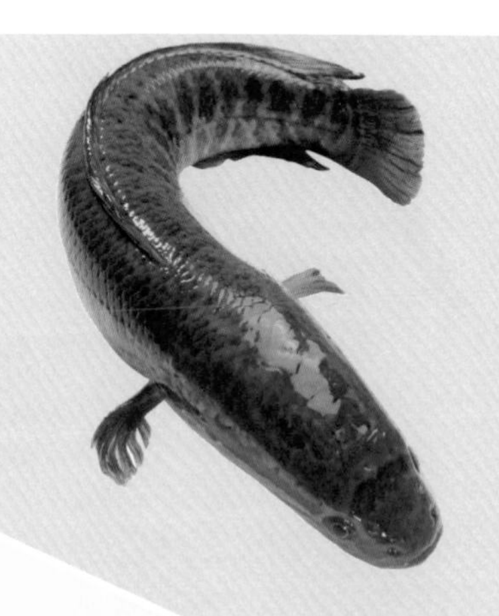

青背魚中都含有豐富的EPA（二十碳五烯酸），具有減少膽固醇和甘油三酯，使血液循環順暢的功效。

高血脂患者可多吃豆製品，但若高血脂合併痛風則要少食。

因人而異的調脂方案

兒童怎樣預防血脂異常

- 母乳餵養。母乳中含有豐富的「好膽固醇」，能使兒童成年後患冠心病的概率降低。
- 多吃水果、蔬菜等高膳食纖維食品。合理搭配飲食，有益健康，能為身體提供成長所需的營養。
- 少吃速食。兒童特別愛吃漢堡、炸薯條之類的速食。這些速食中的營養成分不能滿足人體的需要，而且其中含有的油脂過高，鹽分也過多，都是健康的隱形殺手。
- 少吃甜食，盡量不吃零食，不喝碳酸飲料；忌暴飲暴食。
- 限制網路遊戲、電視等易使兒童活動減少、體重增加的活動。

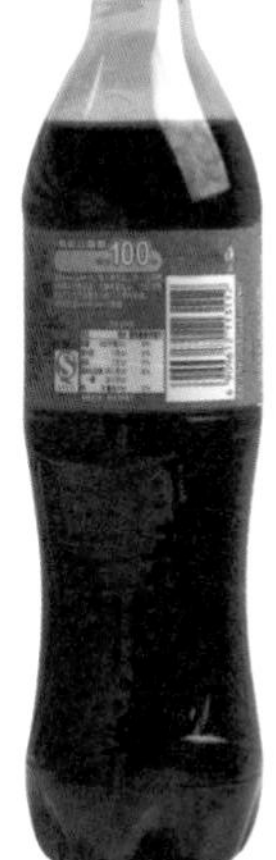

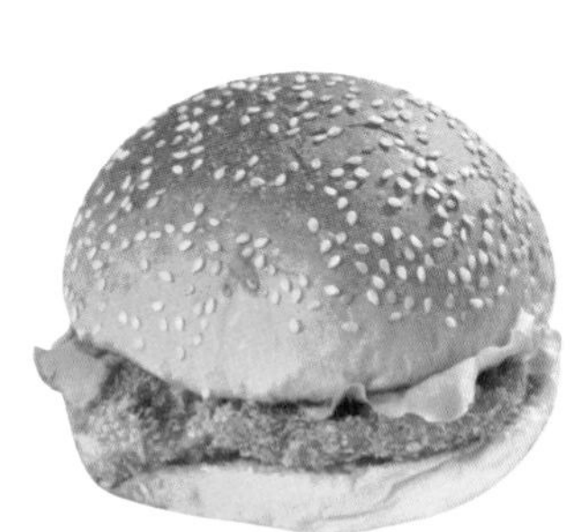

少吃漢堡之類的速食，盡量不喝碳酸類的飲料，可以預防兒童血脂異常。

少年時期怎樣預防血脂異常

隨著生活品質的提高，少年時期的營養過剩和肥胖問題越來越困擾著家長們，營養過剩和肥胖都是膽固醇升高，造成心血管疾病的危險因素。所以少年的血脂異常也不容忽視。

應遵循以下原則防治：

- 增加運動量，保持理想體重
- 控制飲食，限制高熱量食物的攝入

中青年怎樣預防高血脂

中青年很容易患上高血脂，為了防止高血脂問題降臨在自己身上，及時採取預防措施是非常必要的：

- 養成鍛鍊身體的習慣，每天進行一定量的有氧運動，可以選擇散步、慢跑等方式進行運動，對避免高血脂等疾病的發生有很好的作用。
- 生活有規律，人們在飲食上要避免暴飲暴食這種情況的發生，盡量減少不必要的應酬，一日三餐要盡量定時定量。
- 合理飲食，攝取高優質蛋白（牛奶、瘦肉、魚、雞肉、大豆及其製品等）、低脂肪，多吃蔬菜和水果，主食之中應搭配部分粗糧，少吃精緻食品、甜食、奶油、巧克力等油膩食物。
- 應禁忌菸酒。

老年人怎樣預防高血脂

- 限制總熱量。老年人的基礎代謝率降低，熱量需要量要比青年人低。應嚴格控制熱量的攝入，每人每天的熱量攝入要控制在29大卡/公斤體重之內，折合主食每天不宜超過300克。
- 低脂低膽固醇飲食。老年人要嚴格控制動物性脂肪或膽固醇的攝入，食油以富含不飽和脂肪酸的植物油為主，如豆油、花生油、玉米油等。
- 高纖維飲食。老年人每人每天攝入的膳食纖維量以25～30克為宜。富含膳食纖維的食物主要有粗雜糧、乾豆類、蒟蒻、蔬菜、水果等。
- 飲茶、戒菸、限酒。長期吸菸或是酗酒均會干擾血脂代謝，使膽固醇和三酸甘油酯上升。所以老年人最好是戒菸、限酒，適量飲用淡茶。

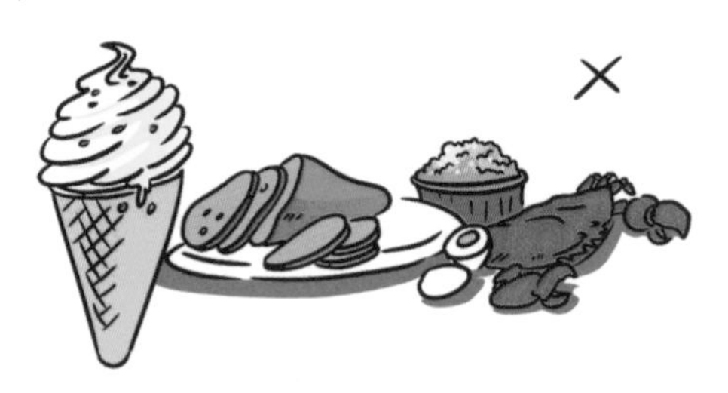

老年人飲食中若攝取過多的膽固醇，則血中的膽固醇及三酸甘油酯會過高，所以控制飲食有助於血脂的正常。

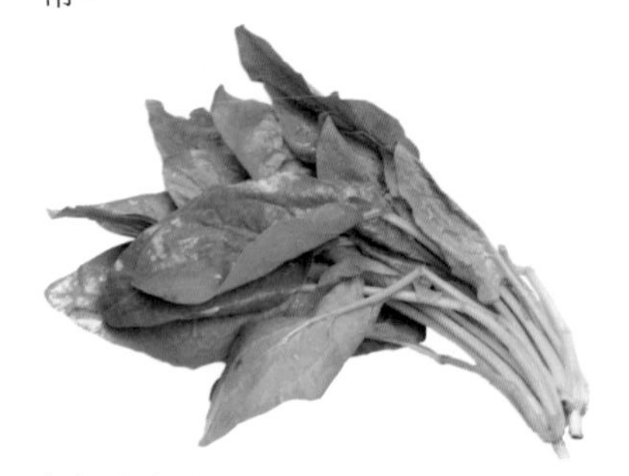

老年人應多選用蔬菜，因其含有較多維生素C，有利於降低血中膽固醇。

- 優化生活方式。高脂血症老年患者應注意生活方式要有規律性。適當參加體育活動和文康活動，保持良好心態，盡量避免精神緊張、焦慮或抑鬱等不良心理，因為精神因素對脂質代謝也會產生不良影響。

降血脂營養素
天然的血管「減肥」藥

營養素是維持人體健康以及提供生長、發育和勞動所需營養的物質。營養素缺乏易導致細胞營養不良，使人患上高血壓、糖尿病、高血脂、冠心病、腫瘤等疾病。對高血脂患者來講，以下11種營養素有助於降低血脂。

成人每日宜攝取
25～35克。

相當於吃80克蒟蒻+50克豌豆+100克蕎麥饅頭。

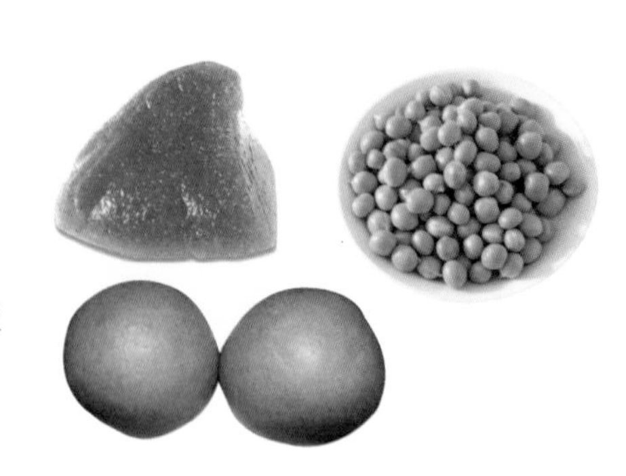

解密降脂功效

膳食纖維可增強消化功能，促進腸胃蠕動，清潔腸道，促進體內血脂和脂蛋白代謝，又可與膽汁酸、膽固醇結合，有降低血清膽固醇濃度的作用。

其他保健功效

促進排便、抑制肥胖；預防結腸癌、直腸癌、乳腺癌；有助於防治痔瘡、膽結石，降低血脂，預防心血管病、糖尿病等疾病；改善口腔及牙齒功能。

補給須知

最好從廣泛的食物來源中獲得膳食纖維，飲食均衡同時攝取水溶性與非水溶性膳食纖維才能獲得不同的益處。

膳食纖維含量排行榜

食材	含量（100克可食部分）
海帶芽（乾）	40.6克
小麥皮	31.3克
蒟蒻	20～30克
黃豆	15.5克
豌豆	10.4克
黑豆	10.2克
紅豆	7.7克
蕎麥	6.5克
燕麥	5.3克

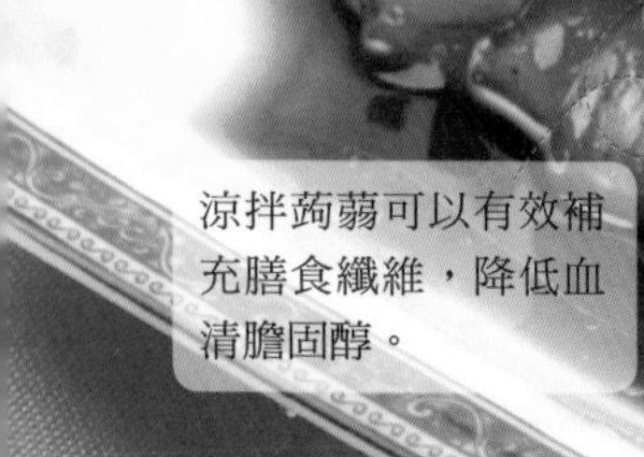
涼拌蒟蒻可以有效補充膳食纖維，降低血清膽固醇。

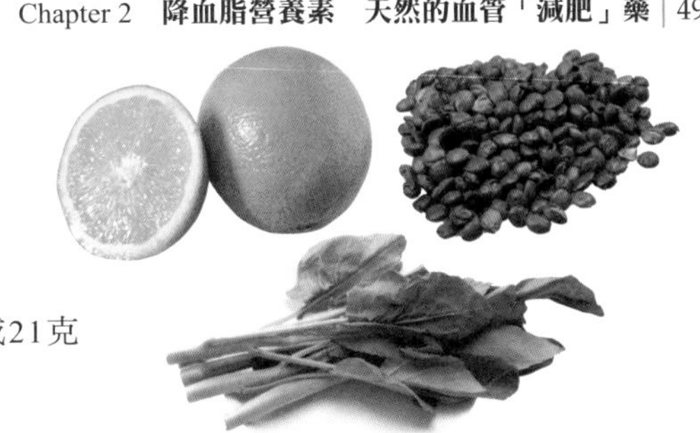

維生素C
降低膽固醇水準

成人每日宜攝取
60～100 **毫克**。

相當於吃一個柳丁，或21克酸棗，或100克芥藍。

解密降脂功效

維生素C可使膽固醇降低並且轉為膽汁酸排出體外，又可增加體內脂蛋白脢的活性，加速血清中三酸甘油酯的降解，降低血清總膽固醇和三酸甘油酯濃度，降低血脂。

其他保健功效

防治高脂血症、動脈硬化；提高人體免疫力；治療肝硬化、肝炎、貧血、壞血病等疾病；預防牙齦萎縮、出血；防癌。

補給須知

維生素C在酸性環境中較穩定，如能和酸性食物同吃，或炒菜時放些醋，可提高其利用率。

維生素C含量排行榜

食材	含量（100克可食部分）
酸棗	900 毫克
鮮棗	243 毫克
紅辣椒（小）	144 毫克
蕹菜	89 毫克
芥藍	76 毫克
青椒	62 毫克
奇異果	62 毫克
花椰菜	61 毫克
苦瓜	56 毫克
草莓	47 毫克
柳丁	33 毫克

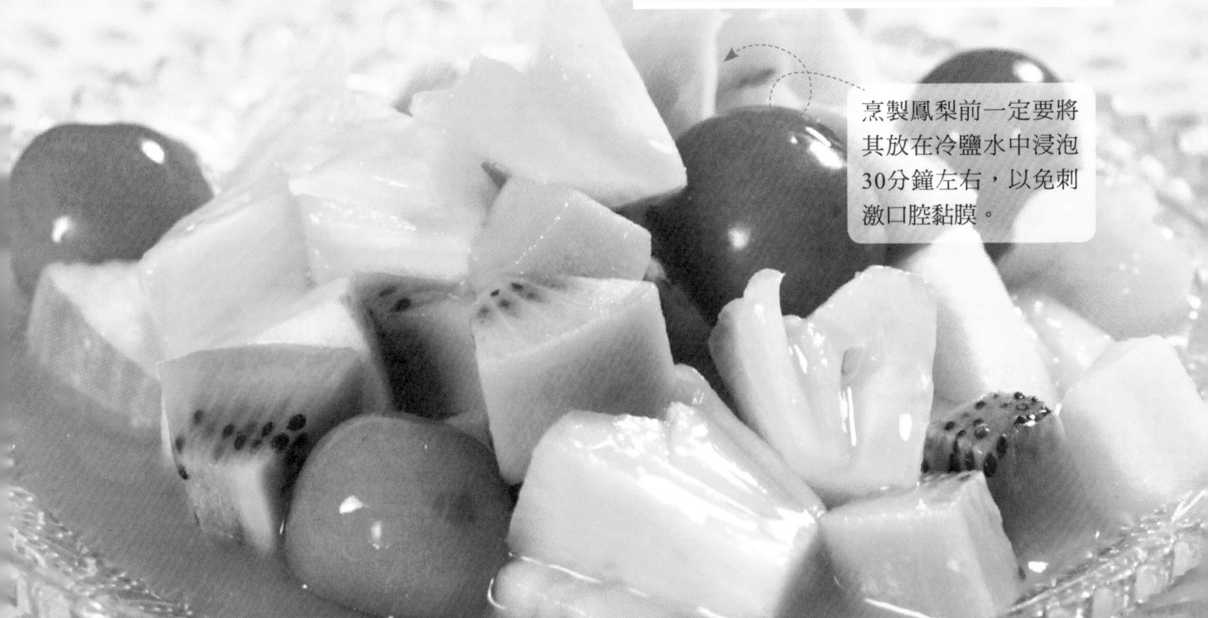

烹製鳳梨前一定要將其放在冷鹽水中浸泡30分鐘左右，以免刺激口腔黏膜。

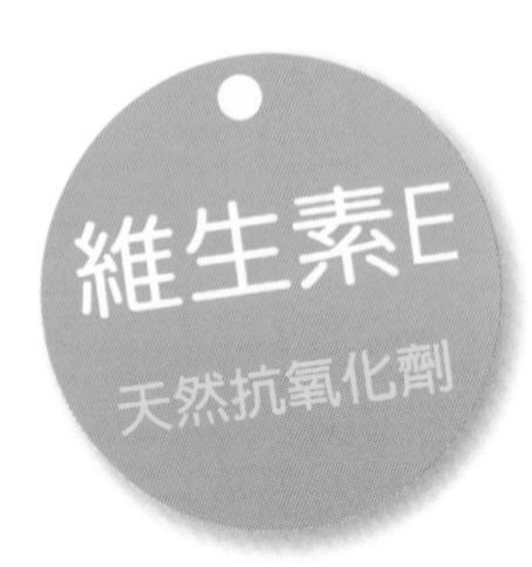

成人每日宜攝取
14 毫克。

相當於吃150克石榴，或150克桑葚，或20克杏仁。

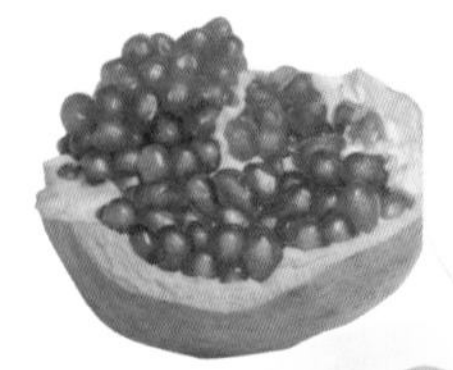

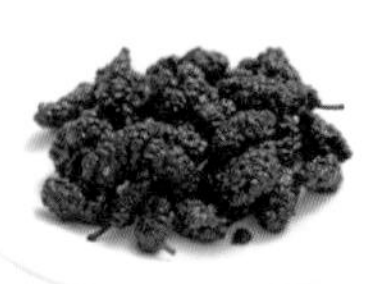

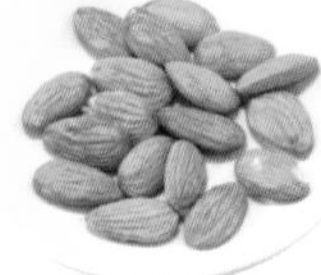

解密降脂功效

維生素E能夠對不飽和脂肪酸發揮較強的抗氧化作用，可阻擋血清低密度脂蛋白與氧的結合；還能促進膽固醇的分解、代謝、轉化和排泄，降低血清總膽固醇的水準。

其他保健功效

預防動脈硬化、冠心病；抗衰老，延長壽命；提高機體免疫力；保護肝臟，延緩慢性肝纖維化；防治貧血；治療流產、不孕症及更年期症候群、進行性肌營養不良等疾病。

補給須知

在吃富含維生素E的食物時宜同時吃穀類、肉、魚及奶類等硒含量較為豐富的食物，能促進維生素E的吸收。

維生素E含量排行榜

食材	含量（100克可食部分）
豆油	93.08 毫克
葵花子	79.09 毫克
香油	68.53 毫克
玉米油	50.94 毫克
黑芝麻	50.40 毫克
芝麻醬	35.09 毫克
核桃	41.17 毫克
榛果	36.43 毫克
松子	32.79 毫克
黃豆	18.90 毫克

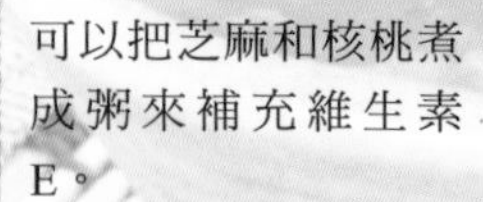

可以把芝麻和核桃煮成粥來補充維生素E。

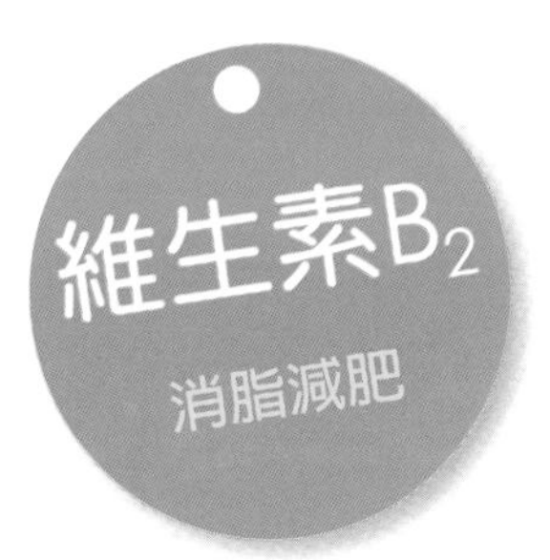

成人每日宜攝取
1.4～1.7 **毫克**。

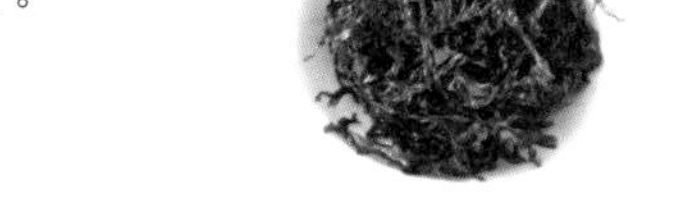
相當於吃150克乾紫菜，或150克鱔魚，或350克乾木耳。

解密降脂功效

維生素B_2有益於改善脂肪代謝，保持脂肪酸均衡，與維生素B_1、B_6合作，共同消化、吸收蛋白質、脂肪，能降低血膽固醇、防治血管硬化。

其他保健功效

保持皮膚、毛髮和指甲的健康；維持正常的食慾、肌肉的彈性和健康的精神狀態；消除口腔、唇、舌的炎症；增進視力；參與碳水化合物、脂肪、蛋白質的代謝。

補給須知

維生素B_2是水溶性維生素，極易透過汗液、尿等途徑從人體內快速流失，而人體又不能自行製造，需要注意從食物中補充。

維生素B2含量排行榜

食材	含量（100克可食部分）
桂圓肉	1.03 毫克
紫菜（乾）	1.02 毫克
鱔魚	0.98 毫克
桑葚（乾）	0.61 毫克
杏仁	0.56 毫克
木耳（乾）	0.44 毫克
黑豆	0.33 毫克
菜豆	0.26 毫克

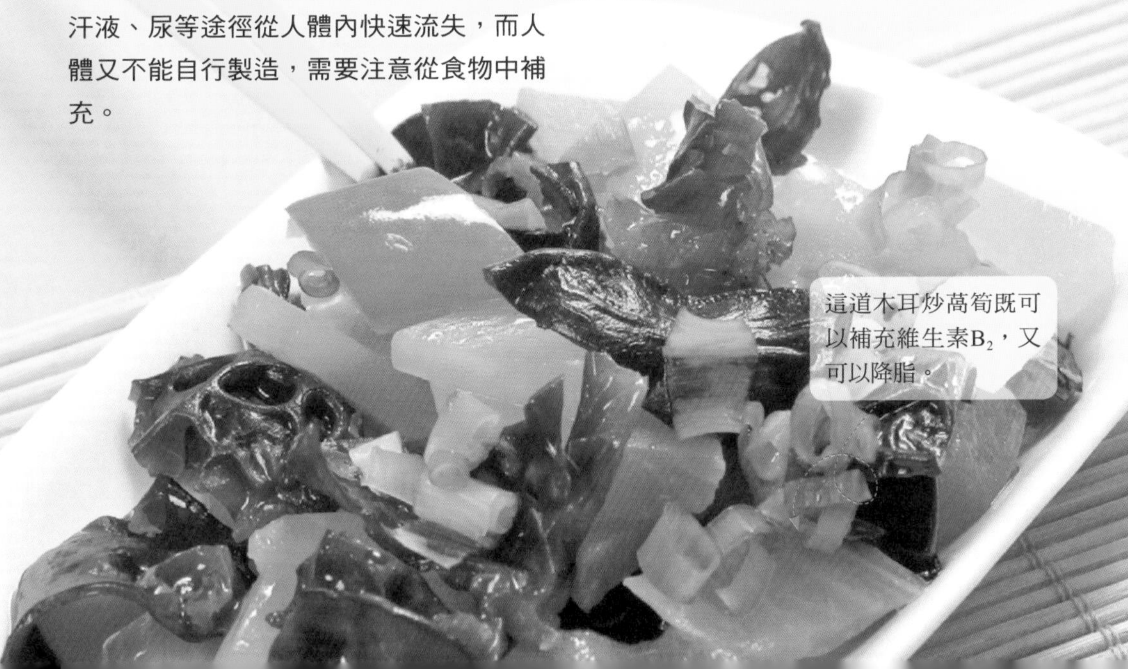
這道木耳炒萵筍既可以補充維生素B_2，又可以降脂。

β-胡蘿蔔素
清除氧自由基

成人每日宜攝取 4 毫克。

相當於吃100克胡蘿蔔，或20克芒果，或10克蘆筍。

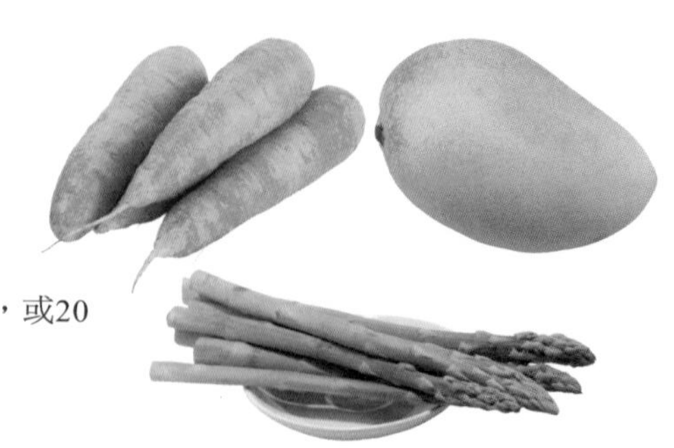

解密降脂功效

β-胡蘿蔔素能改善人體的血脂水準，具有預防動脈硬化、冠心病、腦中風等高脂血症併發症的作用。

其他保健功效

預防心血管疾病；預防癌症；預防糖尿病；保護眼睛和皮膚；清除體內氧自由基；預防前列腺疾病。

補給須知

β-胡蘿蔔素為脂溶性營養素，進食含β-胡蘿蔔素的食物時要用油烹調才能提高其吸收率。

β-胡蘿蔔含量排行榜

食材	含量（100克可食部分）
地瓜葉	5.968 毫克
胡蘿蔔	4.01 毫克
百里香	3.51 毫克
芥藍	3.45 毫克
芹菜葉	2.93 毫克
香菜	2.83 毫克
豌豆尖	2.71 毫克
豌豆苗	2.67 毫克

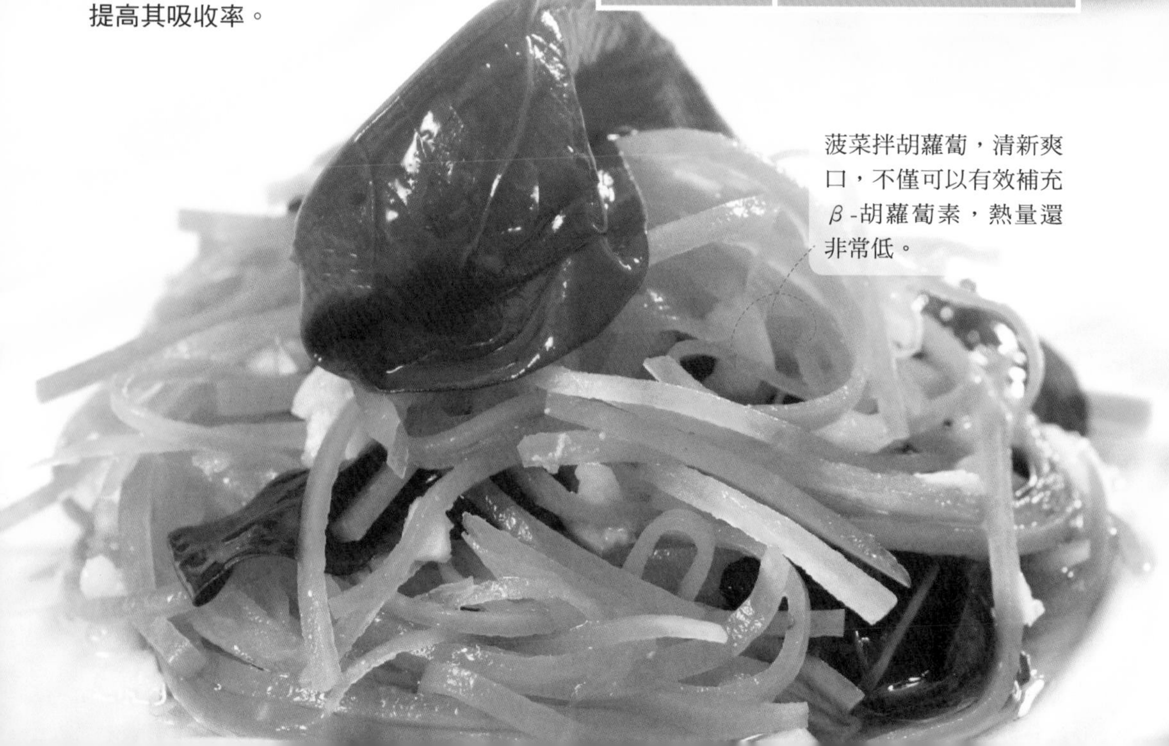

菠菜拌胡蘿蔔，清新爽口，不僅可以有效補充β-胡蘿蔔素，熱量還非常低。

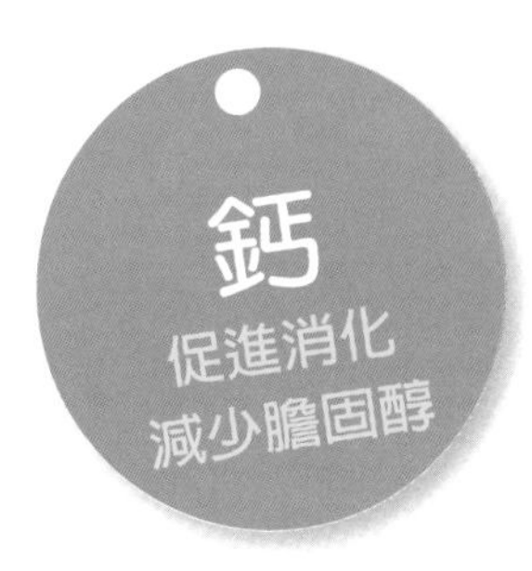

成人每日宜攝取
800 **毫克**。

相當於食用200克牛奶、150克豆製品和150克海帶。

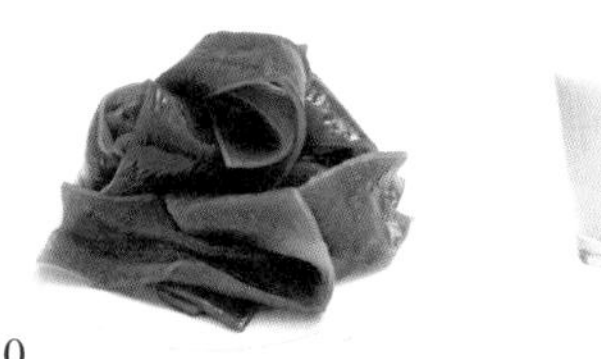

解密降脂功效

血液中的鈣能與膽固醇結合形成化合物沉積在骨中，降低膽固醇總量，降低血脂濃度。

其他保健功效

鎮靜安神，防治失眠、頭痛；防治兒童發育不良、齲齒、佝僂病；預防中老年人骨質疏鬆症；有助於骨折後的恢復。

補給須知

在食用含鈣豐富的食品時，應避免過多食用含磷酸鹽、草酸、蛋白質豐富的食物，以免影響鈣的吸收。不應在服用補鈣藥品時同時飲用碳酸飲料，以免降低鈣的吸收率。

鈣含量排行榜

食材	含量（100克可食部分）
田螺	1030 毫克
芝麻醬	1170 毫克
蝦米	991 毫克
黑芝麻	780 毫克
白芝麻	620 毫克
蝦仁	555 毫克
花茶	454 毫克
海帶	348 毫克

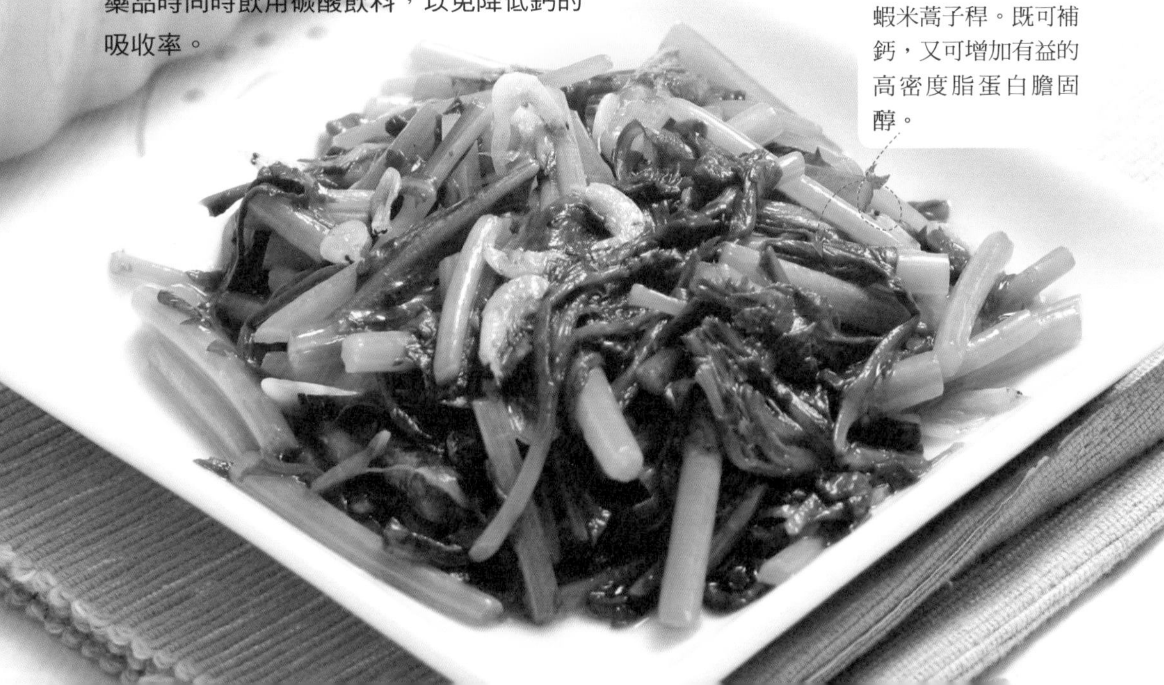

蝦米蒿子稈。既可補鈣，又可增加有益的高密度脂蛋白膽固醇。

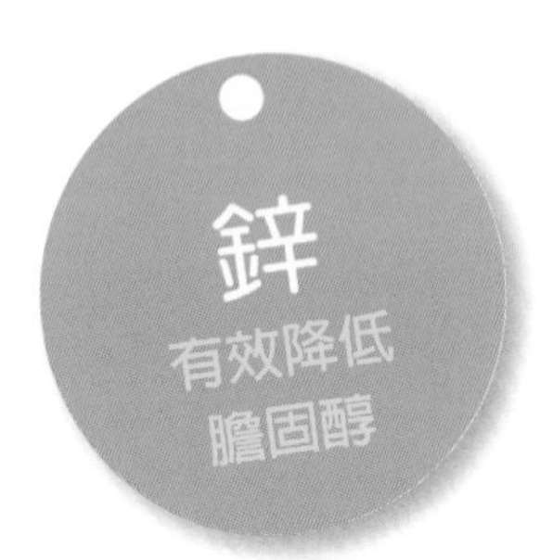

成人每日宜攝取
11.5～15 毫克。

相當於吃50克香菇加50克羊肉，或80克梭子蟹。

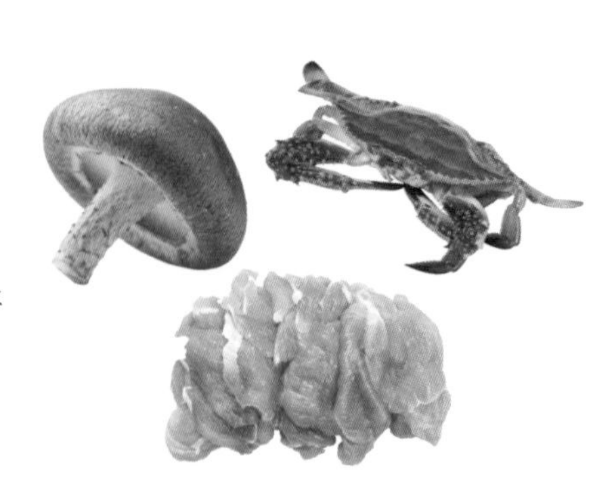

解密降脂功效

鋅可影響脂質代謝，有助於提高高密度脂蛋白水準，清除周邊組織中的膽固醇，預防或延緩高脂血症的發生。

其他保健功效

加速傷口癒合；有助於治療生殖障礙；預防前列腺疾病；輔助治療精神失常；防止味覺喪失；提高免疫力。

補給須知

夏季天氣炎熱，出汗較多，鋅會隨汗液流失，同時因食慾降低，人體對鋅的攝入減少，此時應該多食用富含鋅的食物。

鋅含量排行榜

食材	含量（100克可食部分）
牡蠣	9.39 毫克
洋菇	9.04 毫克
香菇	8.57 毫克
白瓜子	7.12 毫克
炒西瓜子	6.76 毫克
羊瘦肉	6.06 毫克
梭子蟹	5.50 毫克
牛肉	4.73 毫克

牡蠣既可以補鋅，且脂肪含量低。

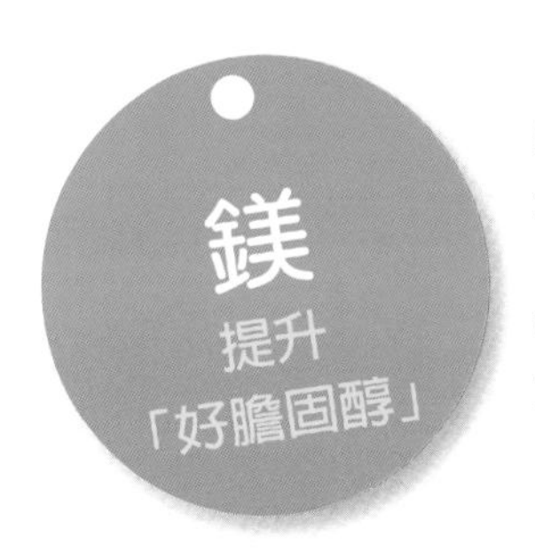

成人每日宜攝取
350 ～ 400 毫克。

相當於吃2碗五穀飯，或120克蕎麥。

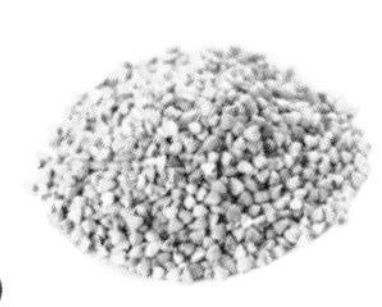

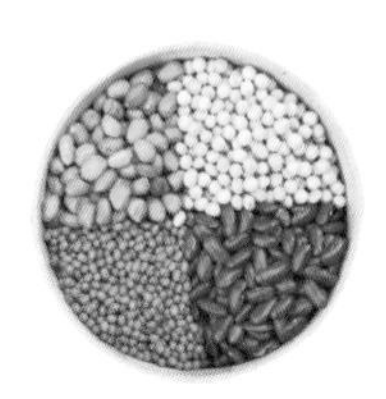

解密降脂功效

鎂能提升「好膽固醇」高密度脂蛋白的水準，降低「壞膽固醇」低密度脂蛋白的水準，有效地降低血脂濃度，防止動脈硬化而保護心、腦等生命器官。

其他保健功效

保護骨骼健康；維持神經和肌肉的正常功能；對心臟活動具有重要的調節作用，有利於心臟的舒張與休息；預防腎結石、膽結石；改善消化不良。

補給須知

在吃富含鎂的食物時，要避免同時吃富含脂肪的食物，否則會干擾人體對鎂的吸收。

鎂含量排行榜

食材	含量（100克可食部分）
榛果	420 毫克
蕎麥	258 毫克
蓮子	242 毫克
黃豆	199 毫克
綠茶	196 毫克
洋菇	167 毫克
海參	149 毫克
黑米	147 毫克

雪梨百合蓮子湯可有效補充鎂，降低血脂濃度。

成人每日宜攝取
2000 毫克。

香菇、紫菜、海帶中含有豐富的鉀。

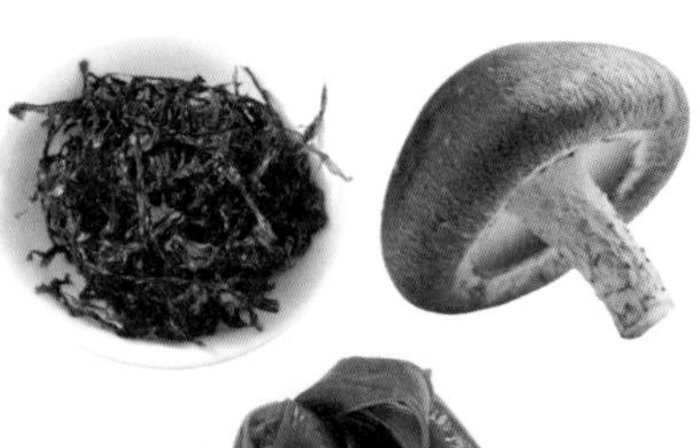

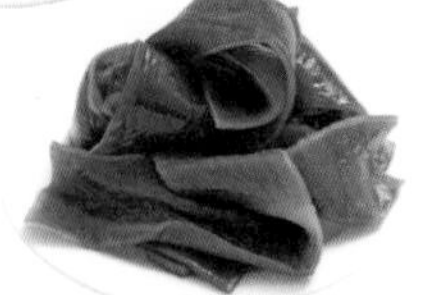

解密降脂功效

鉀負責控制肌肉收縮，為神經傳導物質，可調節心跳、降低血壓，預防血管受損硬化，因此可維持良好的血管環境，減少脂質附著。

其他保健功效

預防中風；維持神經健康；輔助治療過敏症；協同鈣和鎂維持心臟的正常功能。

補給須知

夏天天氣炎熱，出汗多，鉀會隨汗水排出，體內容易缺鉀，應適量多吃些富含鉀的食物。

日常飲食中，鉀和鈉的攝入量以2：1為宜，如果鈉的攝入量過高，會導致體內缺鉀。

鉀含量排行榜

食材	含量（100克可食部分）
香菇	1960 毫克
紫菜	1649 毫克
海帶	1503 毫克
銀耳	987 毫克
馬鈴薯	502 毫克

蒜蓉金針菇。可有效補充鉀，預防血管受損硬化，減少脂質附著。

成人每日宜攝取
50 微克。

相當於吃350克刀削麵，或80克小麥胚芽粉，或40克乾淡菜。

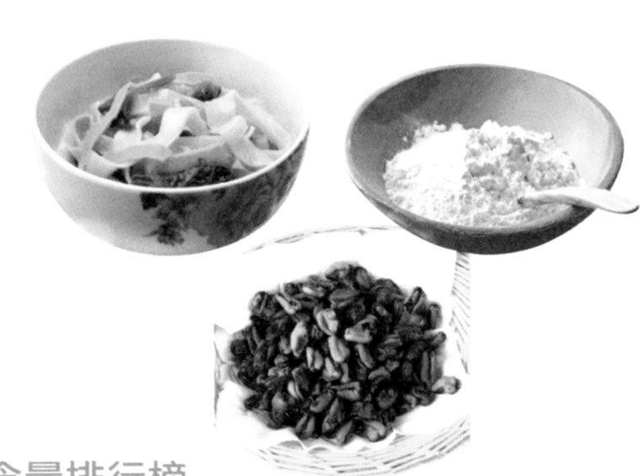

解密降脂功效

硒能在細胞質中破壞過氧化物，依靠其強大的抗氧化功能，調節體內膽固醇及三酸甘油酯代謝，降低血黏度，預防心血管疾病發生。

其他保健功效

抗衰老；有助於改善女性更年期的潮熱、煩躁；防治頭皮屑過多；預防心血管疾病；降低重金屬、有毒物質、致癌物質對人體的損害。

補給須知

硒能將損壞人腎臟、生殖腺和中樞神經活動的有害金屬離子排出體外，大幅度降低癌症的發病率，工作環境有毒害風險或經常接觸電視、電腦、手機等輻射干擾的人需注意補充。

硒含量排行榜

食材	含量（100克可食部分）
乾淡菜	120.47 毫克
松茸	98.44 毫克
梭子蟹	90.96 毫克
洋菇	56.12 毫克
大黃魚	42.56 毫克
白帶魚	36.57 毫克
黃鱔	34.56 毫克
鱸魚	33.06 毫克
杏仁	15.65 毫克

杏仁露既可有效補充硒，可口又易吸收。

成人每日宜攝取
12～18 **毫克**。

相當於吃80克雞肉，或50克香菇和20克炒花生仁。

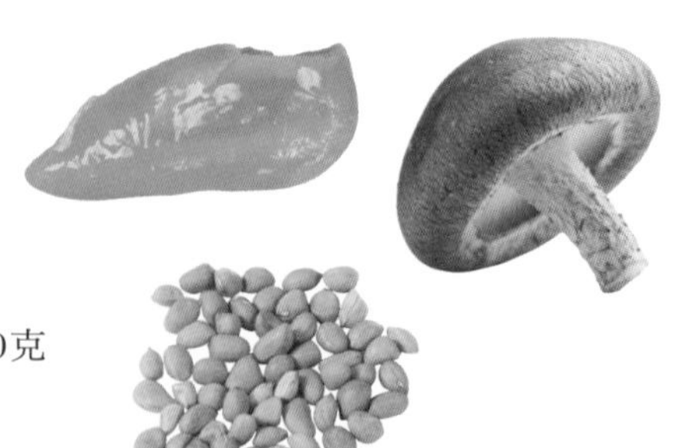

解密降脂功效

煙酸可降低三酸甘油酯、低密度脂蛋白膽固醇和脂蛋白水準，同時能升高高密度脂蛋白膽固醇水準，清除血管內多餘的血脂。

其他保健功效

防治糙皮病；治療高脂血症；治療血管性偏頭痛、腦動脈血栓、肺栓塞等症；防治凍傷、中心性視網膜脈絡膜炎等。

補給須知

煙酸雖然有降低膽固醇及三酸甘油酯的作用，但不良反應也較多，糖尿病、痛風、肝功能不全、消化性潰瘍病患者，應該慎食。

煙酸含量排行榜

食材	含量（100克可食部分）
香菇	20.5 毫克
炒花生仁	18.9 毫克
鐵觀音茶	18.5 毫克
生花生仁	17.9 毫克
土雞	15.7 毫克
小麥麩皮	12.5 毫克
炒榛果	9.8 毫克
桂圓肉	8.9 毫克

桂圓蓮子粥清新爽口，
可有效補充煙酸。

吃掉高血脂
降血脂食材食譜

食物是最好的靈丹妙藥，只要掌握每種食物的特性、搭配方法、飲食宜忌、最佳食用量，日常食物也能調節血脂並能抵抗併發症。

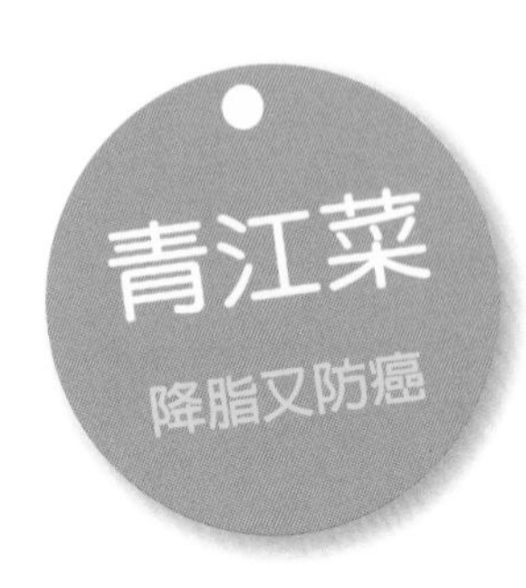

性味歸經：

性涼，味辛甘，歸肺、肝、脾經。

最佳用量：

每餐約 150 克。

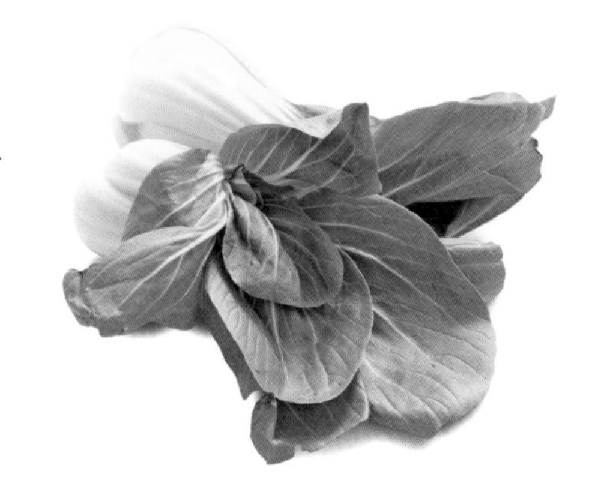

降脂營養素

膳食纖維

解密降脂功效

青江菜為低脂肪蔬菜，其豐富的膳食纖維，能與食物中的膽固醇及三酸甘油酯結合，減少人體對食物中脂類的吸收，故青江菜可用來降血脂。

這樣對抗併發症

青江菜中含有大量的膳食纖維，能促進腸道蠕動，增加糞便的體積，縮短糞便在腸腔停留的時間，可緩解多種便祕，對高血脂併發便祕有療效。

宜忌人群

✔ 口腔潰瘍、口角濕白、牙齦出血、牙齒鬆動、淤血腹痛，以及癌症患者宜食

✘ 患有目疾、痧痘、麻疹、疥瘡等疾病患者要少食青江菜

✘ 小兒麻疹後期、疥瘡、狐臭等慢性病患者要少食青江菜

成分表（每100克可食部分）

營養素	含量	同類食物比較
熱量	23 大卡	低★☆☆
膽固醇	—	低★☆☆
蛋白質	1.8 克	低★☆☆
脂肪	0.5 克	低★☆☆

降脂怎麼吃

熟青江菜過夜後不能再吃——熟青江菜存放時間過長會造成亞硝酸鹽沉積，常吃可能引發癌症。

食用青江菜時要用大火爆炒，這樣既可保持青江菜的鮮脆口感，又不會破壞其營養成分。

香菇與青江菜搭配食用可抗老防衰，並能縮短食物在胃腸道中停留的時間，促進腸道代謝，減少脂肪堆積，防治便祕。

小撇步：食用青江菜時要現做現切，因為青江菜裡的維生素不穩定，容易氧化，易使營養成分流失。

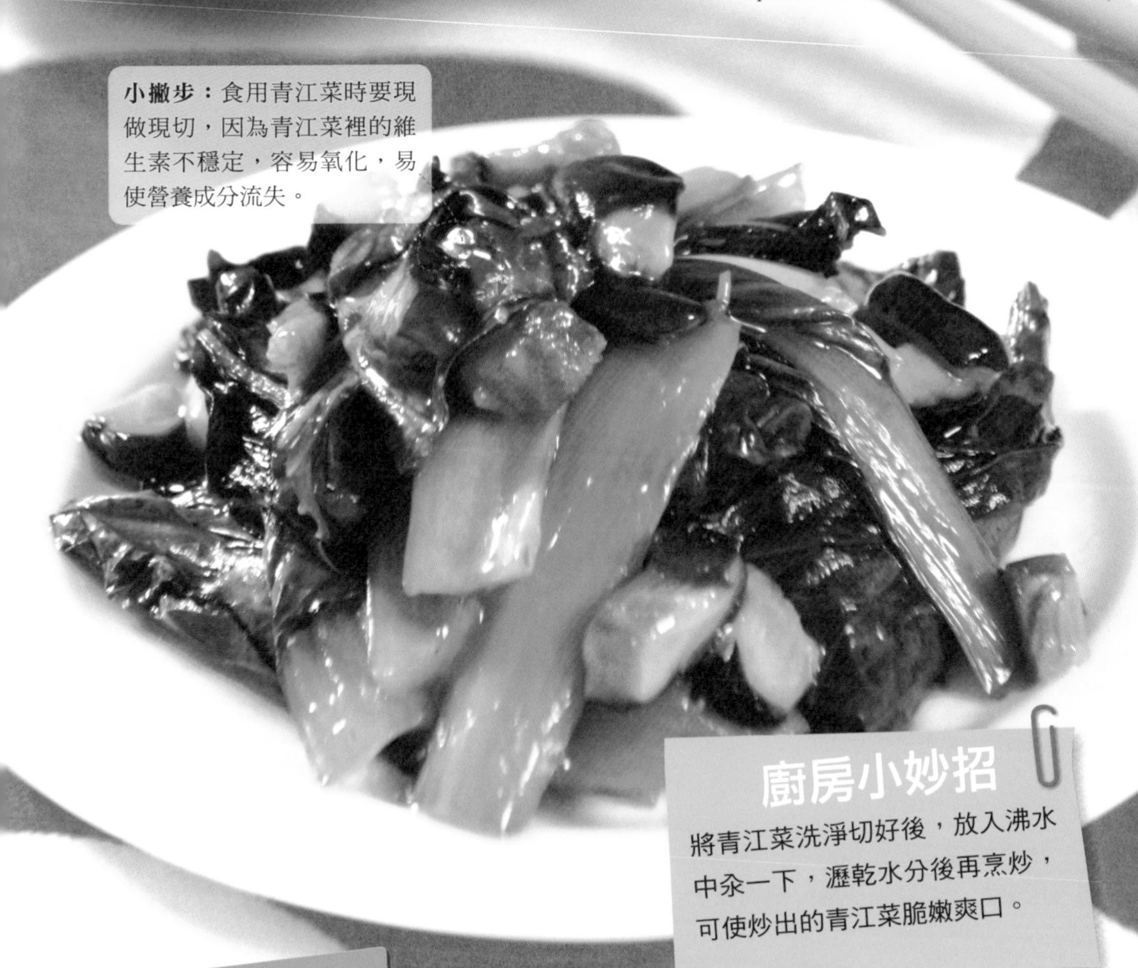

廚房小妙招

將青江菜洗淨切好後，放入沸水中汆一下，瀝乾水分後再烹炒，可使炒出的青江菜脆嫩爽口。

降脂食療方

4人份

香菇青江菜 減少脂類吸收

材料 青江菜 450 克，鮮香菇 100 克，植物油 15 克，鹽 2 克，醬油 5 毫升，蔥花、白糖各 5 克。

做法

1. 將青江菜洗淨切段備用；鮮香菇洗淨去蒂。
2. 炒鍋中放入適量油，燒熱後，用蔥花熗鍋，放入香菇，加入醬油、白糖調味，放入青江菜，迅速翻炒。
3. 青江菜快熟時，加入鹽調味，翻炒拌勻後，即可裝盤食用。

降脂功效

青江菜與香菇一同烹炒成菜，能減少脂類的吸收，增強降血脂的功效。

降低三酸甘油酯

性味歸經：

性寒，味苦，歸胃、心、肝經。

最佳用量：

每天宜食 80 克。

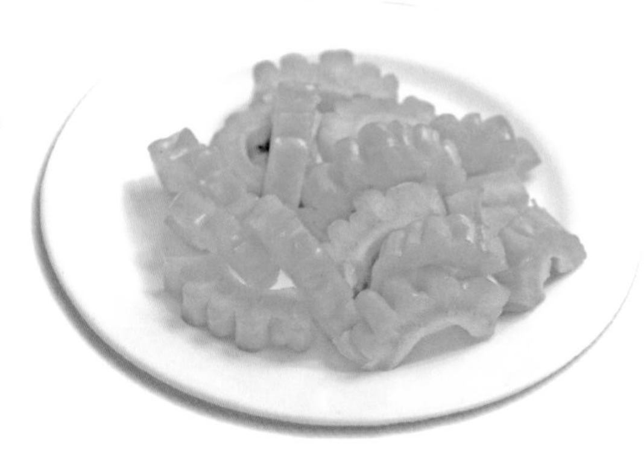

降脂營養素

苦瓜素、皂苷

解密降脂功效

苦瓜中的苦瓜素和皂苷兩種成分，可有效降低血脂含量，防治動脈粥樣硬化、調節血糖。

這樣對抗併發症

苦瓜能穩定血壓和血糖，適合高血脂患者用來防治併發糖尿病、高血壓。

宜忌人群

- ✔ 糖尿病、癌症患者宜食
- ✖ 脾胃虛寒、慢性胃腸炎患者不宜食用
- ✖ 空腹忌食

成分表（每100克可食部分）

營養素	含量	同類食物比較
熱量	19 大卡	低★☆☆
膽固醇	—	低★☆☆
蛋白質	1.0 克	低★☆☆
脂肪	0.1 克	低★☆☆

降脂怎麼吃

苦瓜微苦的味道，能刺激人體唾液、胃液分泌，令人食慾大增，還能清熱防暑，因此，夏季吃苦瓜最好。

苦瓜炒熟後吃，對腸胃刺激作用小，雖然加熱會損失苦瓜中的部分維生素C，但會減少苦味的感覺，還能提高多種營養成分的吸收率，達到滋補的作用。

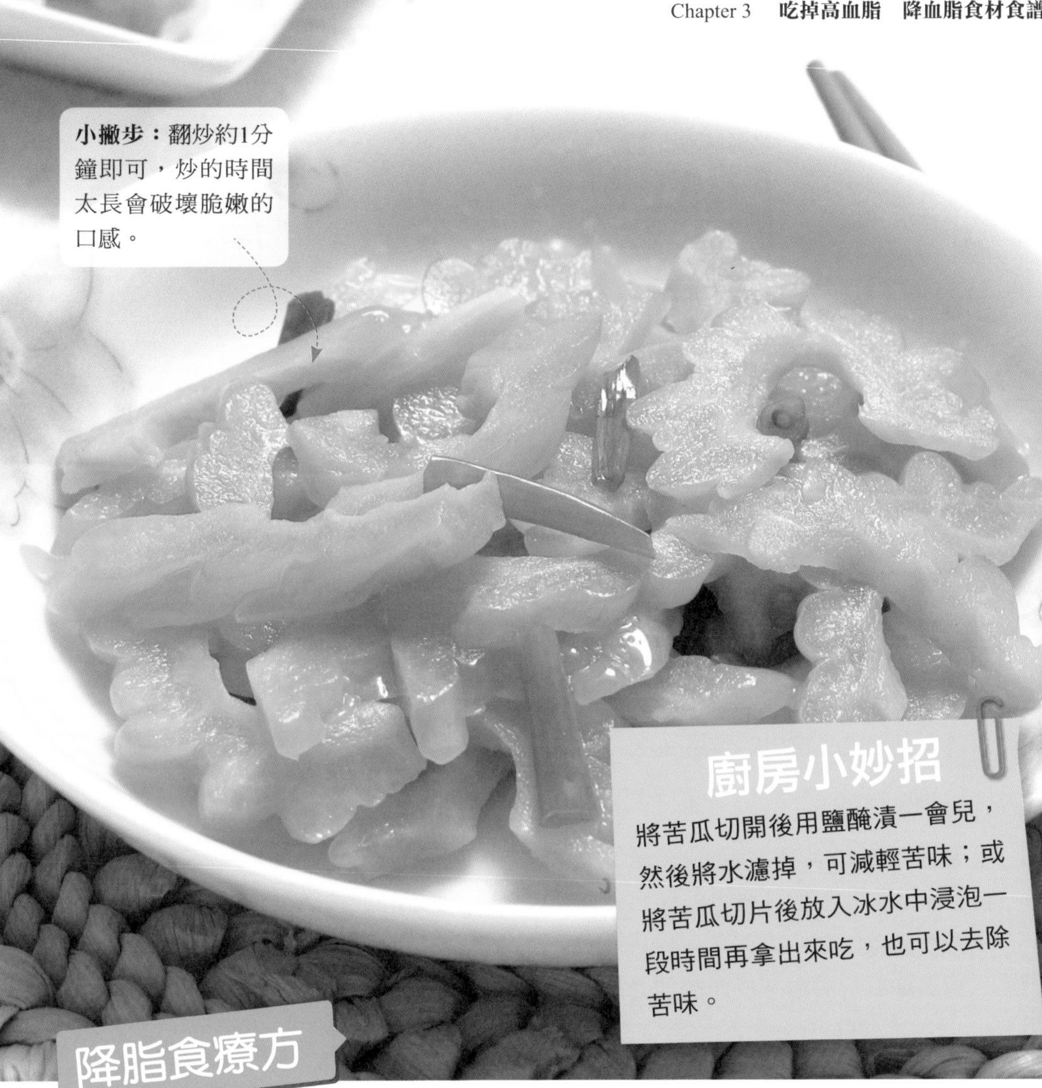

小撇步：翻炒約1分鐘即可，炒的時間太長會破壞脆嫩的口感。
廚房小妙招
將苦瓜切開後用鹽醃漬一會兒，然後將水濾掉，可減輕苦味；或將苦瓜切片後放入冰水中浸泡一段時間再拿出來吃，也可以去除苦味。
降脂食療方

清炒苦瓜　降低血脂含量

4 人份

材料　苦瓜 300 克，植物油 15 克，蔥段 5 克，鹽、白糖、香油各適量。

做法

❶ 苦瓜洗淨，縱向剖開，再將剖為一半的苦瓜斜切成片備用。

❷ 往炒鍋中倒入適量油，燒熱後，放入蔥段爆香，再倒入苦瓜，迅速翻炒。

❸ 將熟之時，加入鹽、白糖調味，翻炒拌勻後淋上少量香油，即可裝盤食用。

降脂功效

降低血脂含量，防治動脈粥樣硬化、調節血糖。

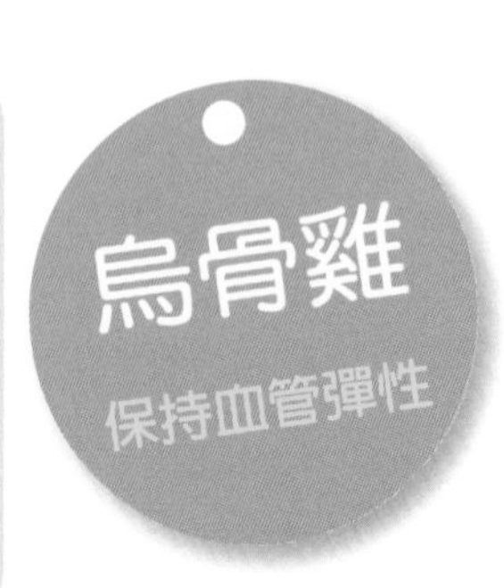

性味歸經：

性平，味甘，歸肝、脾、腎經。

最佳用量：

每天宜食 50 ～ 80 克。

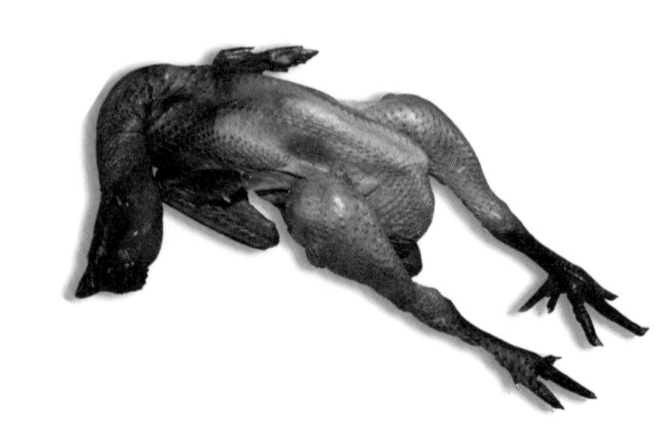

降脂營養素

銅、錳

解密降脂功效

烏骨雞含有的銅可降低血中三酸甘油酯及膽固醇的濃度，保持血管彈性。另外烏骨雞中含有豐富的錳，有促進膽固醇在人體內轉化、輸送及排出的作用。

這樣對抗併發症

烏骨雞含有較多維生素B_2、維生素E，能提高糖尿病患者對環境的應激適應能力，並有助清除體內自由基，保護胰島細胞。對高血脂併發糖尿病患者有食療作用。

宜忌人群

✔ 體虛血虧、肝腎不足、脾胃不健者宜食

✖ 感冒或是患有嚴重皮膚病者不宜食用

成分表（每100克可食部分）

營養素	含量	同類食物比較
熱量	111 大卡	低★☆☆
膽固醇	106 毫克	高★★★
蛋白質	22.3 克	高★★★
脂肪	2.3 克	低★☆☆

降脂怎麼吃

烏骨雞的血清總蛋白和球蛋白質含量均明顯高於普通雞，用來煲湯最好。將烏骨雞、枸杞、紅棗煲成枸杞紅棗烏骨雞湯，具有補血養顏、益精明目、降脂美容的作用。

烏骨雞雖然含有一些降脂的營養成分，但畢竟膽固醇含量較高，因此高血脂患者不宜食太多。食用烏骨雞湯時要把上面的一層油去掉，並且不要吃雞皮。

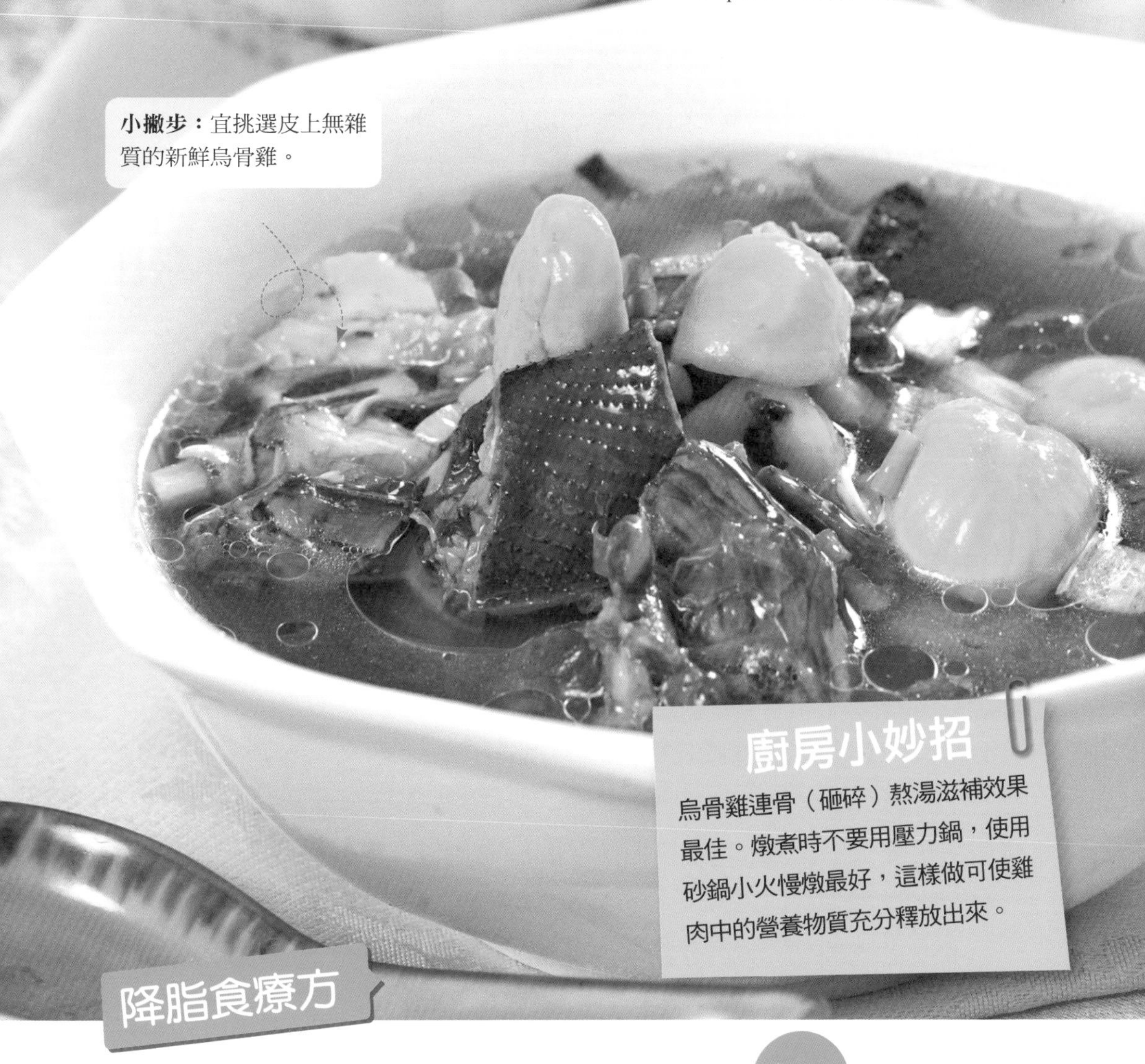

小撇步：宜挑選皮上無雜質的新鮮烏骨雞。
廚房小妙招
烏骨雞連骨（砸碎）熬湯滋補效果最佳。燉煮時不要用壓力鍋，使用砂鍋小火慢燉最好，這樣做可使雞肉中的營養物質充分釋放出來。
降脂食療方

栗子燉烏骨雞 降血脂、保持血管彈性

4 人份

材料 栗子 80 克，烏骨雞 300 克，蔥段、薑片、鹽、香油各適量。

做法

❶ 烏骨雞洗淨，切塊；栗子去殼取出栗子仁。

❷ 砂鍋洗淨，放入烏骨雞塊、栗子仁，加清水（以蓋過雞、栗子仁為宜），加蔥段、薑片小火燉 2 小時，加鹽和香油調味即可。

降脂功效

可降低血中三酸甘油酯及膽固醇的濃度，保持血管彈性，促進膽固醇在人體內轉化、輸送及排出。

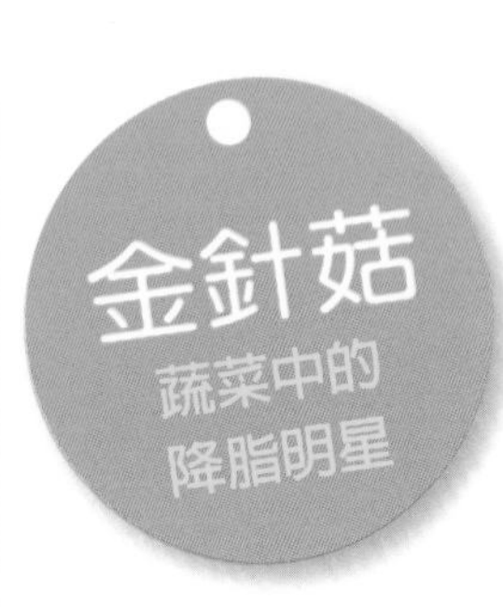

性味歸經：

性涼，味甘，歸肝、腎經。

最佳用量：

每天宜食 20 ～ 30 克。

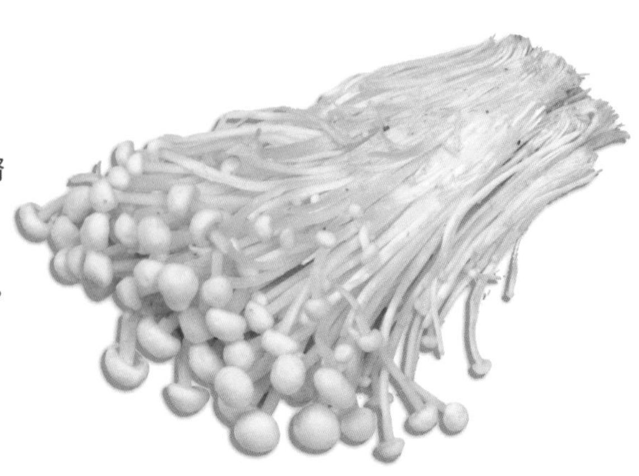

降脂營養素

鋅、膳食纖維

解密降脂功效

金針菇含有較多的鋅，可減少三酸甘油酯的含量，消除沉積的膽固醇，維持血管的彈性。金針菇還含有豐富的膳食纖維，可與膽酸及膽鹽結合，加速將食物中的脂肪排出體外，減少膽固醇的吸收。

成分表（每100克可食部分）

營養素	含量	同類食物比較
熱量	26 大卡	低★☆☆
膽固醇	—	低★☆☆
蛋白質	2.4 克	低★☆☆
脂肪	0.4 克	低★☆☆

這樣對抗併發症

金針菇的膳食纖維含量在常見食用菌中最高，能降低血糖，延緩飯後血糖上升的速度並改變外周組織對胰島素的敏感性。對高血脂併發糖尿病有一定療效。

宜忌人群

✔ 一般人群均可食用

✘ 脾胃虛寒者不宜吃太多

降脂怎麼吃

金針菇生長在潮濕的環境中，表面容易滋生細菌，並且表面有草酸容易與人體中的鈣離子結合形成草酸鈣，造成鈣的流失，所以食用前最好先汆燙。

金針菇味道鮮美，最適合用來做涼拌菜和火鍋配料。

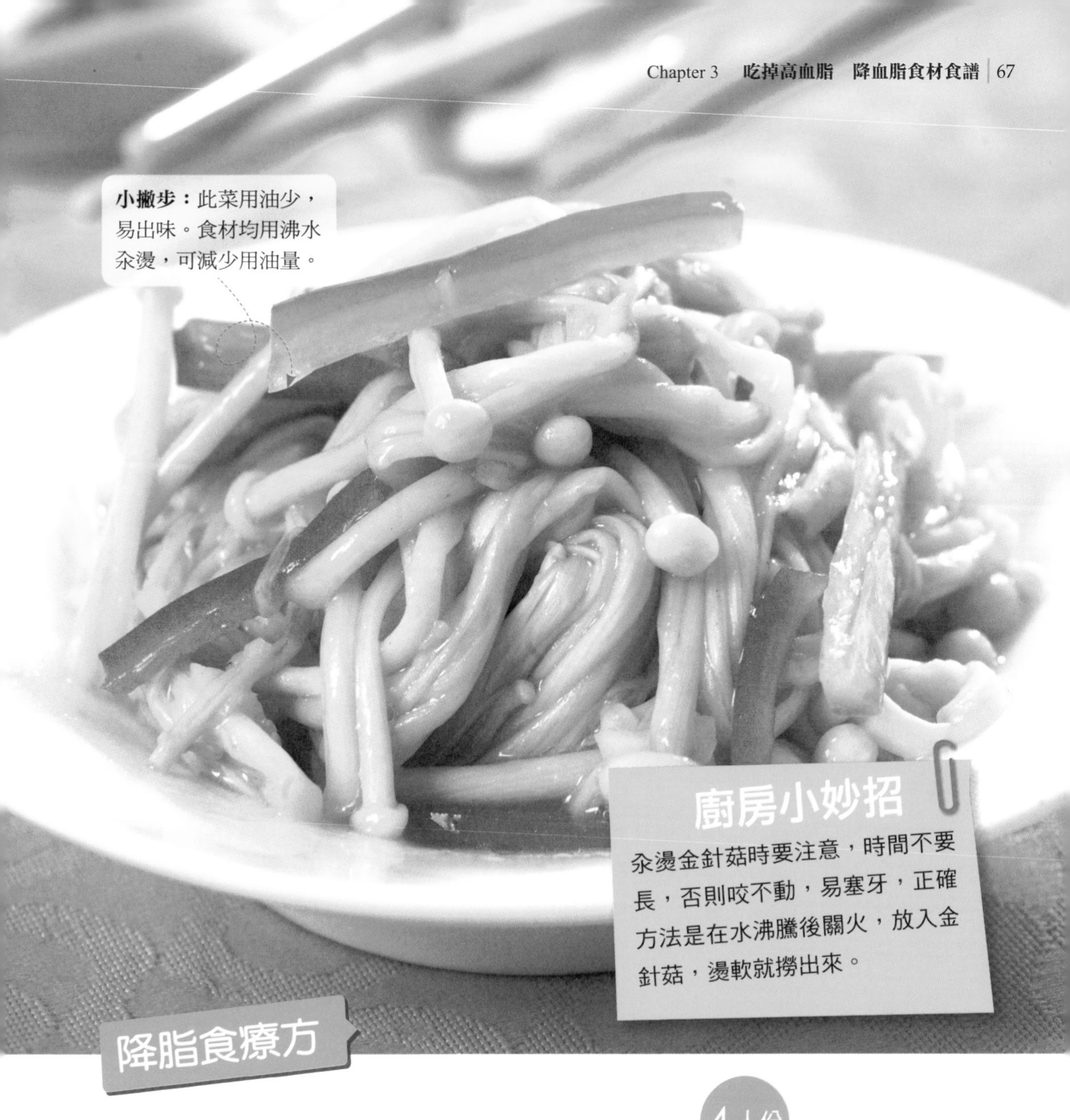

小撇步：此菜用油少，易出味。食材均用沸水汆燙，可減少用油量。
廚房小妙招
汆燙金針菇時要注意，時間不要長，否則咬不動，易塞牙，正確方法是在水沸騰後關火，放入金針菇，燙軟就撈出來。
降脂食療方

蒜蓉金針菇 減少三酸甘油酯的含量

4人份

材料 金針菇120克，青椒、紅椒各20克，蒜蓉15克，鹽4克，植物油10克。

做法

❶ 金針菇洗淨，去根，切段；青椒、紅椒分別洗淨，去蒂、去子，切絲；三者用沸水汆燙。

❷ 炒鍋置火上，倒油燒熱，爆香蒜蓉，放金針菇翻炒，加入青椒絲、紅椒絲、鹽炒勻即可。

降脂功效

減少三酸甘油酯的含量，消除沉積的膽固醇，維持血管的彈性。

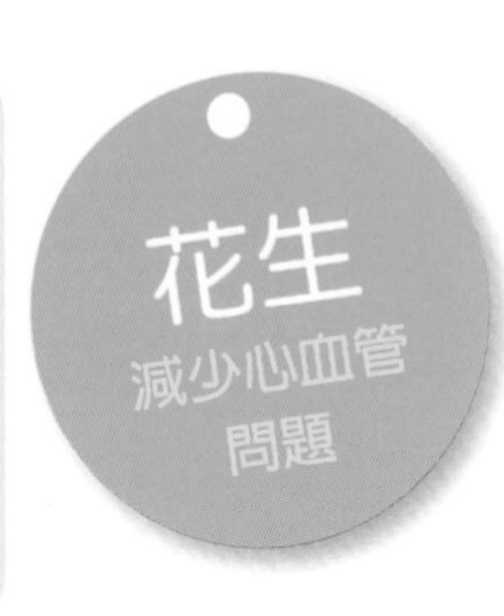

性味歸經：

性平，味甘，歸脾、肺經。

最佳用量：

每天宜食 10 ～ 15 克。

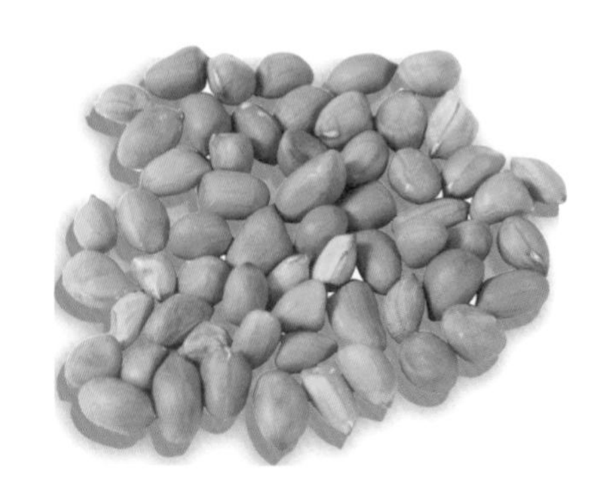

降脂營養素

亞油酸、膽鹼、卵磷脂

解密降脂功效

花生中所含的膽鹼、卵磷脂，可以提高高密度脂蛋白水準，降低血液中的三酸甘油酯，預防動脈粥樣硬化和心臟病。

這樣對抗併發症

花生中的亞油酸，可使人體內膽固醇分解為膽汁酸排出體外，減少膽固醇在血管壁上沉積下來的機率，預防高血脂併發冠心病和動脈硬化。

宜忌人群

- ✔ 孕婦、產婦、手術或病後體虛者宜食
- ✔ 營養不良、胃酸過多、食慾缺乏、咳嗽痰喘者宜食
- ✘ 膽病患者忌食
- ✘ 幼兒不宜多吃

成分表（每100克可食部分）

營養素	含量	同類食物比較
熱量	563 大卡	高★★★
膽固醇	—	低★☆☆
蛋白質	24.8 克	高★★★
脂肪	44.3 克	高★★★

降脂怎麼吃

花生的內皮含有抗纖溶酶，可防治各種外傷出血、肝病出血等，因此在食用花生時不宜把紅衣丟棄。另外，花生發霉變質後會產生致癌性很強的黃麴毒素，不宜食用。

可做成醋泡花生。花生脂類含量高、熱量高、有油膩感，醋中的多種有機酸恰是解膩又生香的。

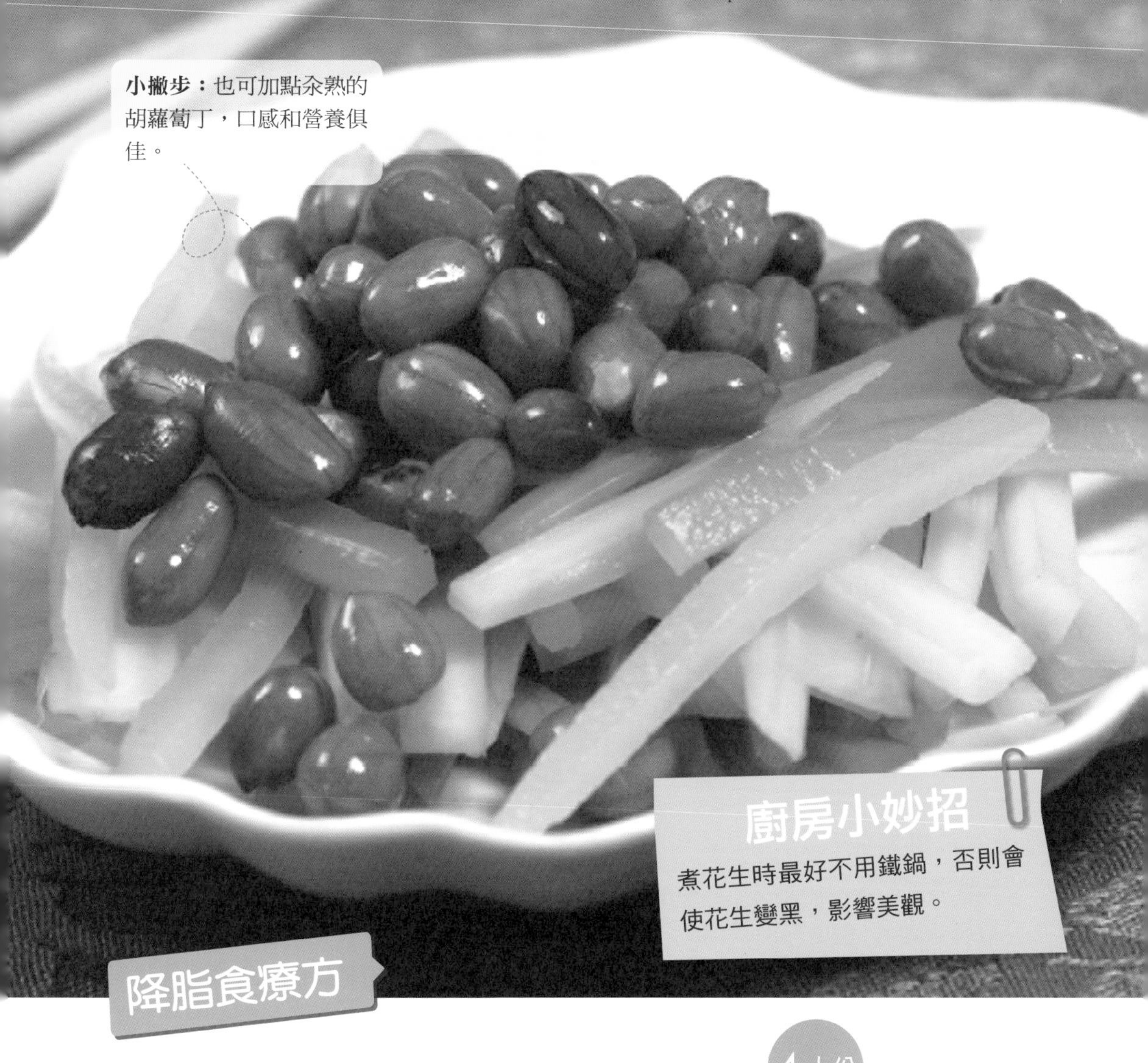

小撇步：也可加點汆熟的胡蘿蔔丁，口感和營養俱佳。
廚房小妙招
煮花生時最好不用鐵鍋，否則會使花生變黑，影響美觀。
降脂食療方

芹菜拌花生 預防動脈粥樣硬化和心臟病

4 人份

材料 芹菜 250 克，花生 60 克，鹽、香油各適量。

做法

❶ 芹菜擇洗乾淨，放入沸水中汆燙，用撈網撈出，過涼，瀝乾水分，切段。

❷ 將花生清洗乾淨，用清水浸泡 2 個小時。

❸ 將泡好的花生放入鍋中，加入適量水，水沸後轉小火，待花生煮熟後過涼，瀝乾水分。

❹ 取盤，放入芹菜和花生，加鹽拌勻，淋上香油即可。

降脂功效

提高高密度脂蛋白水準，降低血液中的三酸甘油酯，預防動脈粥樣硬化和心臟病。

降低三酸甘油酯

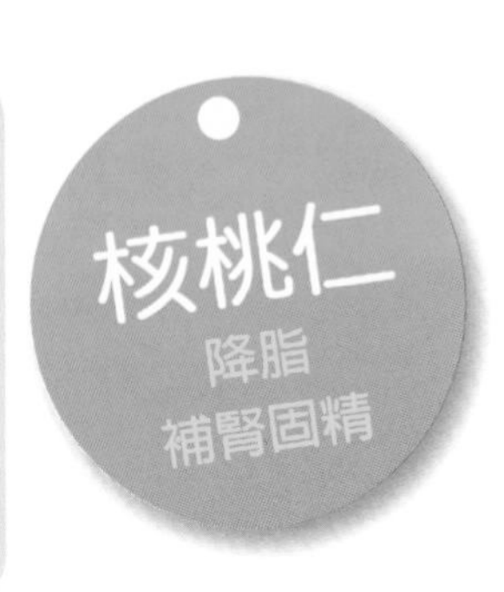

性味歸經：

性溫，味甘，歸腎、肺、大腸經。

最佳用量：

每天宜食 5 ～ 10 克。

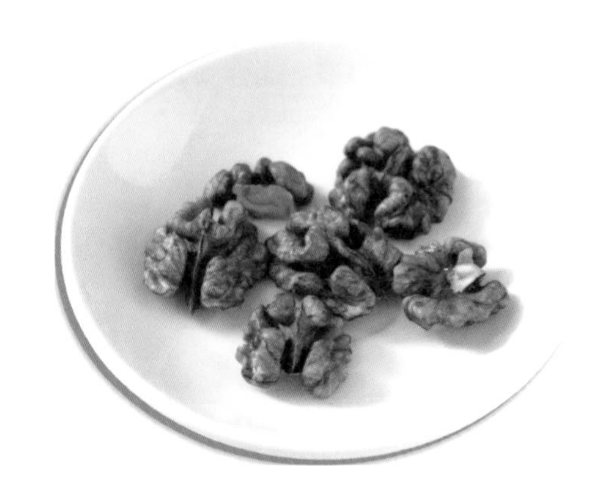

降脂營養素

不飽和脂肪酸、鋅、錳

解密降脂功效

核桃油含有不飽和脂肪酸，可降低血液中膽固醇和三酸甘油酯的含量，還可去除附著在血管上的膽固醇，具有清潔血液的作用。核桃所含的鋅、錳，可使血管保持彈性，促進脂類代謝，預防心血管疾病。

這樣對抗併發症

核桃含有的多不飽和ω-3脂肪酸，有助於身體處理第2型糖尿病早期階段的胰島素抵抗問題，減少對葡萄糖的過多吸收。對預防高血脂併發糖尿病有益。

宜忌人群

- ✔ 癌症、高脂血症患者宜食
- ✔ 動脈粥樣硬化和高血壓患者宜食
- ✔ 老年人宜食
- ✖ 上火、腹瀉的人不宜食
- ✖ 肥胖者少吃

成分表（每100克可食部分）

營養素	含量	同類食物比較
熱量	627 大卡	高★★★
膽固醇	—	低★☆☆
蛋白質	14.9 克	高★★★
脂肪	58.8 克	高★★★

降脂怎麼吃

核桃仁表面的褐色薄皮含有豐富的營養，食用時不要剝掉這層皮。

核桃仁生吃最好，因為生吃可避免營養素的損失，特別是核桃仁中的多元不飽和脂肪酸及磷脂類在加熱後會受到一定的破壞，而這些營養成分對降低血液中膽固醇和三酸甘油酯的含量具有很重要的作用。

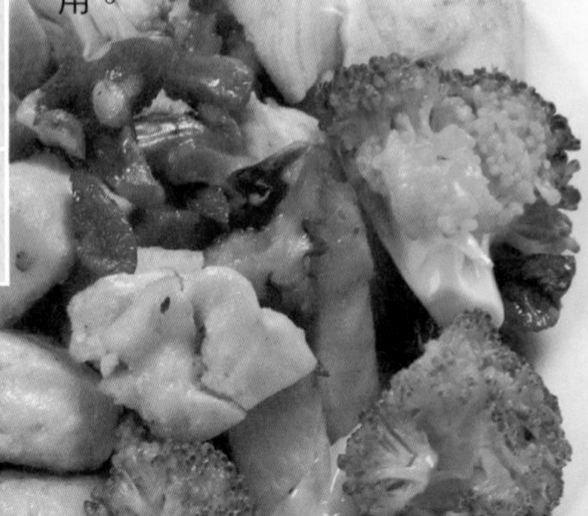

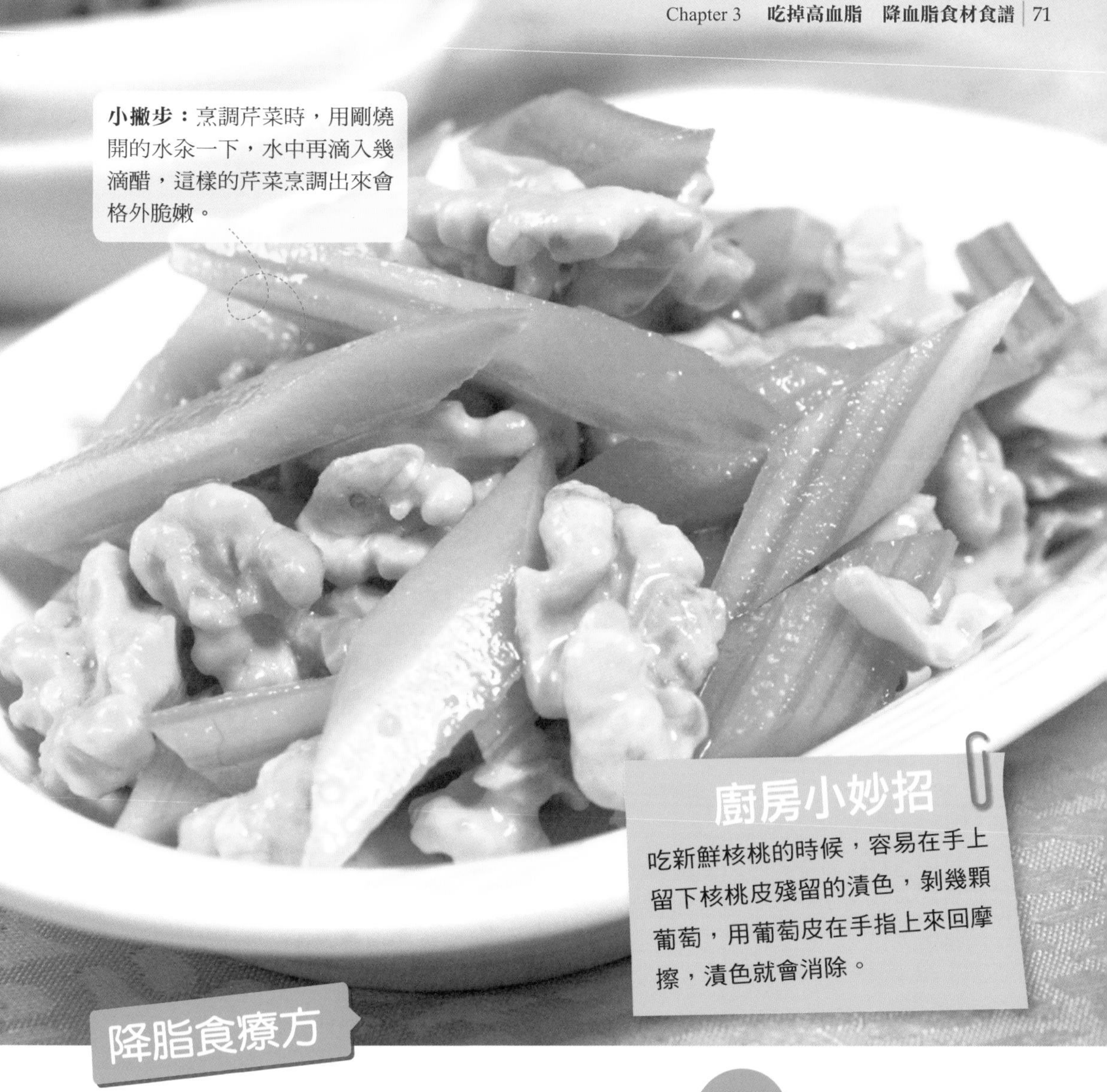
小撇步：烹調芹菜時，用剛燒開的水汆一下，水中再滴入幾滴醋，這樣的芹菜烹調出來會格外脆嫩。
廚房小妙招
吃新鮮核桃的時候，容易在手上留下核桃皮殘留的漬色，剝幾顆葡萄，用葡萄皮在手指上來回摩擦，漬色就會消除。
降脂食療方

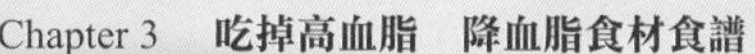

芹菜拌核桃仁 降低三酸甘油酯含量

4 人份

材料 芹菜 300 克、核桃仁 40 克，鹽、香油各適量。

做法

1. 芹菜擇洗乾淨，切成段，放入沸水中汆燙。
2. 鍋置火上，放入核桃仁炒熟。
3. 取盤，放入汆燙好的芹菜段和炒熟的核桃仁，加鹽和香油拌勻即可。

降脂功效

降低血液中膽固醇和三酸甘油酯的含量，去除附著在血管上的膽固醇。

降低三酸甘油酯

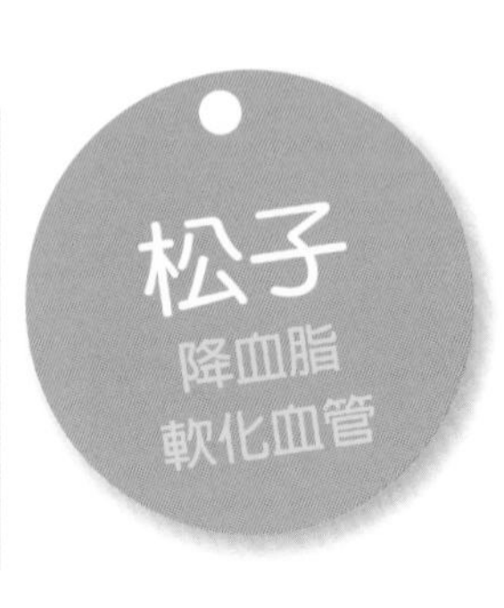

性味歸經：

性溫，味甘，歸肝、肺、大腸經。

最佳用量：

每天宜食 20 克。

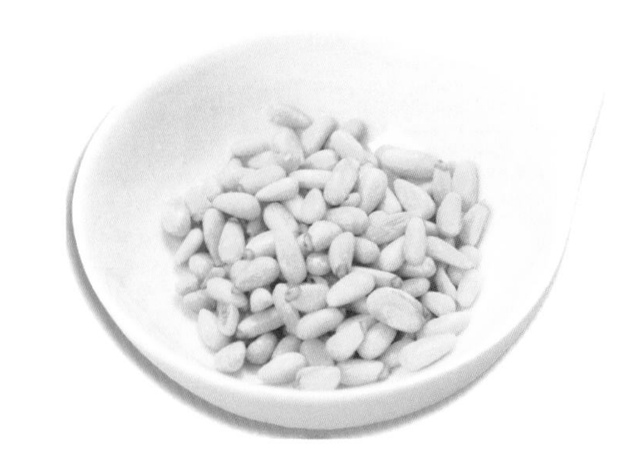

降脂營養素

不飽和脂肪酸

解密降脂功效

松子所含的不飽和脂肪酸，不僅可以調整和降低血脂、軟化血管和防治動脈粥樣硬化，還能減少血小板的凝集，故能降低血液黏稠度，預防血栓形成，對心血管系統有保護作用。

這樣對抗併發症

松子有軟化血管和防治動脈粥樣硬化的作用。對防止高血脂併發心血管疾病有預防作用。

宜忌人群

- ✔ 中老年體質虛弱，大便乾結以及慢性支氣管炎、久咳無痰者宜食
- ✔ 心腦血管疾病患者宜適量食用
- ✔ 愛美女性宜食

- ✖ 便溏、滑精、咳嗽痰多、腹瀉者忌食
- ✖ 膽功能嚴重不良者慎食

成分表（每100克可食部分）

營養素	含量	同類食物比較
熱量	640 大卡	高★★★
膽固醇	—	低★☆☆
蛋白質	12.6 克	中★★☆
脂肪	62.6 克	高★★★

降脂怎麼吃

松子受潮、發霉，出現油膩味時，不宜食用，因為受潮的松子可能含有黃麴黴菌毒素，會增加致癌機率。

松子可與胡蘿蔔丁和玉米粒炒製成松仁玉米，此菜有降低膽固醇、防止細胞衰老以及減緩腦功能退化的功效。

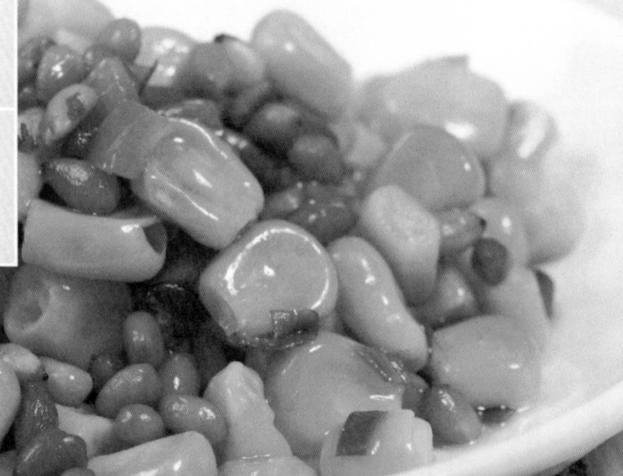

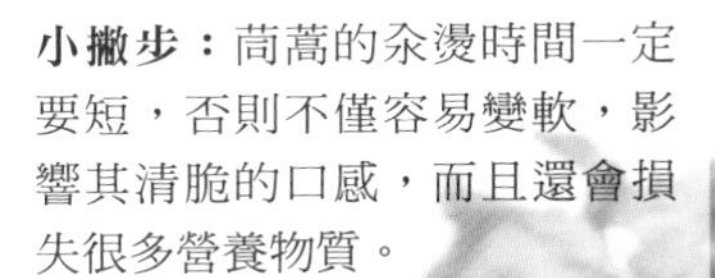

小撇步：茼蒿的汆燙時間一定要短，否則不僅容易變軟，影響其清脆的口感，而且還會損失很多營養物質。

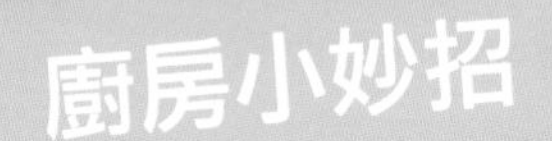

廚房小妙招

松子中油脂含量較高，易氧化，需要放置在乾燥密封的環境裡保存。

降脂食療方

雙仁拌茼蒿　調節和降低血脂、軟化血管

1 人份

材料　茼蒿 250 克，松子、白芝麻、花生仁各 20 克，鹽、香油各適量。

做法

❶ 茼蒿擇洗乾淨，入沸水中汆燙 30 秒，撈出，放涼，瀝乾水分，切段；白芝麻、松子和花生仁挑去雜質。

❷ 炒鍋置火上燒熱，分別放入白芝麻、松子和花生仁炒熟，取出，放涼。

❸ 取盤，放入茼蒿，用鹽和香油拌勻，撒上白芝麻、松子和花生仁即可。

降脂功效

可以調整和降低血脂、軟化血管和防治動脈粥樣硬化，預防血栓形成，對心血管系統有保護作用。

降低三酸甘油酯

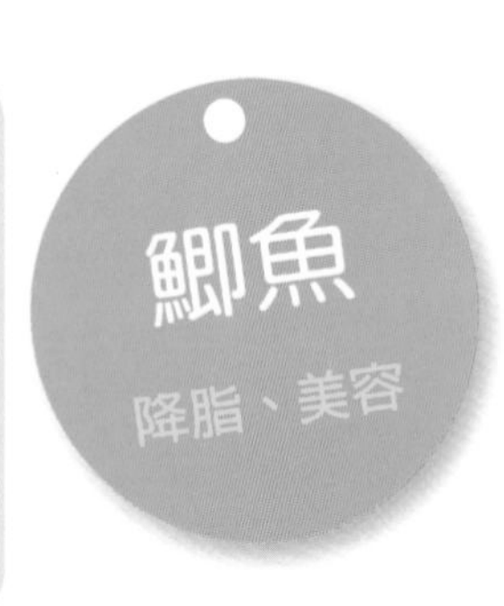

性味歸經：

性平，味甘，歸脾、胃經。

最佳用量：

每餐約 40 克。

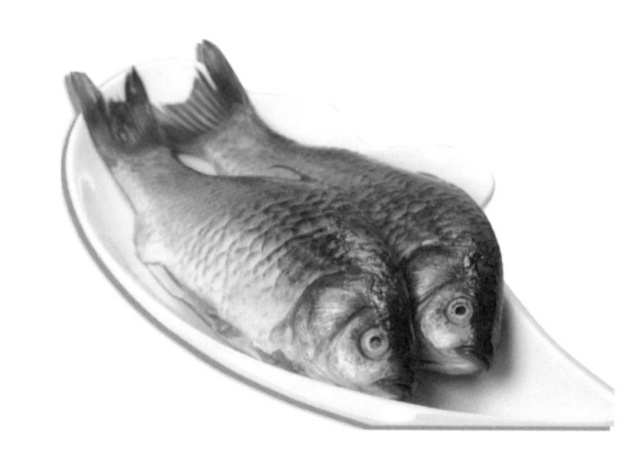

降脂營養素

鋅

解密降脂功效

鯽魚含有豐富的微量元素鋅，不僅可以減少三酸甘油酯的含量，還能清除血管壁上的膽固醇，維持血管的彈性，可有效預防高血脂、動脈硬化等心腦血管疾病。

這樣對抗併發症

鯽魚是肝腎疾病、心腦血管疾病患者的良好蛋白質來源，常食可增強抗病能力。高血脂併發肝炎、腎炎、高血壓、心臟病、慢性支氣管炎等疾病的患者可經常食用。

宜忌人群

✔ 肝硬化腹水，營養不良性水腫之人宜食

✘ 痛風患者忌食

✘ 感冒發熱期間忌食

成分表（每100克可食部分）

營養素	含量	同類食物比較
熱量	108 大卡	低★☆☆
膽固醇	130 毫克	高★★★
蛋白質	17.1 克	高★★★
脂肪	2.7 克	低★☆☆

降脂怎麼吃

鯽魚的魚卵膽固醇含量較高，高脂血症患者不宜食用。

鯽魚最好清蒸或燉湯，不宜油炸。鯽魚湯不但味香湯鮮，而且具有較強的滋補作用。

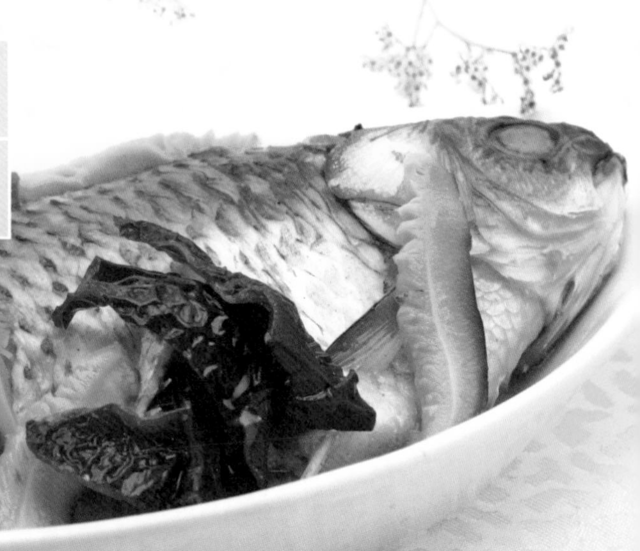

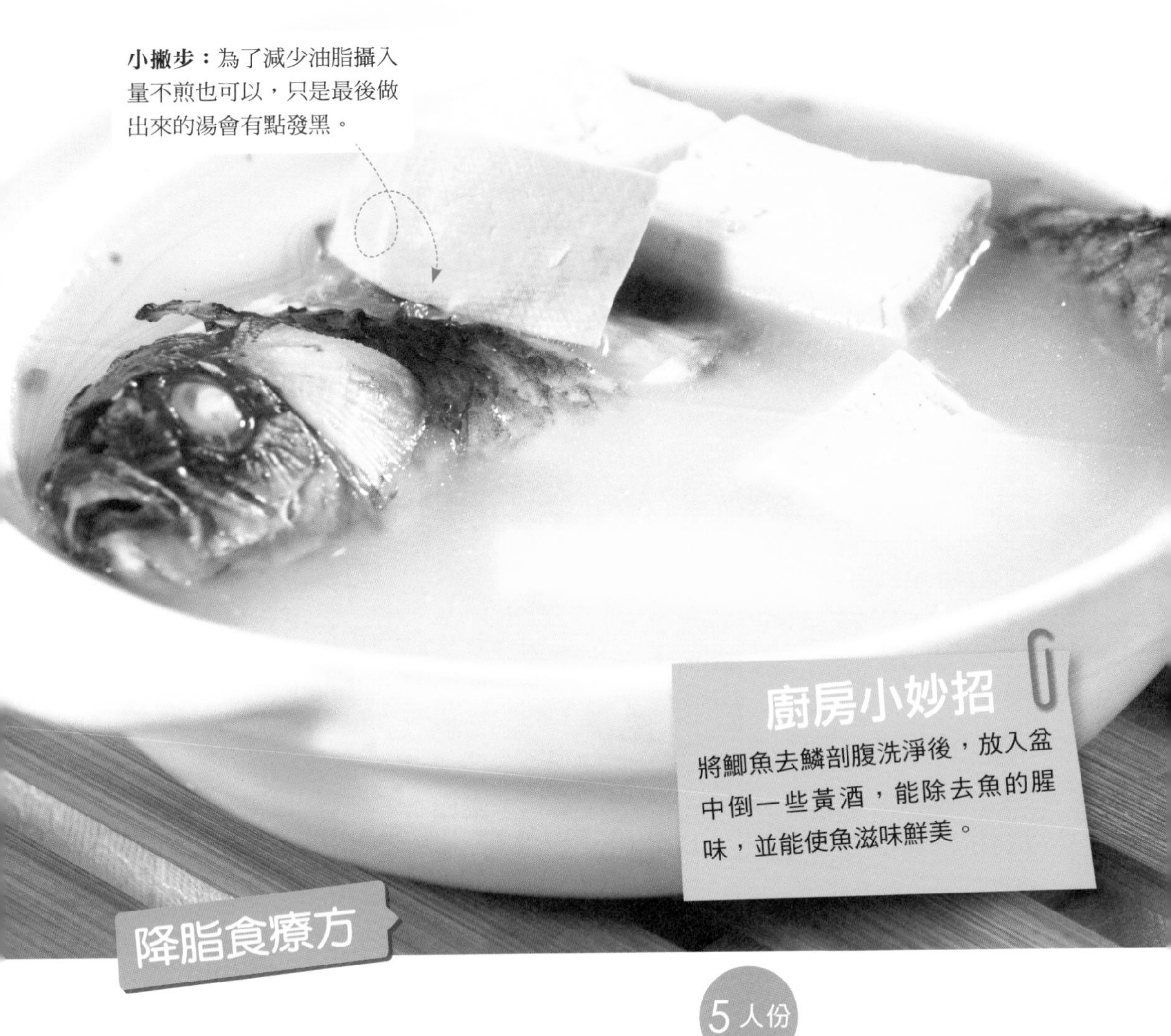

小撇步：為了減少油脂攝入量不煎也可以，只是最後做出來的湯會有點發黑。
廚房小妙招
將鯽魚去鱗剖腹洗淨後，放入盆中倒一些黃酒，能除去魚的腥味，並能使魚滋味鮮美。
降脂食療方

鯽魚豆腐湯　減少三酸甘油酯含量

5 人份

材料　鯽魚 200 克，豆腐 150 克，植物油 10 克，鹽 5 克，料酒 15 克，薑片、蔥末各 10 克。

做法

1. 鯽魚去鱗、鰓、內臟，洗淨備用；豆腐洗淨，切成塊備用。
2. 鍋中放油燒熱，放入鯽魚煎至兩面微黃，放入料酒、薑片、豆腐、清水，大火燒開，撇去浮沫，再用小火煮 20 分鐘左右。
3. 加入鹽，撒上蔥末，盛入湯盆中即可。

降脂功效

減少三酸甘油酯，清除附著在血管壁上的膽固醇，維持血管的彈性，有效預防高血脂、動脈硬化及心腦血管疾病。

性味歸經：

性溫，味甘，歸脾、胃經。

最佳用量：

每天宜食 80 克。

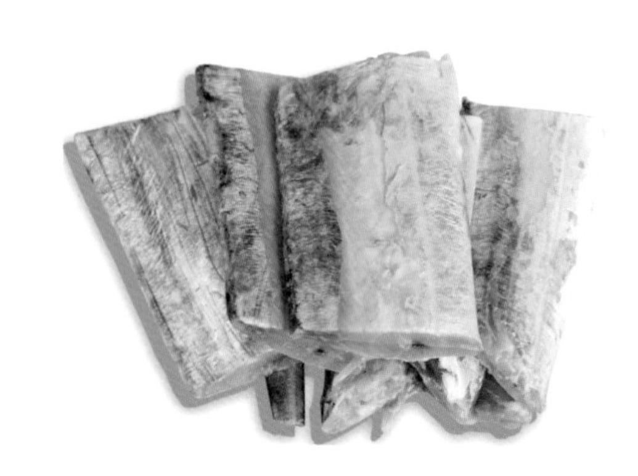

降脂營養素

煙酸、維生素B_2

解密降脂功效

白帶魚所含的煙酸，能參與脂肪的代謝，可以減少血液中的低密度脂蛋白及三酸甘油酯，還可增加高密度脂蛋白；其所含的維生素B_2，有益於破損血管的修復，使膽固醇不易沉積，促使血液中的脂肪加速排出。

這樣對抗併發症

白帶魚含有豐富的鎂和硒元素，有助於降低高血脂併發心血管疾病的危險。

宜忌人群

✔ 久病體虛、血虛頭暈、氣短乏力、食少羸瘦、營養不良之人宜食

✖ 皮膚乾燥之人忌食

✖ 疥瘡、濕疹等皮膚病或皮膚過敏者忌食

✖ 系統性紅斑狼瘡患者忌食

成分表（每100克可食部分）

營養素	含量	同類食物比較
熱量	127 大卡	低★☆☆
膽固醇	76 微克	中★★☆
蛋白質	17.7 克	高★★★
脂肪	4.9 克	低★☆☆

降脂怎麼吃

白帶魚表層上有光澤、銀灰色的物質為油脂，其不飽和脂肪酸含量比白帶魚肉還高，所以在製作白帶魚菜餚時，不要刮掉這層物質。

對高脂血症患者來說白帶魚最好的烹飪方法是和蒜蓉蒸製或和醋燒，兩種方法都具有明顯的降血脂及預防冠心病和動脈硬化的作用，並可防止血栓的形成。

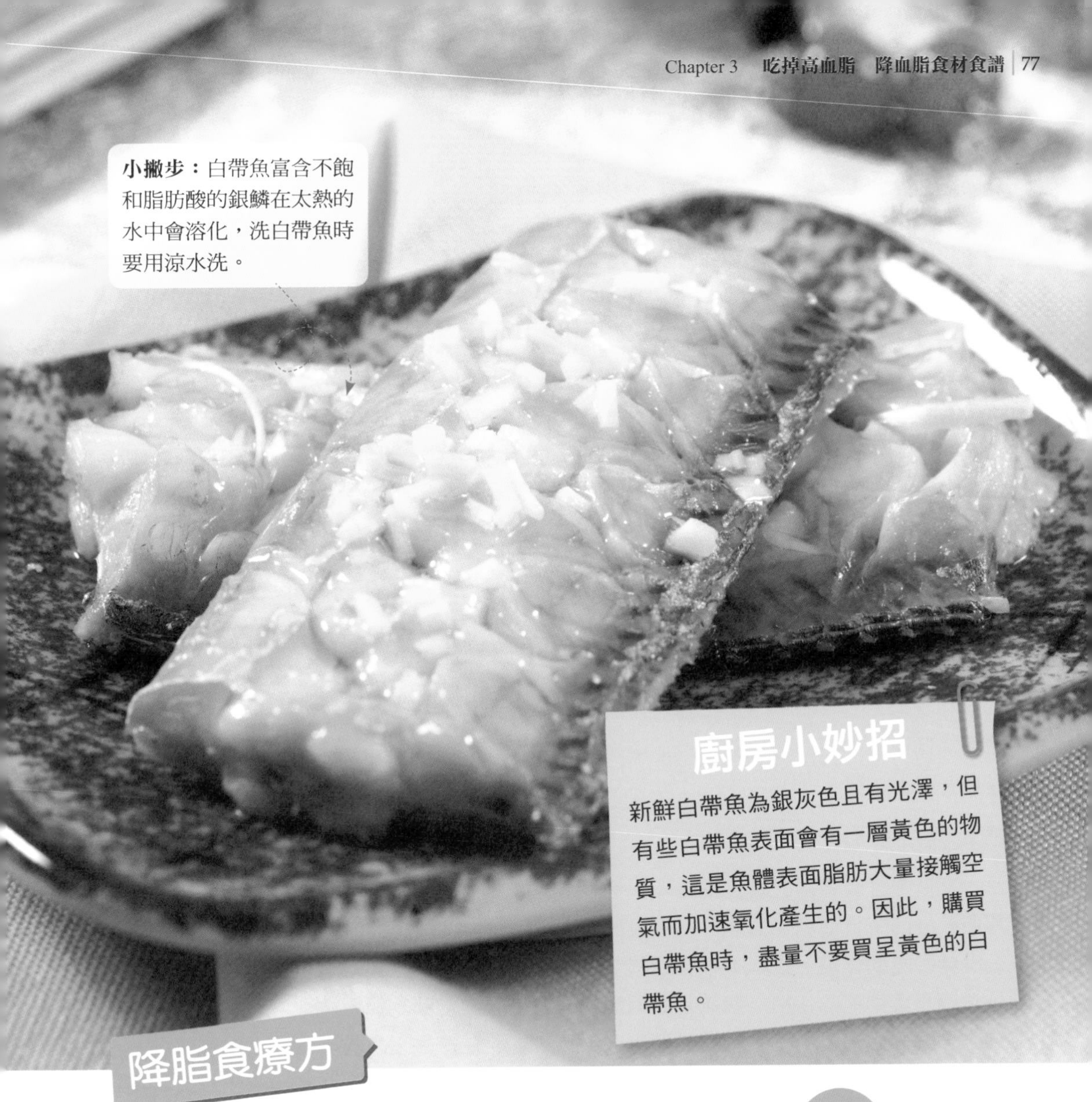

小撇步：白帶魚富含不飽和脂肪酸的銀鱗在太熱的水中會溶化，洗白帶魚時要用涼水洗。

廚房小妙招

新鮮白帶魚為銀灰色且有光澤，但有些白帶魚表面會有一層黃色的物質，這是魚體表面脂肪大量接觸空氣而加速氧化產生的。因此，購買白帶魚時，盡量不要買呈黃色的白帶魚。

降脂食療方

5 人份

清蒸白帶魚　減少低密度脂蛋白及三酸甘油酯

材料　白帶魚 400 克，蔥絲、薑末各 10 克，料酒 20 克，鹽、魚露各 5 克。

做法

❶ 將白帶魚洗乾淨，兩面劃十字花刀（斜切成網格狀），切段。

❷ 將白帶魚塊裝盤，加入蔥絲、薑末、料理酒、鹽、魚露，上蒸籠蒸 15 分鐘左右即可。

降脂功效

可以減少血液中的低密度脂蛋白及三酸甘油酯，增加高密度脂蛋白。

促進膽固醇代謝，減少吸收

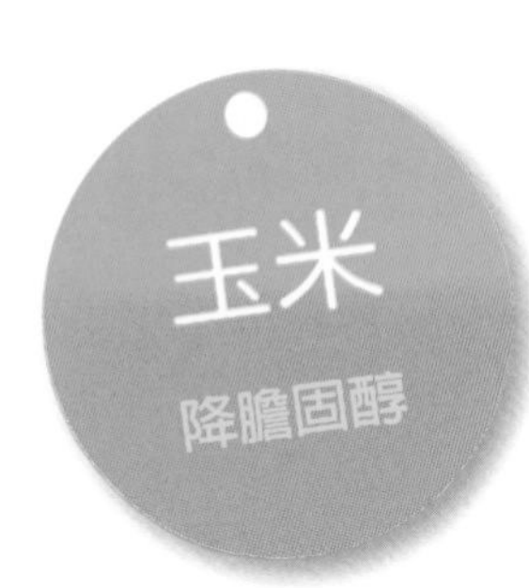

性味歸經：

性平，味甘，歸胃、膀胱經。

最佳用量：

玉米每天宜食 100 克；玉米麵每天宜食 50 ～ 100 克。

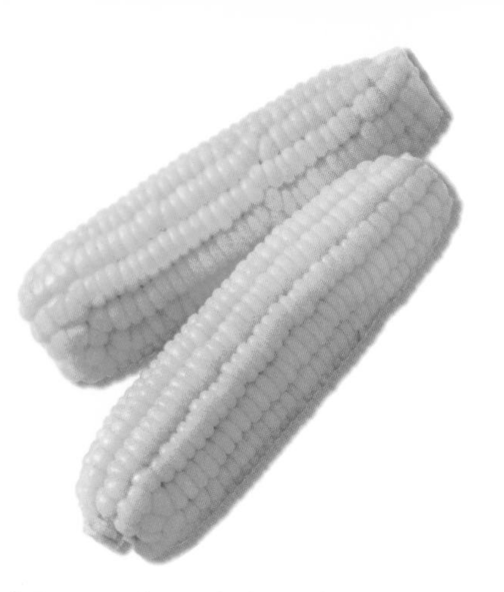

降脂營養素

煙酸、亞油酸、維生素E

解密降脂功效

玉米中含豐富的煙酸，能降低血清膽固醇的濃度、三酸甘油酯等；玉米所含亞油酸和玉米胚芽中的維生素E協同作用，也可降低血液中膽固醇的濃度，並防止其在血管壁上沉積。

成分表（每100克可食部分）

營養素	含量	同類食物比較
熱量	106 大卡	低★☆☆
膽固醇	—	低★☆☆
蛋白質	4.0 克	低★☆☆
脂肪	1.2 克	低★☆☆

這樣對抗併發症

玉米中含有豐富的膳食纖維，長期使用有較好的降低血糖、血脂、血壓及改善葡萄糖耐量的作用。玉米中所含的鎂，有強化胰島素功能的作用；穀胱甘肽則能消除破壞胰島素的自由基，延緩糖類吸收，穩定血糖水準。對高血脂併發糖尿病和高血脂併發高血壓有一定幫助。

宜忌人群

- ✔ 適合便祕、消化不良者
- ✔ 適合高血壓、高血脂、糖尿病及動脈粥樣硬化者
- ✔ 對癌症患者有幫助
- ✖ 胃悶脹氣的人要少食用
- ✖ 尿失禁患者要少食用

降脂怎麼吃

受潮的玉米不宜食用，有致癌的危險。

玉米的胚尖營養很豐富，食用時應把胚尖全部吃掉。

在烹調玉米的時候一定要加些鹼，可使玉米中的煙酸游離出來，能發揮良好的降低血清膽固醇的作用。

玉米以煮、蒸的方法烹飪最佳，營養成分最不易流失。玉米麵因為維生素含量較低，且不易被人體吸收，做玉米粥時則需要加點小蘇打，不但能使色香味俱佳，而且易被人體吸收、利用。

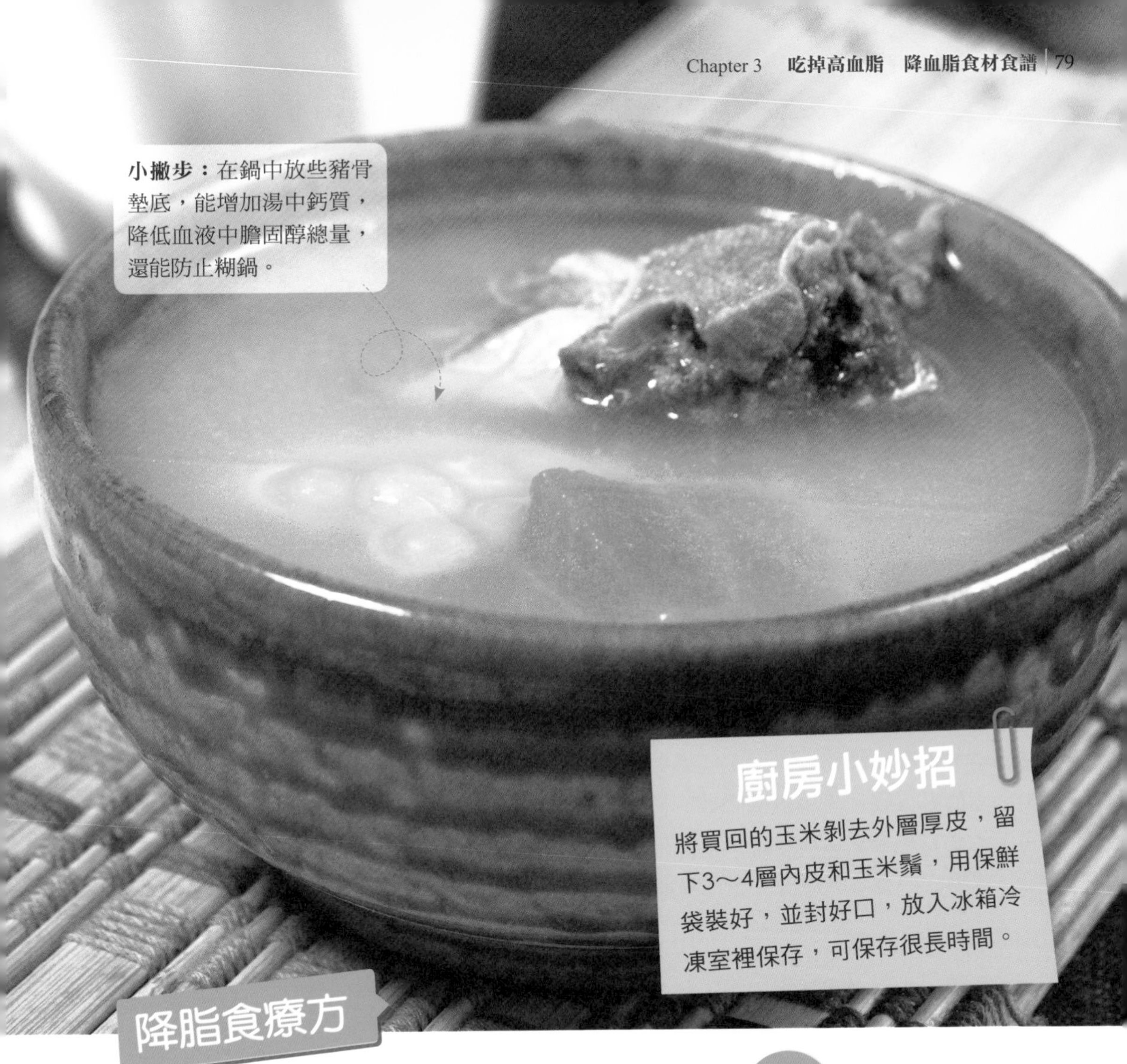
小撇步：在鍋中放些豬骨墊底，能增加湯中鈣質，降低血液中膽固醇總量，還能防止糊鍋。
廚房小妙招
將買回的玉米剝去外層厚皮，留下3～4層內皮和玉米鬚，用保鮮袋裝好，並封好口，放入冰箱冷凍室裡保存，可保存很長時間。
降脂食療方

玉米蘿蔔排骨湯 降血脂、降膽固醇

2 人份

材料 玉米 1 根，胡蘿蔔 100 克，排骨 100 克，薑片 10 克，鹽 5 克。

做法

❶ 玉米去皮、鬚，洗淨，切段；胡蘿蔔洗淨，去皮，切斜塊；排骨洗淨，斬成小塊，放入沸水鍋中汆燙。

❷ 鍋內倒入適量清水，加排骨、薑片，大火煮開，轉小火煮 1 小時。

❸ 加胡蘿蔔、玉米段，繼續用小火煮 20 分鐘，加鹽調味即可。

降脂功效

可以調理血液，降低血糖、血脂和膽固醇，軟化血管，預防冠心病和動脈硬化。

促進膽固醇代謝，減少吸收

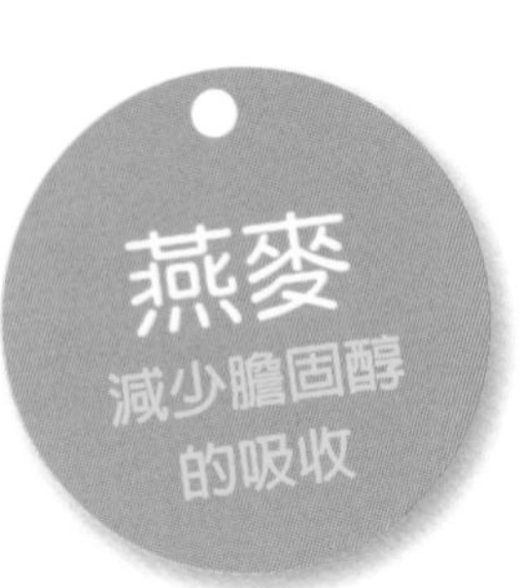

性味歸經：

性平，味甘，歸肝、脾、胃經。

最佳用量：

每天宜食 40 克左右。

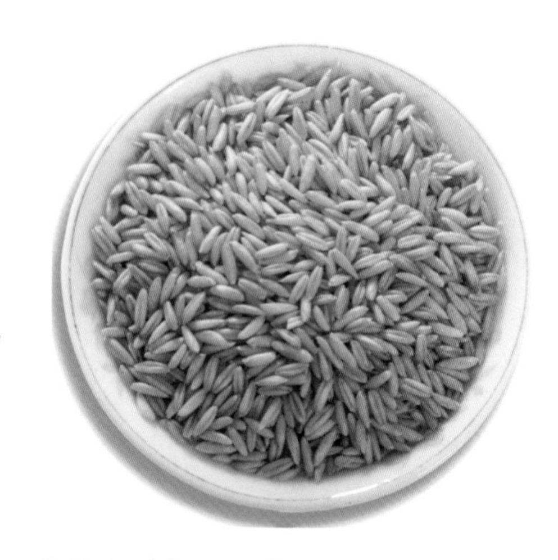

降脂營養素

膳食纖維、亞油酸

解密降脂功效

燕麥中含有豐富的亞油酸，可降低血清膽固醇、三酸甘油酯的濃度；燕麥中還富含可溶性膳食纖維，可推動腸蠕動，減少膽固醇在大腸、小腸內被吸收的機會；可溶性膳食纖維又可與膽汁酸、膽固醇結合，降低血清膽固醇濃度，有效降血脂。

這樣對抗併發症

燕麥的膳食纖維還可以增加胰島素的敏感性，防止餐後血糖的急劇升高，對高血脂併發糖尿病有很好的輔助療效。

宜忌人群

- ✔ 高血壓、高血脂、動脈硬化、糖尿病患者宜食
- ✔ 適合習慣性便祕、脂肪肝患者食用
- ✔ 產後婦女宜食
- ✔ 身上有傷口、貧血、骨質疏鬆的患者宜食

- ✖ 對麩皮過敏者要小心食用
- ✖ 幼兒不要吃太多

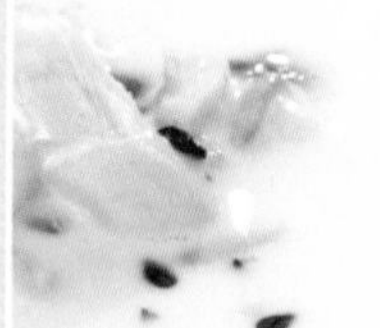

成分表（每100克可食部分）

營養素	含量	同類食物比較
熱量	367 大卡	中★★☆
膽固醇	—	低★☆☆
蛋白質	15.0 克	高★★★
脂肪	6.7 克	低★☆☆

降脂怎麼吃

燕麥雖好，但一次食用量不宜太多，否則會造成胃痙攣和脹氣。

燕麥以煮粥、沖服的方式烹飪為佳。燕麥如果與牛奶一起食用，或在燕麥粥中加入少量瘦絞肉調味，不僅味美，在降血脂的同時還能補充優質蛋白質，保持飲食的營養均衡。

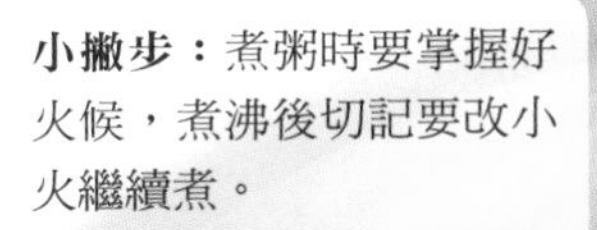

小撇步：煮粥時要掌握好火候，煮沸後切記要改小火繼續煮。

廚房小妙招

燜米飯或者製作饅頭時加一點燕麥進去，不僅會使米飯、饅頭口感更好，還可以增加膳食纖維，有助於血脂的穩定。

降脂食療方

燕麥南瓜粥 降低膽固醇濃度

4人份

材料 燕麥片 50 克，白米 60 克，南瓜 200 克。

做法

1. 將南瓜洗淨，削皮，切成小塊；白米洗淨，用清水浸泡半小時。
2. 將白米放入煮鍋中，加適量水，用大火煮沸後換小火煮 20 分鐘，加入南瓜塊，小火煮 10 分鐘。
3. 後加入燕麥片，小火煮 5 分鐘關火即可。

降脂功效

南瓜中的果膠會與膽固醇結合，使血膽固醇濃度下降，有「降脂佳品」之譽，加上燕麥一起吃可更好地降血脂。

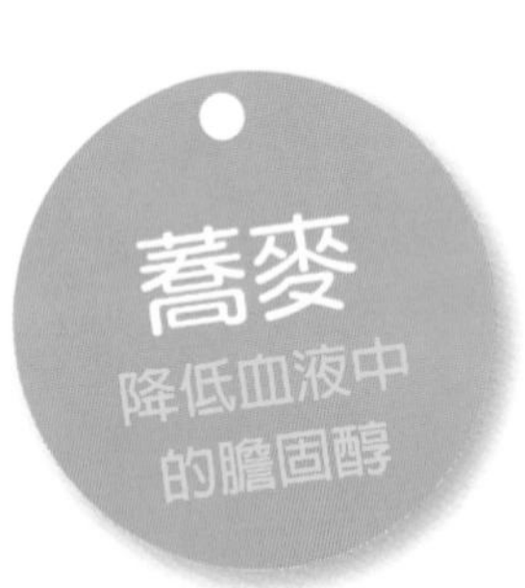

性味歸經：

性涼，味甘，歸脾、胃、膀胱經。

最佳用量：

每天宜食 60 克（熟重）。

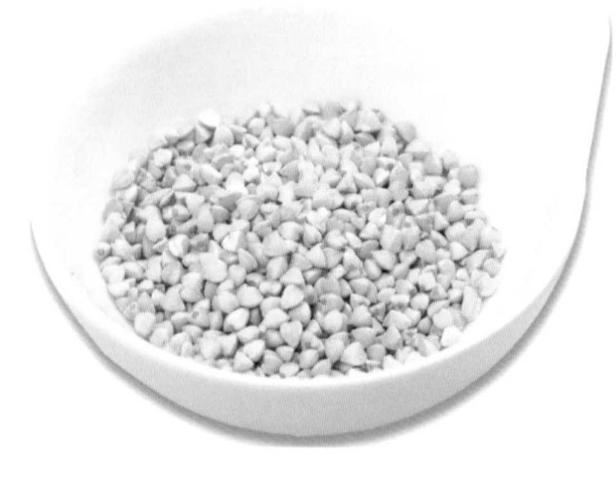

降脂營養素

膳食纖維、鎂、煙酸、硒

解密降脂功效

蕎麥含大量膳食纖維和煙酸，可降低血液中的膽固醇含量。蕎麥中含有的鎂元素可促進人體纖維蛋白溶解，抑制凝血酶的生成，有效降低血清膽固醇濃度。

這樣對抗併發症

蕎麥中某些黃酮成分能降低血糖功效；蕎麥還具有清理腸胃的功能，被稱為「清腸草」。所以常吃蕎麥對高血脂併發糖尿病、高血脂併發腸胃病有很好的幫助。

宜忌人群

- ✔ 糖尿病、心血管疾病患者宜食
- ✔ 女性尿濁、白帶多的患者宜食
- ✖ 體虛氣弱的人應避免多吃
- ✖ 蕎麥中含有一些可能引起過敏的物質，凡是過敏體質者當慎食或不食蕎麥

成分表（每100克可食部分）

營養素	含量	同類食物比較
熱量	324 大卡	中★★☆
膽固醇	—	低★☆☆
蛋白質	9.4 克	中★★☆
脂肪	2.3 克	低★☆☆

降脂怎麼吃

蕎麥麥麩中的營養成分高於米和麵粉，因此購買蕎麥麵粉時盡量買全麥的蕎麥粉。

蕎麥烹飪方法多樣，可以煮粥做飯，還可以做成各種麵食，如蕎麥麵條、蕎麥餅和蕎麥麵包等。

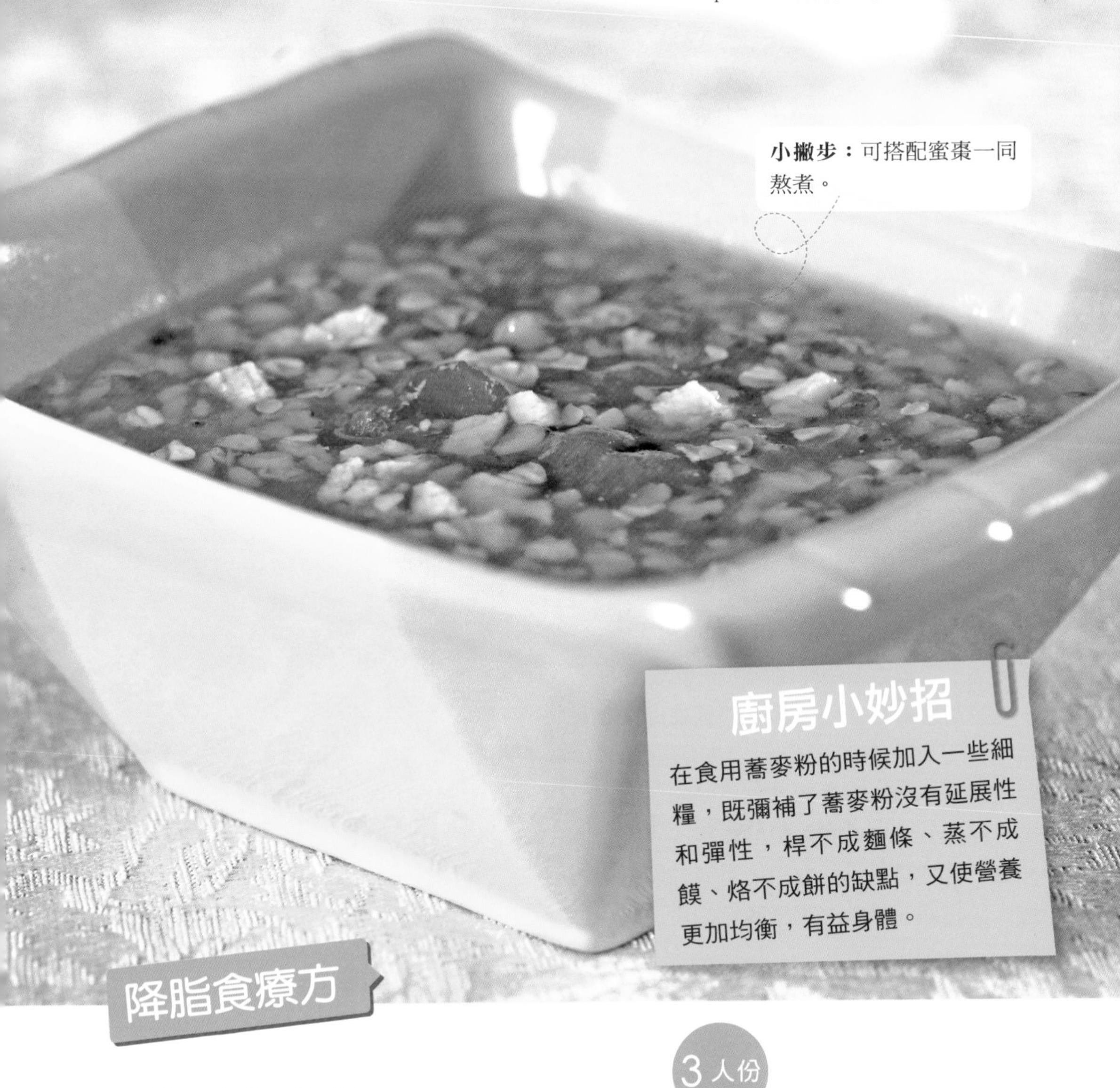

小撇步：可搭配蜜棗一同熬煮。
廚房小妙招
在食用蕎麥粉的時候加入一些細糧，既彌補了蕎麥粉沒有延展性和彈性，桿不成麵條、蒸不成饃、烙不成餅的缺點，又使營養更加均衡，有益身體。
降脂食療方

桂圓蕎麥粥　降低血清膽固醇濃度　3人份

材料　蕎麥 80 克、乾桂圓肉 40 克，白糖、枸杞各適量。

做法

1. 將蕎麥淘洗乾淨，泡 2 小時以上；乾桂圓肉洗淨，撕碎；枸杞洗淨。
2. 鍋置火上，放入適量清水，加入蕎麥，用大火煮沸後轉用小火熬煮約 20 分鐘，放入碎桂圓肉、白糖、枸杞，再煮約 10 分鐘關火，不揭蓋再燜約 10 分鐘即可。

降脂功效

促進人體纖維蛋白溶解，抑制凝血酶的生成，有效降低血清膽固醇濃度。

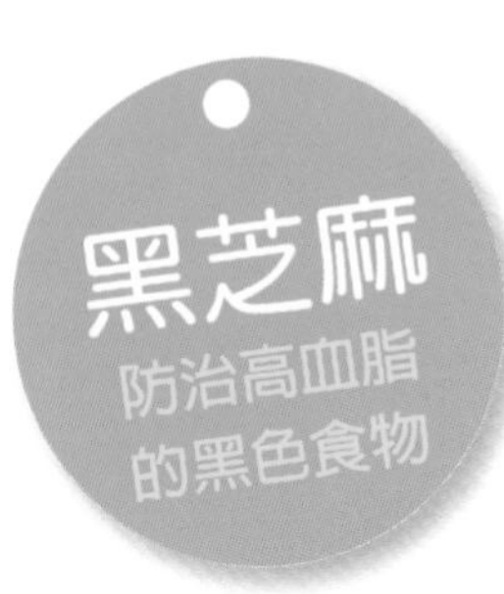

性味歸經：

性平，味甘，歸肝、腎、大腸經。

最佳用量：

每天宜食 10 克左右。

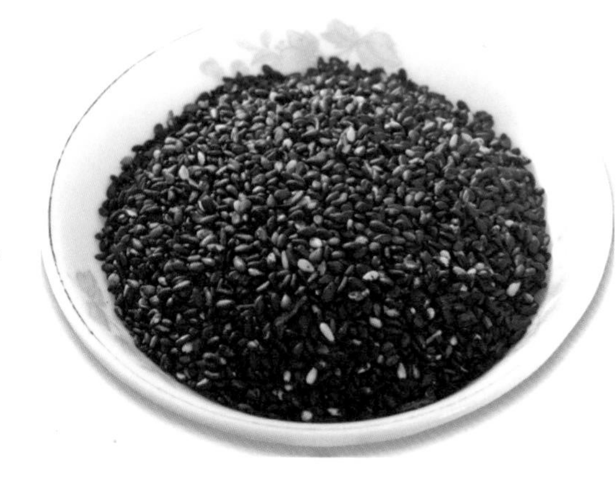

降脂營養素

鐵、維生素E、不飽和脂肪酸

解密降脂功效

黑芝麻含有的鐵、卵磷脂和維生素E是分解、降低血液中膽固醇的重要成分。

黑芝麻含有的亞油酸可降低血脂，芝麻素和芝麻酚具有降低血清膽固醇的作用，芝麻木酚素亦具有抑制小腸吸收膽固醇、阻礙肝臟合成膽固醇的作用。黑芝麻所含的各種成分協同作用，可有效降低血脂，防止和減輕動脈粥樣硬化的發生和發展。

宜忌人群

- ✔ 適合肝腎不足、產後缺乳者
- ✔ 適合貧血、高血壓、高血脂、糖尿病、老年哮喘、肺結核、長期便祕、痔瘡者食用

- ✖ 慢性腸炎者禁食
- ✖ 腹瀉者禁食
- ✖ 消化功能較弱者少食

成分表（每100克可食部分）

營養素	含量	同類食物比較
熱量	531 大卡	高★★★
膽固醇	—	低★☆☆
蛋白質	19.1 克	高★★★
脂肪	46.1 克	高★★★

這樣對抗併發症

黑芝麻中含豐富的不飽和脂肪酸和維生素E，可清除自由基，減少腸胃對脂肪的吸收，保護心血管，對高血脂並發其他心血管類疾病有益。

降脂怎麼吃

黑芝麻的外皮營養很豐富，但稍硬，食用時若將膜碾碎了，更有助於營養的吸收。

黑芝麻的烹飪方法多樣，炒熟乾吃、磨粉煮粥、加入麵食、作為佐料都可。最佳方法是調製涼拌蔬菜，方便簡單又美味。

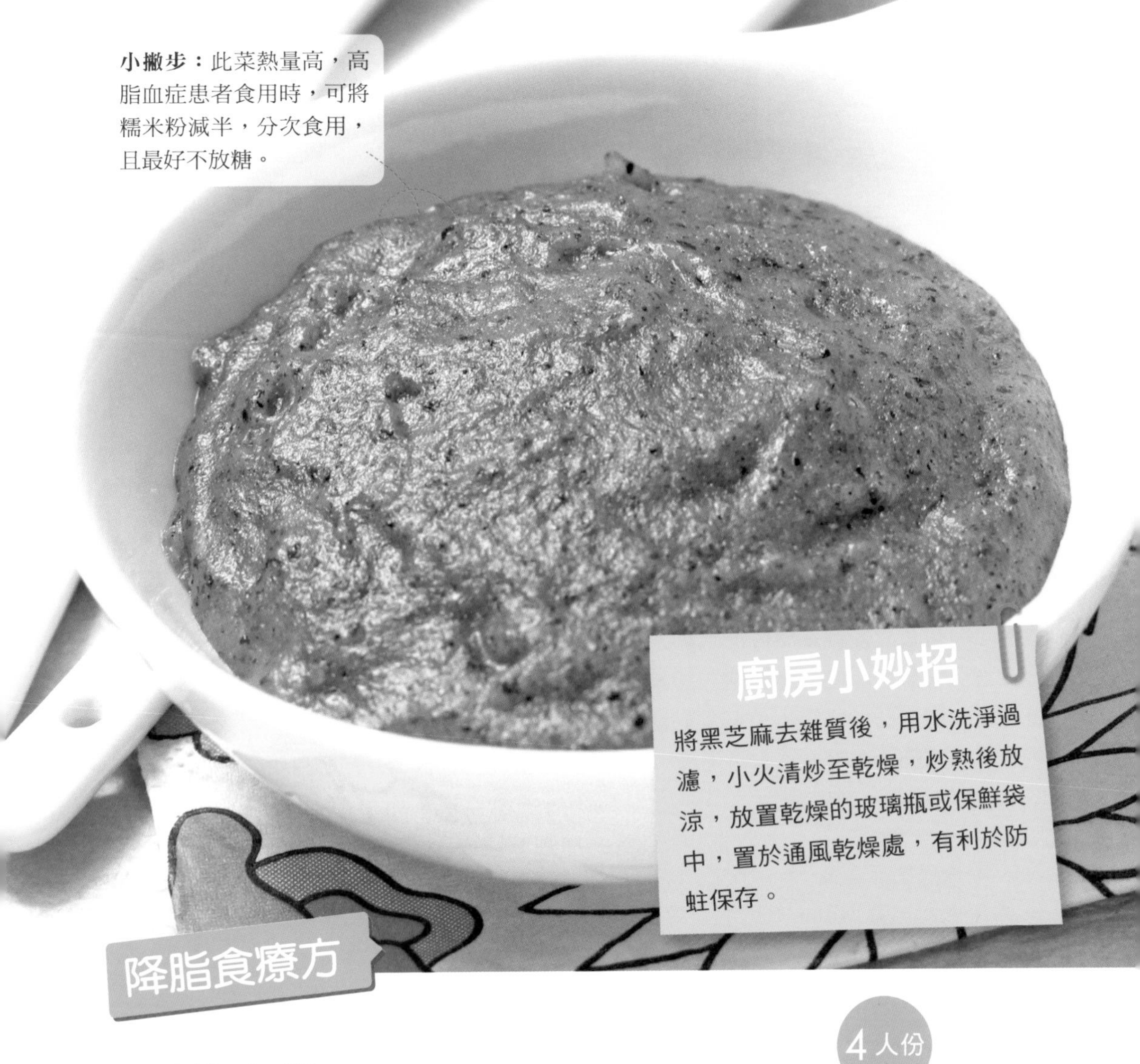
小撇步：此菜熱量高，高脂血症患者食用時，可將糯米粉減半，分次食用，且最好不放糖。
廚房小妙招
將黑芝麻去雜質後，用水洗淨過濾，小火清炒至乾燥，炒熟後放涼，放置乾燥的玻璃瓶或保鮮袋中，置於通風乾燥處，有利於防蛀保存。
降脂食療方

黑芝麻糊　降低血清膽固醇、防治動脈粥樣硬化

4 人份

材料　生黑芝麻 80 克，糯米粉 100 克，白糖 5 克。

做法

1. 黑芝麻挑去雜質，炒熟，碾碎；糯米粉加適量清水調勻。
2. 碾碎的黑芝麻倒入鍋內，加適量水燒開，改為小火，加白糖調味。
3. 把糯米粉慢慢淋入鍋內，勾芡成濃稠狀即可。

降脂功效

降低血清膽固醇，抑制小腸吸收膽固醇、阻礙肝臟合成膽固醇，可有效降低血脂，防止和減輕動脈粥樣硬化的發生和發展。

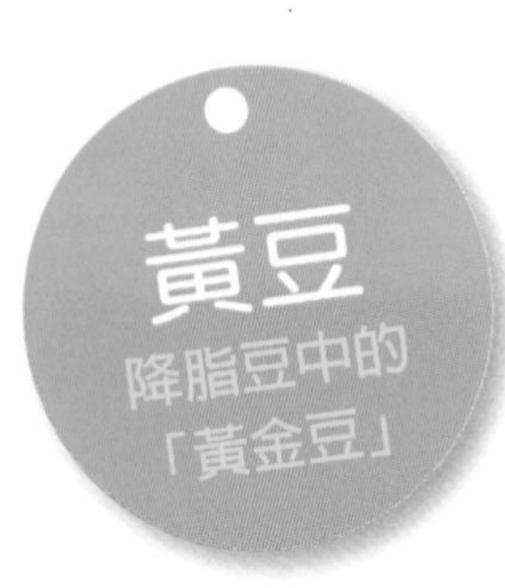

性味歸經：

性平，味甘，歸脾、胃經。

最佳用量：

每天宜食 40 克左右。

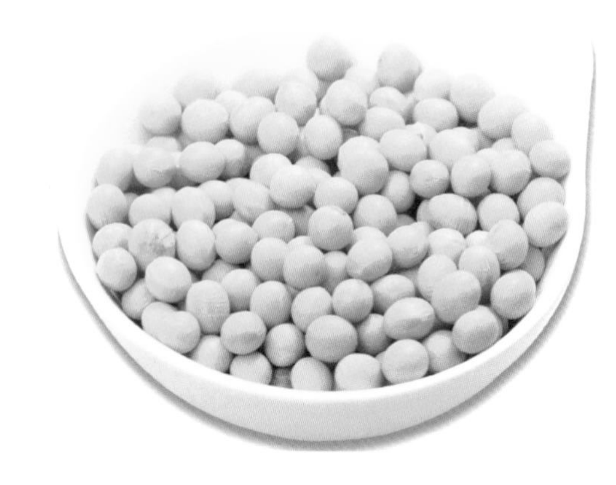

降脂營養素

皂苷、亞油酸、不飽和脂肪酸

解密降脂功效

黃豆富含皂苷，可消耗膽酸，因膽酸消耗後需要動用體內膽固醇繼續補充製造膽酸，所以黃豆能促進膽固醇代謝。黃豆還富含亞油酸、不飽和脂肪酸，均具有降低血液中膽固醇的作用，可減少動脈硬化的發生，預防高血壓、冠心病等疾病。

宜忌人群

- ✔ 糖尿病患者宜食
- ✔ 高血脂、高血壓、冠心病及癌症患者宜食
- ✔ 缺鐵性貧血患者宜食

- ✖ 嚴重腎病者忌食
- ✖ 消化潰瘍及痛風者忌食
- ✖ 動脈硬化低碘者、過敏、腹脹疼痛者忌食
- ✖ 出現遺精的腎虧者忌食

成分表（每100克可食部分）

營養素	含量	同類食物比較
熱量	359 大卡	中★★☆
膽固醇	—	低★☆☆
蛋白質	35.0 克	高★★★
脂肪	16.0 克	中★★☆

這樣對抗併發症

黃豆所含的皂苷還可抑制體重增加，減少血清、肝中脂質含量。因此，黃豆對於預防高血脂併發肥胖症和脂肪肝均有一定的益處。

降脂怎麼吃

黃豆不可生吃，有毒，食用不完全熟的黃豆可能出現腹脹、腹瀉、嘔吐、發燒等不同程度的食物中毒症狀。

早上喝一杯用黃豆磨成的豆漿，既方便又能增進各種營養素在人體內的吸收和利用。

小撇步：黃豆浸泡時間可以長一些，大火煮熟即撈出過水。

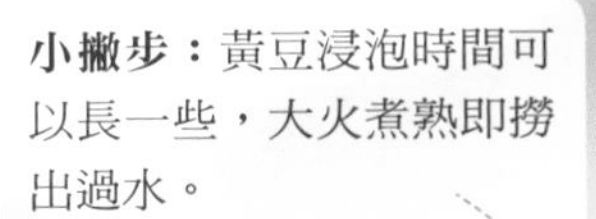

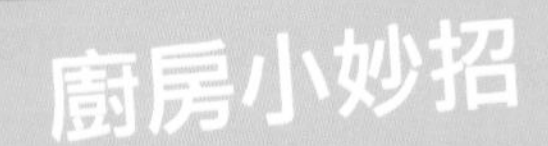

廚房小妙招

煮黃豆的水用來做洗頭髮的最後一次沖洗，可以使頭髮有光澤，改善頭皮發癢的症狀。

降脂食療方

四喜黃豆 促進膽固醇代謝

3 人份

材料 黃豆 120 克，青豆粒、胡蘿蔔、蓮子、瘦肉各 30 克，花生油 5 克，鹽、白糖、料酒、太白水粉各適量。

做法

1. 將材料分別洗淨後，瘦肉切粒，胡蘿蔔去皮切粒、黃豆先用清水浸泡 2 小時後煮熟備用，蓮子煮熟。
2. 將瘦肉粒中加適量鹽、料酒、太白水粉醃好後，倒入油鍋中炒熟，再往油鍋中加入黃豆、青豆粒、胡蘿蔔粒和蓮子。
3. 將熟時，加入鹽、白糖調味，再加入太白水粉勾芡即可。

降脂功效

促進膽固醇代謝，降低血液中膽固醇，減少動脈硬化的發生，預防高血壓、冠心病等疾病。

促進膽固醇代謝，減少吸收

性味歸經：

性平，味甘，歸脾、腎經。

最佳用量：

每天宜食 40 克左右。

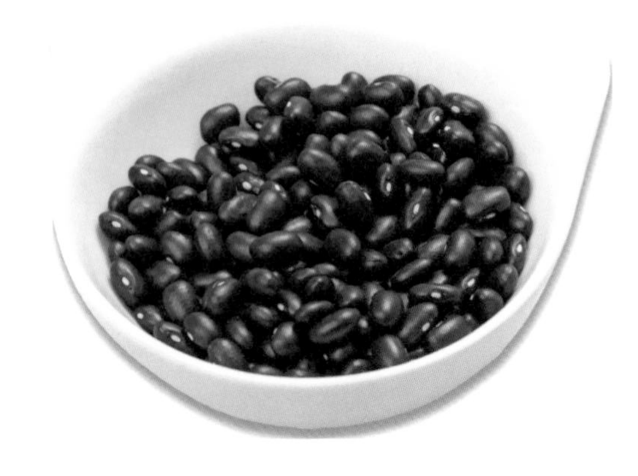

降脂營養素

不飽和脂肪酸、鎂、植物性固醇

解密降脂功效

黑豆的油脂中主要是不飽和脂肪酸和鎂等成分，均可促進血液中膽固醇的代謝。此外黑豆所含的植物性固醇，可與其他食物中的固醇類相互競爭吸收，加速糞便中固醇類的排出，避免過多膽固醇堆積在體內。

宜忌人群

- ✔ 輕微食物中毒者宜食
- ✔ 高脂血症患者宜食
- ✔ 少年白頭、腎虛者宜食
- ✘ 黑豆較難消化，消化功能不良者不宜多食，避免引起腹瀉
- ✘ 兒童不宜多食

成分表（每100克可食部分）

營養素	含量	同類食物比較
熱量	381 大卡	中★★☆
膽固醇	—	低★☆☆
蛋白質	36.0 克	高★★★
脂肪	15.9 克	中★★☆

這樣對抗併發症

黑豆中含有胰蛋白酶和胰凝乳蛋白酶，能增強胰腺功能，促進胰島素分泌。對防治高血脂併發糖尿病患者有一定作用。

降脂怎麼吃

黑豆炒熟後，熱性高，不宜多食。

黑豆洗乾淨用水泡發，連豆子帶水一起用來煮粥、磨豆漿最好了，既美味又美顏。

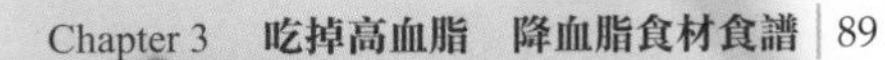

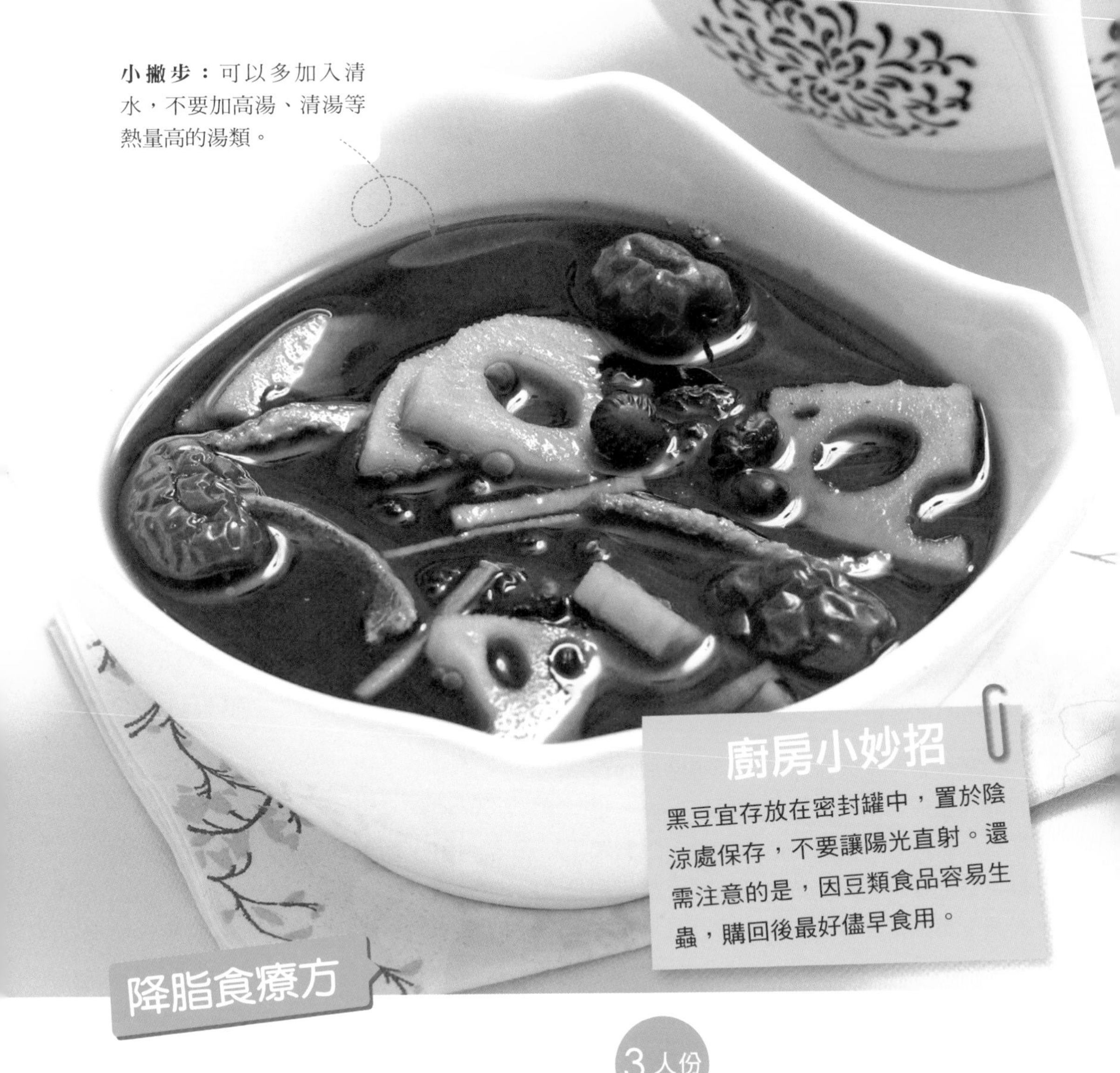

小撇步：可以多加入清水，不要加高湯、清湯等熱量高的湯類。

廚房小妙招

黑豆宜存放在密封罐中，置於陰涼處保存，不要讓陽光直射。還需注意的是，因豆類食品容易生蟲，購回後最好儘早食用。

降脂食療方

3 人份

蓮藕黑豆湯 促進膽固醇代謝

材料 蓮藕 300 克，黑豆 50 克，紅棗 10 克，薑絲、陳皮各 5 克，鹽適量。

做法

1. 豆乾炒至豆殼裂開，洗去浮皮；蓮藕去皮，洗淨，切片；紅棗洗淨；陳皮浸軟。
2. 鍋置火上，倒入水煮沸，放入蓮藕、陳皮、薑絲、黑豆和紅棗煮沸，轉小火煮 1 小時，加鹽調味即可。

降脂功效

促進血液中膽固醇的代謝，避免過多膽固醇堆積在體內。

促進膽固醇代謝，減少吸收

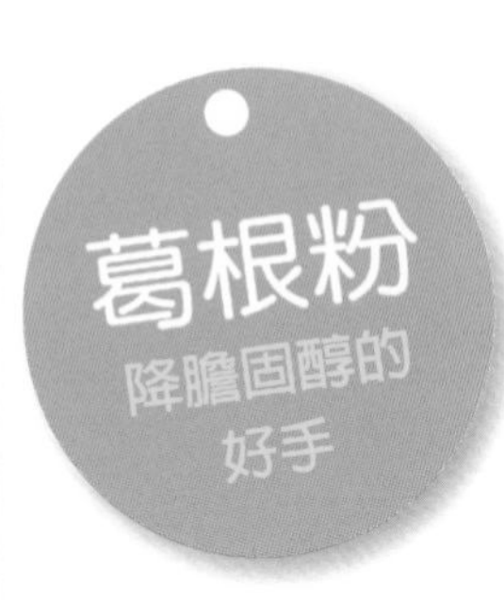

性味歸經：

性涼，味甘辛，歸脾、胃經。

最佳用量：

每天宜食 20 ～ 30 克。

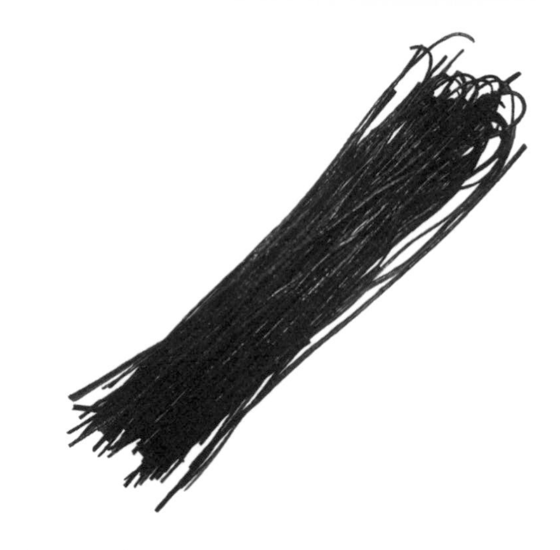

降脂營養素

葛根素

解密降脂功效

葛根粉中的葛根素具有擴張冠狀動脈和腦動脈的作用，能顯著降低膽固醇和血液黏度，抑制血小板聚集，改善微循環。

這樣對抗併發症

葛根素可降低血壓，能顯著增加缺血組織的血液供應量，可明顯減慢心猝，降低心肌氧耗量，能減輕心肌缺血，限制和縮小心肌梗塞範圍，抗快速心律不整，利於高血脂患者併發高血壓。

宜忌人群

- ✔ 高血脂、高血壓、糖尿病患者可長期食用
- ✔ 體熱的人可長期食用

- ✖ 脾胃虛寒者忌食
- ✖ 低血糖、低血壓患者，風濕病患者忌食
- ✖ 乳腺增生患者不宜食用葛根粉
- ✖ 經期和懷孕期女性禁服葛根粉

成分表（每100克可食部分）

營養素	含量	同類食物比較
熱量	357.03 大卡	中★★☆
膽固醇	—	低★☆☆
蛋白質	0.31 克	低★☆☆
脂肪	0.06 克	低★☆☆

降脂怎麼吃

葛根粉味甘性涼，空腹吃會對脾胃不好，所以不要空腹吃葛根粉。

葛根粉的烹飪方法多樣，可煮粥、涼拌、沖服、炒食、煎餅，其中用葛根粉替代澱粉勾芡，可使菜汁濃稠味美，且營養豐富。

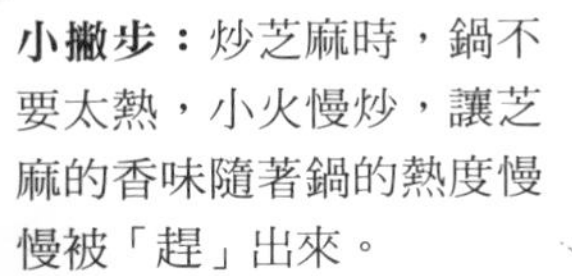

小撇步：炒芝麻時，鍋不要太熱，小火慢炒，讓芝麻的香味隨著鍋的熱度慢慢被「趕」出來。

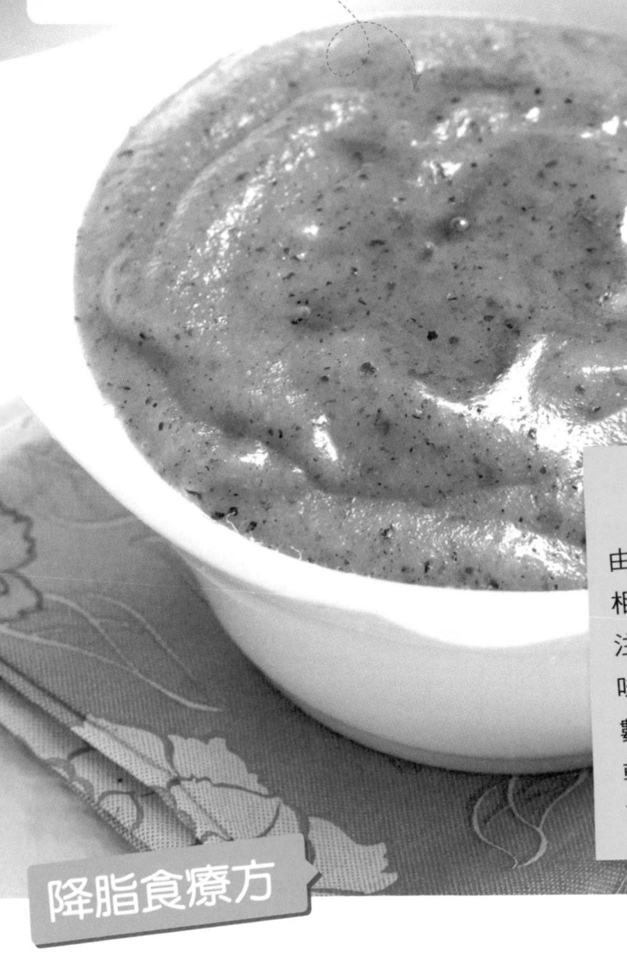

廚房小妙招

由於野生葛根與人工種植葛根效用相差很遠，所以買葛根粉的時候要注意，野生葛根口感微酸，略有藥味。種植葛根口感略甜或無味，少數還有添加劑；優質野生葛根粉很乾燥，見水即融化，摻雜了香料的葛根粉融化速度慢。

降脂食療方

葛粉芝麻糊　降低膽固醇和血液黏度

1 人份

材料　葛根粉 30 克，黑芝麻 10 克，蜂蜜 5 克。

做法

1. 將黑芝麻放入炒鍋中，炒香後碾碎備用。
2. 用開水把葛根粉泡成糊狀。
3. 將黑芝麻粉放入葛根粉糊中，攪拌均勻。
4. 葛根芝麻糊稍放涼時，加入適量蜂蜜調味即可。

降脂功效

擴張冠狀動脈和腦動脈，顯著降低膽固醇和血液黏度，抑制血小板聚集，改善微循環。

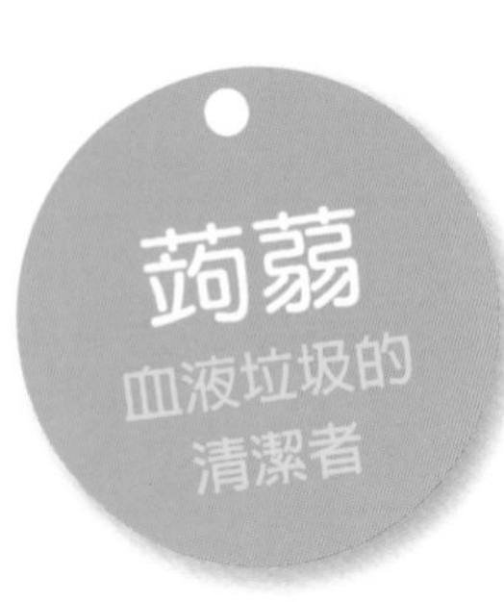

性味歸經：

性溫，味甘辛，歸心、脾經。

最佳用量：

每天宜食 80 克。

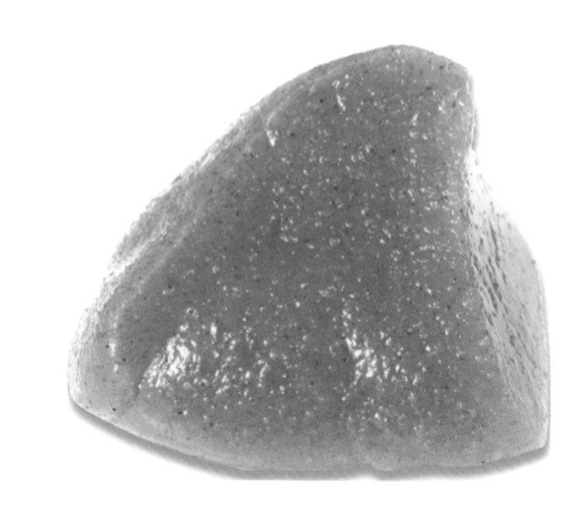

降脂營養素

水溶性膳食纖維

解密降脂功效

蒟蒻的膳食纖維在腸胃中能吸收水分膨脹，增強飽足感，形成膠態物質，延緩脂肪的吸收，使血脂水準逐漸下降。

同時，膳食纖維還能促進膽固醇轉化為膽酸，減少膽酸通過肝臟再循環，降低膽固醇濃度，抑止膽固醇濃度的上升。

這樣對抗併發症

蒟蒻能開胃化食，又能清理腸道，因此可以用來防治多種腸胃消化系統疾病，對高血脂併發腸胃病有效果；蒟蒻中含有的葡甘露聚醣可以降低血糖，對高血脂並發糖尿病有防治作用。

宜忌人群

- ✔ 糖尿病、高血脂、高血壓患者和肥胖者宜食
- ✔ 便祕者宜食
- ✔ 甲狀腺癌、胃賁門癌、結腸癌、鼻咽癌等癌症患者宜食
- ✔ 缺鈣者宜食
- ✘ 腹瀉者應少食

成分表（每100克可食部分）

營養素	含量	同類食物比較
熱量	37 大卡	低★☆☆
膽固醇	—	低★☆☆
蛋白質	4.6 克	低★☆☆
脂肪	0.1 克	低★☆☆

降脂怎麼吃

生蒟蒻有毒，必須煎煮3小時以上才可食用，且每次不宜過多。

蒟蒻豆腐、蒟蒻絲、蒟蒻塊等蒟蒻食品用來燒製或涼拌最適合。

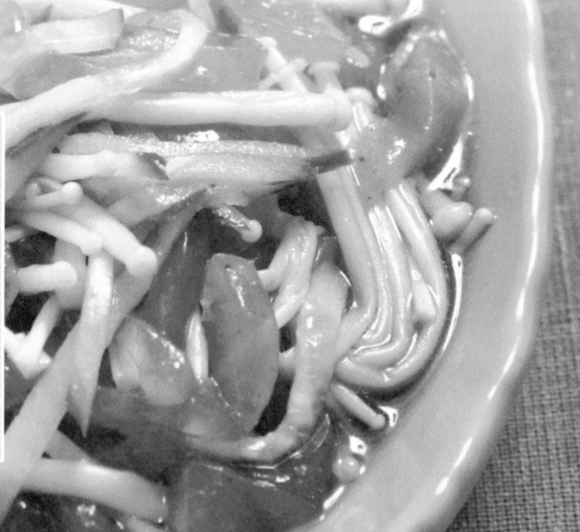

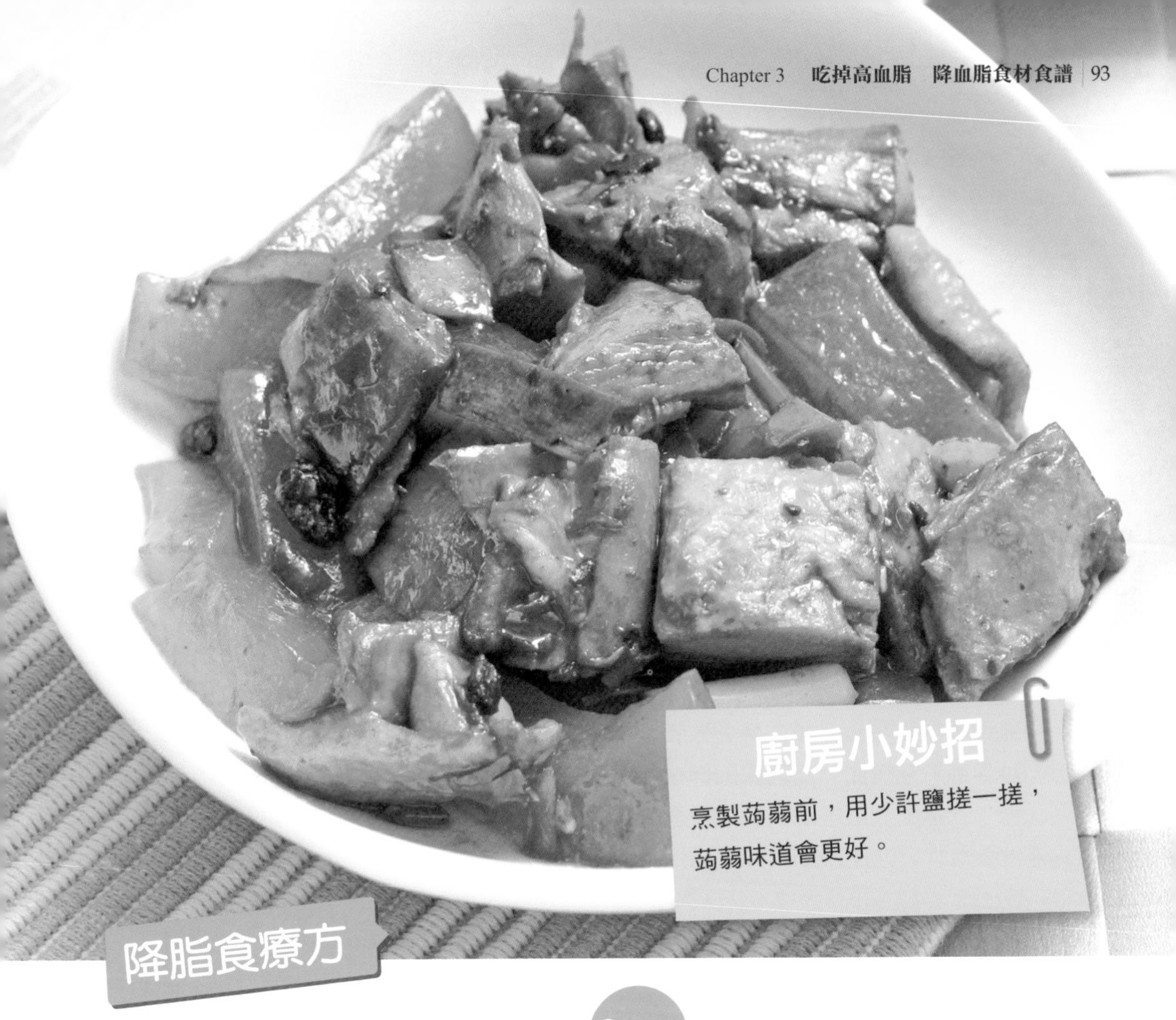

廚房小妙招

烹製蒟蒻前，用少許鹽搓一搓，蒟蒻味道會更好。

降脂食療方

蒟蒻燒鴨　降低膽固醇濃度

3 人份

材料　鴨肉 250 克，蒟蒻塊 250 克，蔥段、蒜片、泡薑片、豆瓣醬、生抽、料酒、植物油各 10 克，泡椒 5 克，花椒 2 克，鹽適量。

做法

1. 將洗淨的鴨肉切成兩指寬的塊；蒟蒻豆腐切成一指長寬的段；泡椒切碎。
2. 煮鍋中燒水，水開後下蒟蒻汆燙；另換水燒開，下切好的鴨塊汆過。
3. 炒鍋置火上，倒入油燒至八成熱，下蔥段、蒜片、泡薑片、花椒、郫縣豆瓣爆出香味，下鴨塊翻炒均勻後，再下蒟蒻塊翻炒，加入料酒、生抽、鹽翻炒均勻。
4. 加入開水沒過鍋中的材料，蓋上鍋蓋中小火燉 30 分鐘左右，大火收乾湯汁即可。

降脂功效

延緩脂肪的吸收，使血脂水準逐漸下降，降低膽固醇濃度，抑止膽固醇濃度的上升。

促進膽固醇代謝，減少吸收

性味歸經：

性平，味甘，歸脾、胃經。

最佳用量：

每餐可吃 200 克。

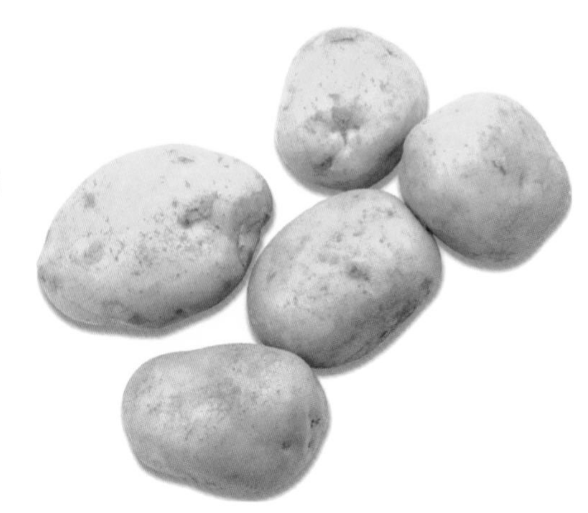

降脂營養素

維生素C、膳食纖維

解密降脂功效

馬鈴薯中含有大量維生素C和膳食纖維，可促進胃腸蠕動，加速膽固醇在腸道內代謝，促進膽固醇排泄，有通便和降低血液中膽固醇，防治動脈硬化的作用。

這樣對抗併發症

馬鈴薯含有豐富的鉀元素，可以有效地預防高血壓。

宜忌人群

✔ 適合便祕、大腸癌者食用
✔ 適合高血壓、高血脂、壞血病及尿酸過高者食用
✔ 胃腸功能不佳者宜食

✖ 肥胖的人不宜食用油炸馬鈴薯食品
✖ 腎炎患者避免食用過量

成分表（每100克可食部分）

營養素	含量	同類食物比較
熱量	76 大卡	低★☆☆
膽固醇	—	低★☆☆
蛋白質	2.0 克	低★☆☆
脂肪	0.2 克	低★☆☆

降脂怎麼吃

馬鈴薯儲存時如果暴露在光線下，會變綠，同時有毒物質會增加；發芽馬鈴薯的芽眼部分變紫也會使有毒物質積累，食用容易發生中毒，發芽或未成熟的馬鈴薯禁食。

馬鈴薯可謂最沒脾性的菜，用什麼方法做都可以，高血脂病人吃的時候最好選用拌、炒、燉、燒的烹調方法，同時注意馬鈴薯去皮不宜厚，越薄越好，因為馬鈴薯皮中含有較豐富的營養物質。

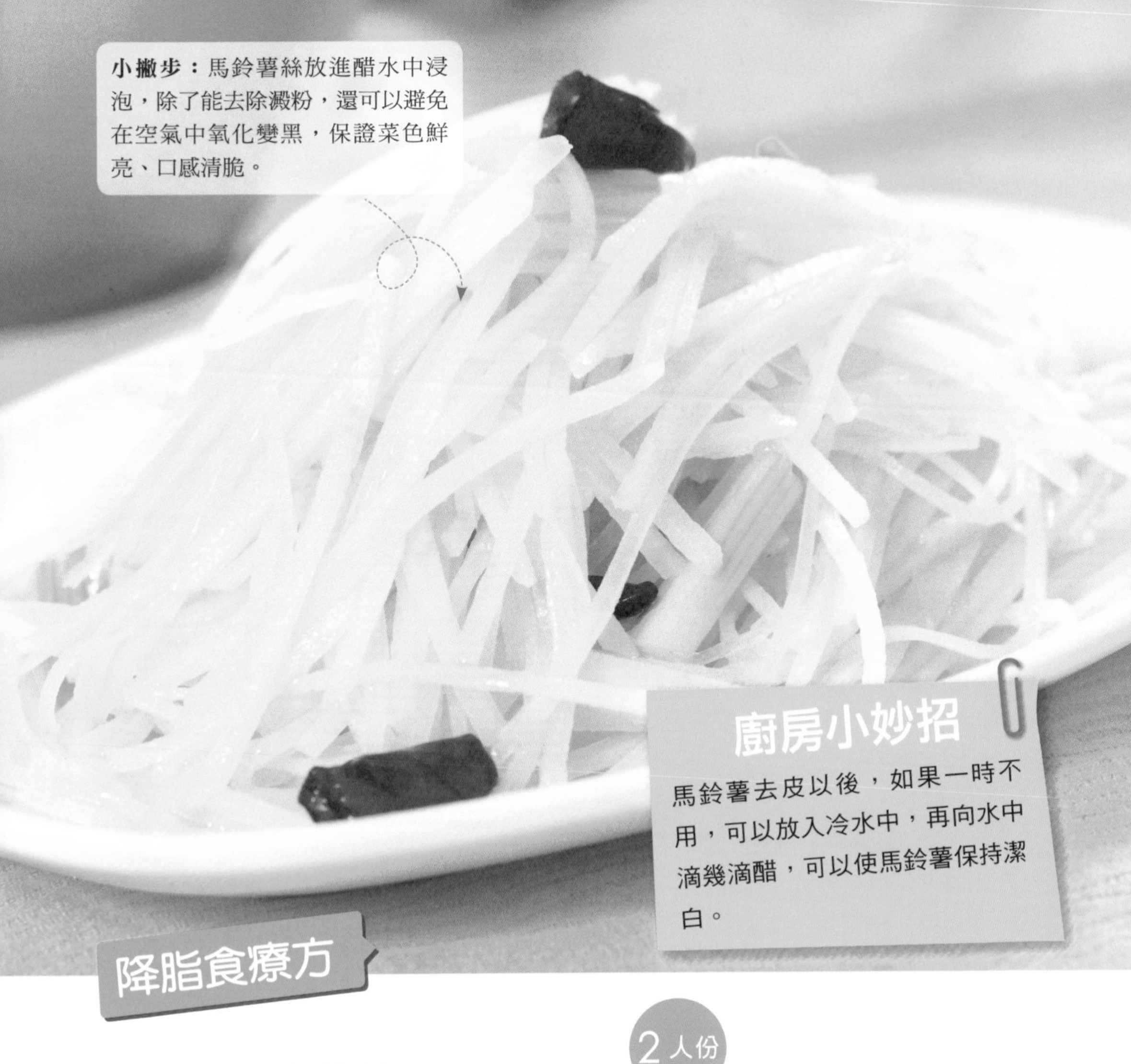
小撇步：馬鈴薯絲放進醋水中浸泡，除了能去除澱粉，還可以避免在空氣中氧化變黑，保證菜色鮮亮、口感清脆。
廚房小妙招
馬鈴薯去皮以後，如果一時不用，可以放入冷水中，再向水中滴幾滴醋，可以使馬鈴薯保持潔白。

降脂食療方

醋溜馬鈴薯絲 防治動脈硬化

2人份

材料 馬鈴薯 300 克，醋 8 克，植物油、乾辣椒、鹽、生抽各少許。

做法

1. 將馬鈴薯去皮洗淨，切絲，放入水中浸泡 5 分鐘以去掉過多的澱粉，撈起瀝乾備用。
2. 炒鍋燒熱後，放入適量植物油，油熱後倒入乾辣椒爆香，再放入馬鈴薯絲大火翻炒，將熟之時，放入醋、鹽、生抽調味，再翻炒拌勻即可關火盛盤。

降脂功效

促進胃腸蠕動，加速膽固醇在腸道內代謝，促進膽固醇排泄，降低血液中膽固醇，防治動脈硬化。

性味歸經：
性涼，味甘，歸心、胃經。
最佳用量：
每天宜食 50 ～ 100 克。

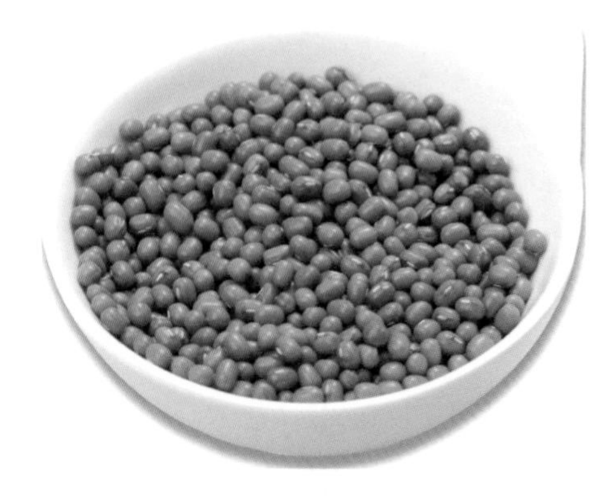

降脂營養素

植物甾醇

解密降脂功效

綠豆中所含的植物甾醇與膽固醇結構相似，植物甾醇與膽固醇競爭酯化酶，減少腸道對膽固醇的吸收；並可通透促進膽固醇異化，或在肝臟內阻止膽固醇的生物合成等途徑，使血清膽固醇含量降低，有效降低血脂。

宜忌人群

- ✔ 水腫、中暑、火氣大者宜食
- ✔ 高血壓、糖尿病、高血脂、肥胖症者宜食
- ✔ 輕微食物中毒者宜食
- ✖ 身體虛寒或脾胃虛寒者不宜久食或過量食用
- ✖ 容易腹瀉者慎食

成分表（每100克可食部分）

營養素	含量	同類食物比較
熱量	316 大卡	中★★☆
膽固醇	—	低★☆☆
蛋白質	21.6 克	高★★★
脂肪	0.8 克	低★☆☆

這樣對抗併發症

綠豆有保肝護肝的作用，還能抑制脂肪的吸收，可用於防治高血脂併發脂肪肝；綠豆還含有降壓成分，對防治高血脂併發高血壓病有一定的幫助；綠豆澱粉中含有的寡醣，對糖尿病患者的空腹血糖、餐後血糖的降低都有一定作用，對防治高血脂併發糖尿病有一定幫助。

降脂怎麼吃

綠豆忌用鐵鍋煮，且綠豆不宜煮得過爛，以免使有機酸和維生素遭到破壞，而降低清熱解毒的功效。

綠豆煮粥、做豆沙最能體現其營養價值。

小撇步：綠豆湯特別容易發生氧化聚合導致湯變紅色，營養流失。用壓力鍋煮綠豆就不容易導致此類情況發生。

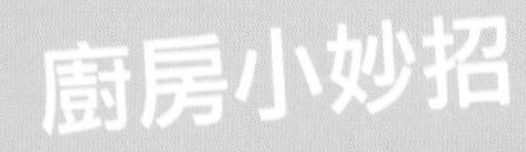

將綠豆在鍋中炒10分鐘再煮能很快煮爛。

降脂食療方

綠豆湯　降低血清膽固醇含量

2人份

材料　綠豆 100 克。

做法

❶ 將綠豆洗淨，瀝乾水分後倒入鍋中。
❷ 加入沸水，煮開後改用中火，蓋上鍋蓋，繼續以中火燜煮 20 分鐘。
❸ 直至綠豆軟爛即可關火。

降脂功效

減少腸道對膽固醇的吸收，使血清膽固醇含量降低，有效降低血脂。

萵筍

減少膽固醇吸收

性味歸經：

性涼，味苦甘，歸腸、胃經。

最佳用量：

每天宜食 100～150 克。

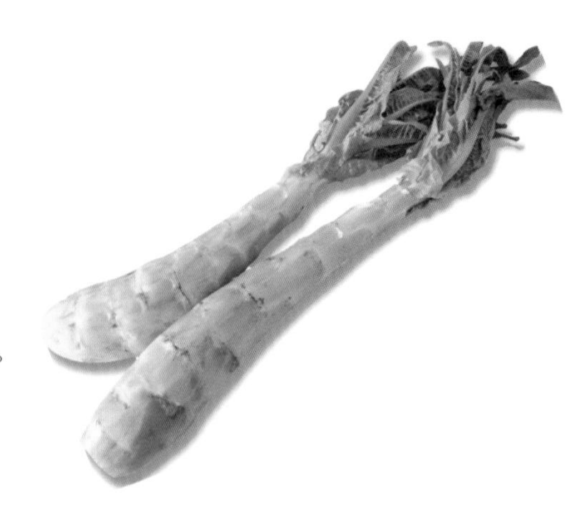

降脂營養素

膳食纖維

解密降脂功效

萵筍膳食纖維含量高，其在腸內可以減少人體對膽固醇的吸收，增加腸蠕動，促進消化吸收，有效降低血脂。

這樣對抗併發症

萵筍對預防高血脂併發高血壓、心臟疾病有一定的食療作用。

宜忌人群

- ✔ 嬰兒、幼兒、乳母宜食
- ✔ 水腫、糖尿病、高血壓、高脂血症患者宜食

- ✖ 萵筍中的某種物質對視神經有刺激作用，吃太多萵筍會使人視物不清，所以視力弱者，特別是有眼疾，如夜盲症的人應少吃萵筍

成分表（每100克可食部分）

營養素	含量	同類食物比較
熱量	14 大卡	低★☆☆
膽固醇	—	低★☆☆
蛋白質	1.0 克	低★☆☆
脂肪	0.1 克	低★☆☆

降脂怎麼吃

萵筍葉的胡蘿蔔素含量遠遠高於萵筍莖，因此最好不要把新鮮萵筍葉丟棄不用。

萵筍可用來涼拌、熱炒、煮湯等，但汆萵筍時一定要注意時間和溫度，汆燙的時間過長、溫度過高會使萵筍綿軟，失去清脆口感。另外，萵筍怕鹹，鹽要少放才好吃。

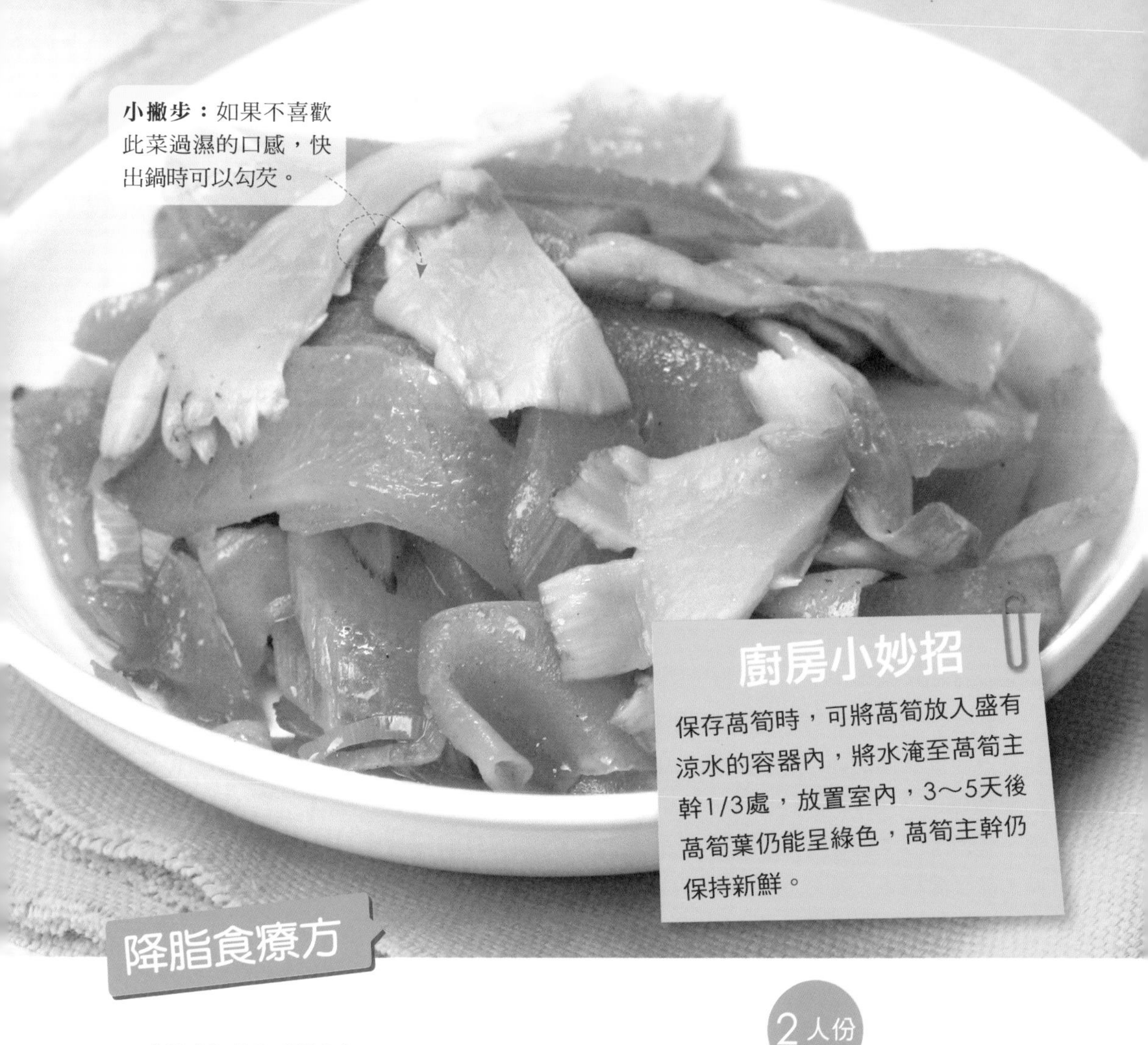

小撇步：如果不喜歡此菜過濕的口感，快出鍋時可以勾芡。
廚房小妙招
保存萵筍時，可將萵筍放入盛有涼水的容器內，將水淹至萵筍主幹1/3處，放置室內，3～5天後萵筍葉仍能呈綠色，萵筍主幹仍保持新鮮。
降脂食療方

蘑菇炒萵筍 吸收膽固醇、預防動脈硬化

2 人份

材料 萵筍 200 克，蘑菇 50 克，蔥花 5 克，鹽 3 克，植物油 10 克。

做法

❶ 萵筍去老皮和葉子，洗淨，切片，沸水汆熟；蘑菇擇洗乾淨，撕成小瓣，放入沸水中汆燙，撈出。

❷ 炒鍋置火上燒熱，倒入植物油，炒香蔥花，放入萵筍翻炒均勻，淋入少許清水燒至熟透，下入蘑菇，加鹽調味即可。

降脂功效

蘑菇、萵筍中均含有膳食纖維，二者結合，可吸收多餘的膽固醇、糖分，將其排出體外，對預防便祕、腸癌、動脈硬化、高血脂、糖尿病等都十分有利。

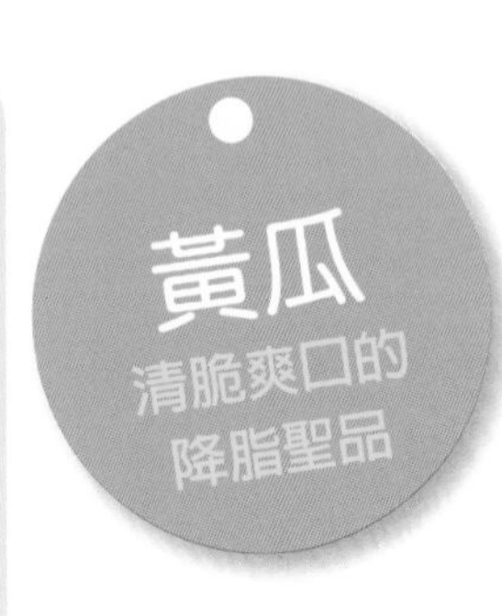

黃瓜 清脆爽口的降脂聖品

性味歸經：

性涼，味甘，歸胃、膀胱經。

最佳用量：

每天宜食 150～300 克。

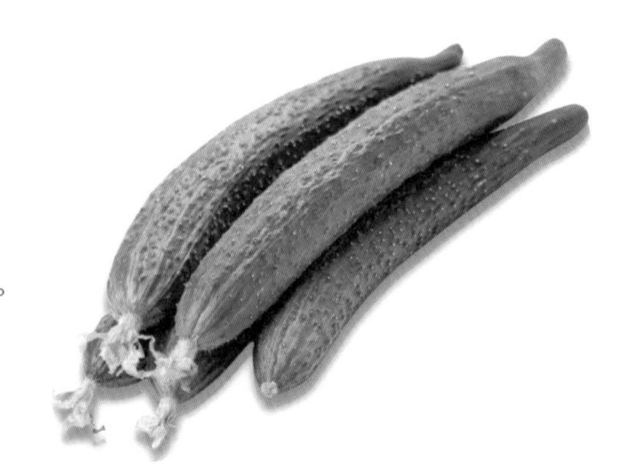

降脂營養素

膳食纖維、丙醇二酸

解密降脂功效

黃瓜所含的膳食纖維可以促進腸道蠕動，減少膽固醇的吸收。

這樣對抗併發症

黃瓜中的黃瓜酶有很強的生物活性，能有效促進機體的新陳代謝；黃瓜中所含的葡萄糖苷、果糖等不參與一般的糖代謝，糖尿病人吃黃瓜，血糖非但不會升高，甚至會降低；所以，黃瓜對防治高血脂併發高血壓、糖尿病、肥胖症有較好的作用。

宜忌人群

✔ 熱病、肥胖、高血壓、高血脂、水腫、癌症、嗜酒者適宜多食

✔ 糖尿病患者適宜多食

✖ 肝病、心血管病、腸胃病以及高血壓患者都不應吃醃製過的黃瓜

✖ 脾胃虛弱、腹痛腹瀉、肺寒咳嗽、胃寒患者都應少吃

成分表（每100克可食部分）

營養素	含量	同類食物比較
熱量	15 大卡	低★☆☆
膽固醇	—	低★☆☆
蛋白質	0.8 克	低★☆☆
脂肪	0.2 克	低★☆☆

降脂怎麼吃

黃瓜尾部含有較多的苦味素，苦味素有抗癌的作用，所以不要把黃瓜尾部全部丟掉。

黃瓜適宜生吃。味道清香，質清脆，不宜加鹼，或高溫煮後食用；不宜棄汁製餡食用。

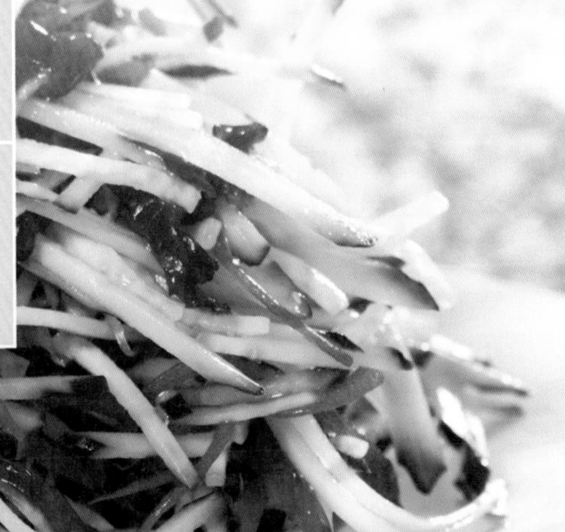

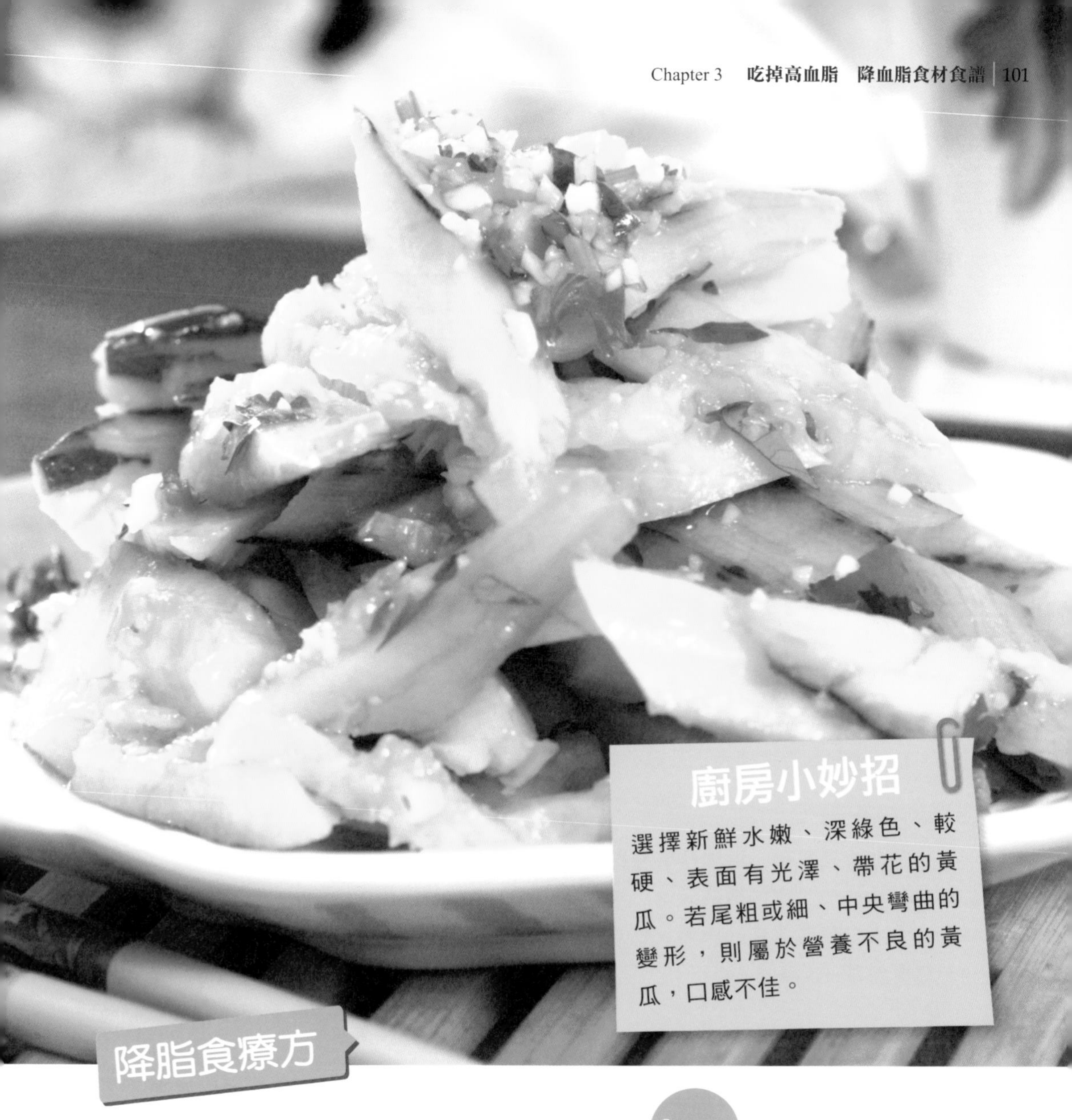

廚房小妙招

選擇新鮮水嫩、深綠色、較硬、表面有光澤、帶花的黃瓜。若尾粗或細、中央彎曲的變形，則屬於營養不良的黃瓜，口感不佳。

降脂食療方

1 人份

涼拌黃瓜 降低膽固醇、防治糖尿病

材料 黃瓜 250 克，鹽、蒜末、陳醋、香菜末各適量，香油 3 克。

做法

❶ 黃瓜洗淨，用刀拍至微碎，切成塊狀。

❷ 黃瓜塊置於盤中，加鹽、蒜末、陳醋、香菜末和香油拌勻即可。

降脂功效

黃瓜不僅含熱量低，還能抑制糖類物質轉化為脂肪，和大蒜一起食用，可以有效降低膽固醇，對糖尿病患者也有幫助。

番茄

蔬菜中的降脂明星

性味歸經：

性平，味甘，歸脾、胃、大腸經。

最佳用量：

每天宜食 100～150 克。

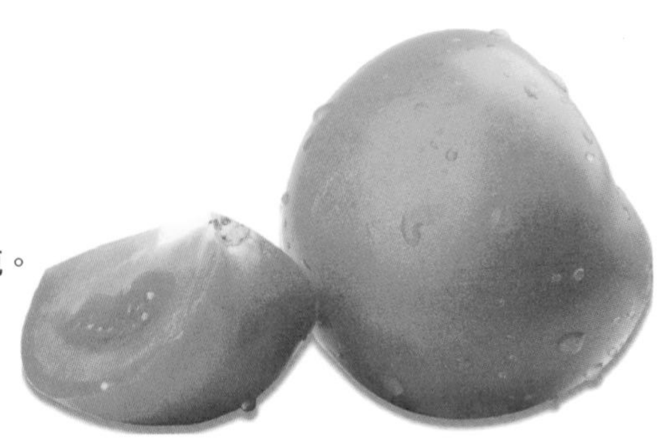

降脂營養素

β-胡蘿蔔素、維生素C

解密降脂功效

番茄中含有豐富的β-胡蘿蔔素及維生素C，可降低機體血清及肝臟中的膽固醇含量，有效預防動脈粥樣硬化及冠心病。

這樣對抗併發症

番茄所含蘋果酸、檸檬酸等有機酸，能促使胃液分泌，增加胃酸濃度，調整胃腸功能，有助胃腸疾病的康復。對高血脂併發腸胃病有一定療效。

宜忌人群

✔ 高血壓、糖尿病、高脂血症患者宜食

✔ 急慢性腎炎、肝炎、夜盲症、近視眼患者宜食

✖ 脾胃虛寒、月經期間忌食

成分表（每100克可食部分）

營養素	含量	同類食物比較
熱量	13 大卡	低★☆☆
膽固醇	—	低★☆☆
蛋白質	0.6 克	低★☆☆
脂肪	0.1 克	低★☆☆

降脂怎麼吃

番茄含維生素K較多，維生素K主要催化肝中凝血酶原以及凝血質的合成，因此，服用肝素、雙香豆素等抗凝血藥物時不宜食用番茄。

番茄的烹飪方法多樣，可生食、涼拌、熱炒、燉、煮，還可榨汁，加工成番茄醬、番茄沙拉等食品。由於番茄紅素在加熱或有油脂的情況下容易被吸收，熟吃番茄要比生吃番茄的番茄紅素吸收率高。

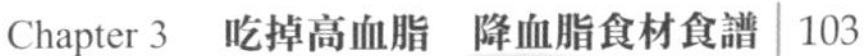

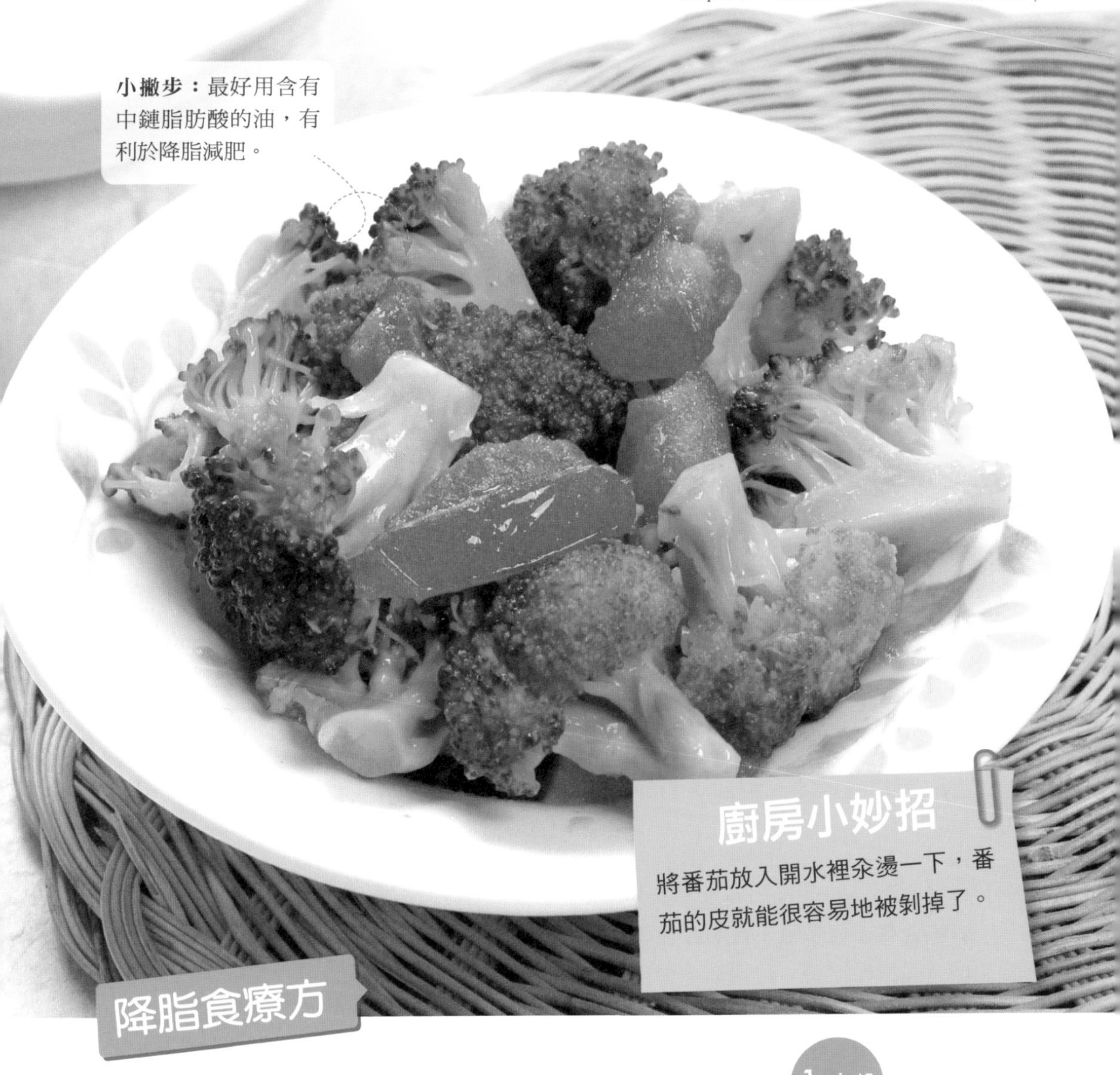

小撇步：最好用含有中鏈脂肪酸的油，有利於降脂減肥。
廚房小妙招
將番茄放入開水裡汆燙一下，番茄的皮就能很容易地被剝掉了。
降脂食療方

1 人份

番茄炒花椰菜 預防動脈粥樣硬化及冠心病

材料 綠花椰菜 150 克，番茄 50 克，花椒 1 克，鹽 1 克，植物油 5 克。

做法

1. 綠花椰菜去柄，剝成小朵，洗淨，放入沸水中燙一下，立即撈出，放入涼水中過涼，撈出瀝乾；番茄洗淨，切塊，備用。
2. 炒鍋置火上，倒油燒熱，放入綠花椰菜快速翻炒，再放入番茄塊，放鹽稍炒即可。

降脂功效

降低機體血清及肝臟中的膽固醇含量，有效預防動脈粥樣硬化及冠心病。

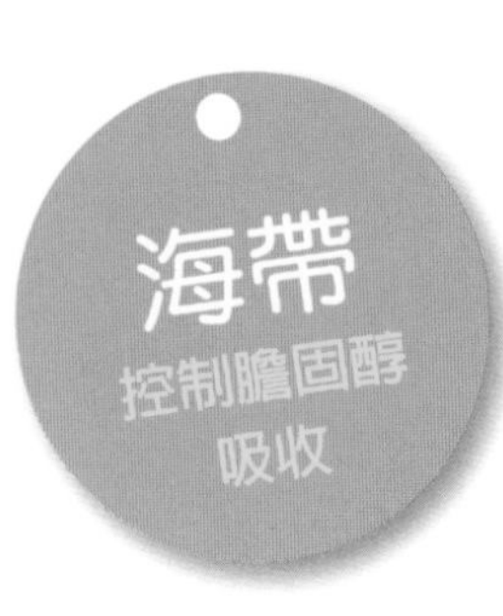

性味歸經：

性寒，味鹹，歸肝、胃、腎經。

最佳用量：

每天宜食 150 ～ 200 克（水發）。

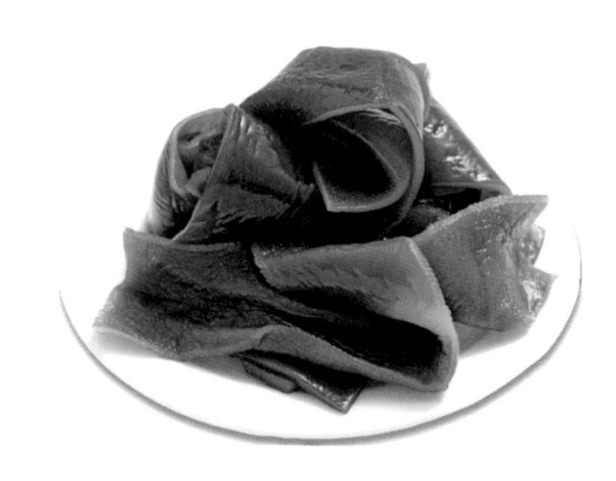

降脂營養素

不飽和脂肪酸、昆布素等多醣、褐藻酸

解密降脂功效

海帶含有大量的不飽和脂肪酸，能清除附著在血管壁上的過多膽固醇；海帶中含有的昆布素等多醣類可降低血清膽固醇和三酸甘油酯的含量；海帶中的褐藻酸，能促進膽固醇的排泄，控制膽固醇的吸收。

這樣對抗併發症

海帶含有硫酸多醣，能吸收血管中的膽固醇，並排出體外，可預防高血脂併發心腦血管疾病。

宜忌人群

✔ 一般人群均可食用

✖ 甲狀腺機能亢進患者忌食
✖ 孕婦不宜大量食用
✖ 脾胃虛弱者忌食

成分表（每100克可食部分）

營養素	含量	同類食物比較
熱量	12 大卡低	低★☆☆
膽固醇	—	低★☆☆
蛋白質	1.2 克	低★☆☆
脂肪	0.1 克	低★☆☆

降脂怎麼吃

乾海帶含有有毒金屬——砷，烹製前應先用清水漂洗，然後浸泡6小時左右（不可過長），並要勤換水。

海帶因為幾乎沒有油脂，口感微澀，最好用來煮湯，既營養豐富又美味。

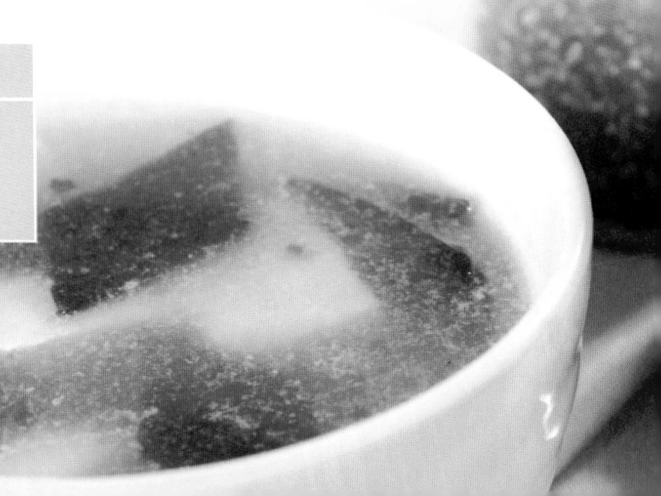

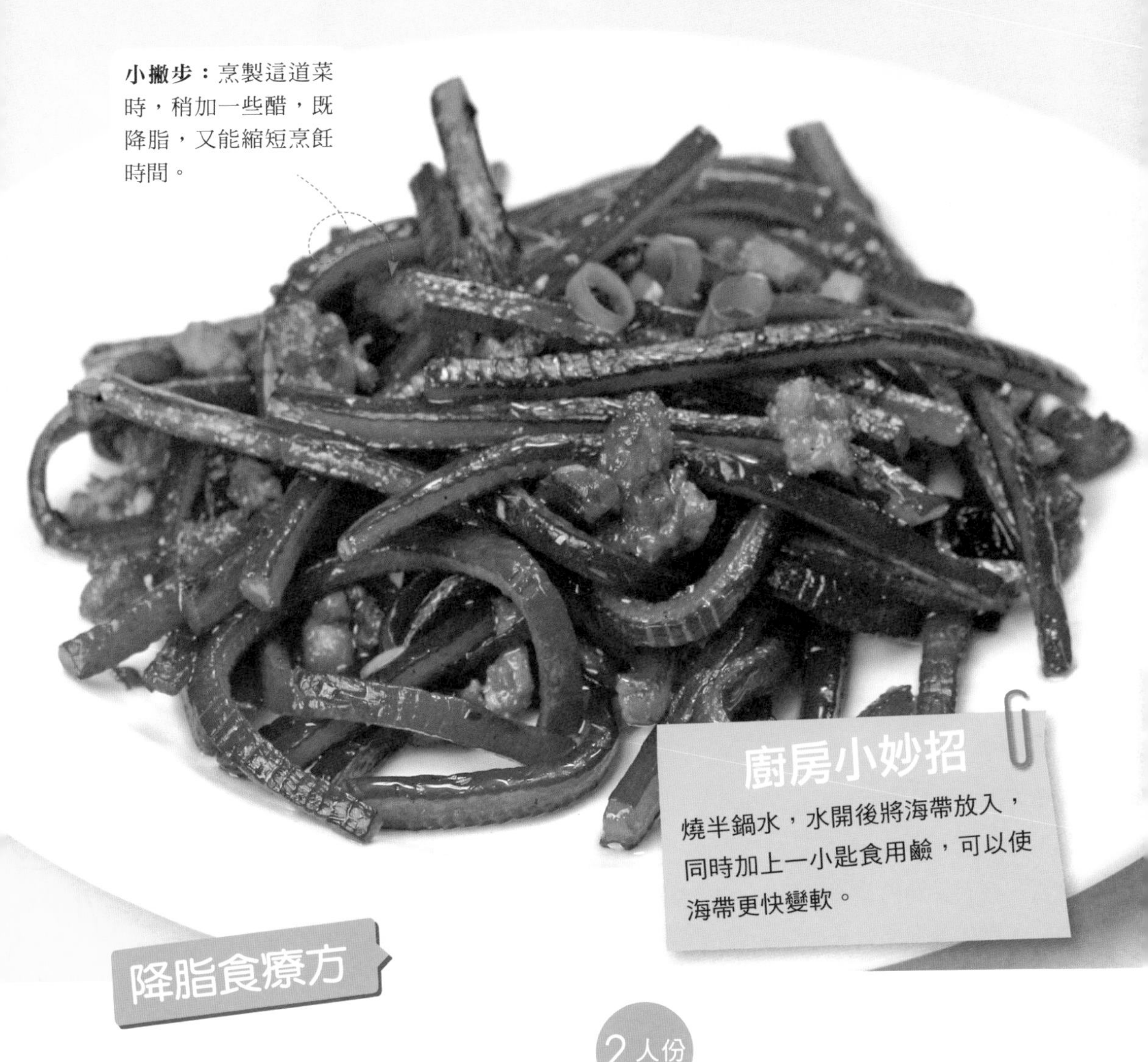

小撇步：烹製這道菜時，稍加一些醋，既降脂，又能縮短烹飪時間。
廚房小妙招
燒半鍋水，水開後將海帶放入，同時加上一小匙食用鹼，可以使海帶更快變軟。

降脂食療方

肉末燒海帶　防治高脂血症　2人份

材料　水發海帶250克，豬里肌肉50克，植物油10克，蔥花5克，鹽2克，醬油適量。

做法

1. 水發海帶洗淨，切絲；豬里肌肉洗淨，切成肉末。
2. 炒鍋置火上，倒入適量植物油，待油溫燒至七成熱，放入蔥花炒香，加肉末滑熟。
3. 倒入海帶絲翻炒均勻，加醬油和少許清水燒至海帶軟爛，用鹽調味即可。

降脂功效

可以有效防治動脈硬化、高脂血症。

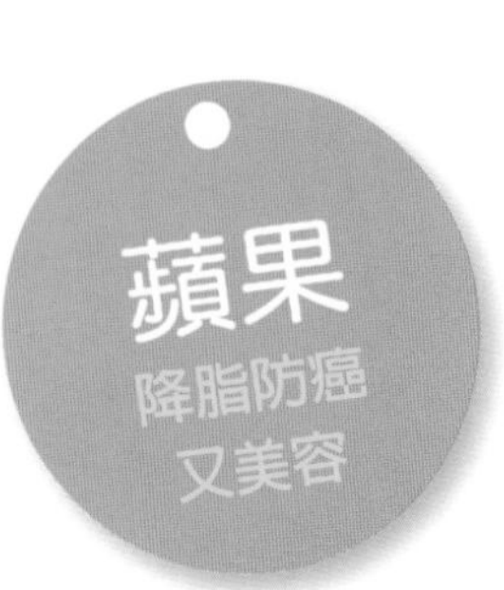

性味歸經：

性涼，味甘微酸，歸脾、胃經。

最佳用量：

每天宜食 1 ～ 2 個。

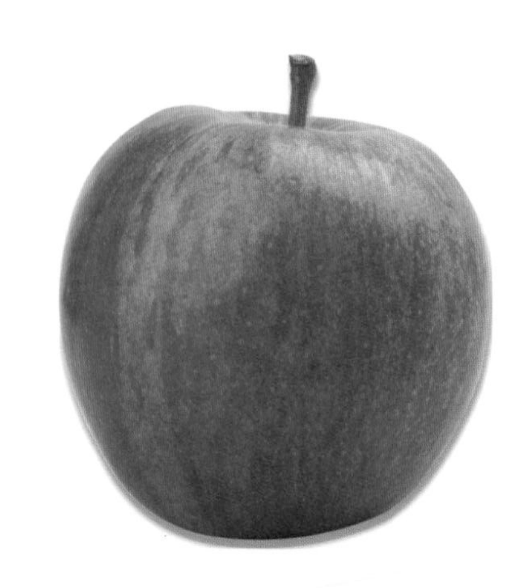

降脂營養素

果膠、維生素C、鎂、膳食纖維

解密降脂功效

蘋果含有豐富的果膠，能降低血液中膽固醇的濃度，防止脂肪聚集。還能與其他可降膽固醇的物質，如維生素C、果糖、鎂等結合成新的化合物，增強降血脂的功效。

這樣對抗併發症

蘋果中含有較多的鉀，能與鈉鹽結合，有利於體內電解質平衡，可防治高血壓，對於高血脂併發高血壓有一定防治作用。

宜忌人群

- ✔ 一般人群均可食用
- ✖ 白血球減少症、前列腺肥大、潰瘍性結腸炎、腎炎患者不宜生食蘋果

成分表（每100克可食部分）

營養素	含量	同類食物比較
熱量	52 大卡	低★☆☆
膽固醇	—	低★☆☆
蛋白質	0.2 克	低★☆☆
脂肪	0.2 克	低★☆☆

降脂怎麼吃

蘋果所含的果酸和胃酸混合後會增加胃的負擔，因此最好不要空腹吃蘋果。

蘋果除生食外，還可做成沙拉，可用鹽、胡椒粉、橄欖油等替代沙拉醬。用蘋果、馬鈴薯、芹菜搭配製成沙拉，不僅味道好，還很適合動脈硬化、冠心病、肥胖症患者食用。

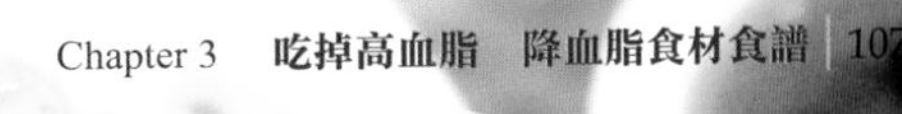

小撇步：番茄在燒開的水中燙一下會很容易去皮。

廚房小妙招

清洗蘋果時，在表皮上撒一點鹽，用手搓，表面的髒東西很快就能搓掉，然後再用水沖乾淨。

降脂食療方

蘋果什錦飯 降低膽固醇濃度

1 人份

材料　白米飯 150 克，蘋果 1 個，火腿 3 片，番茄 1 個，青豆、玉米粒少許，芹菜 1 根，植物油、鹽各適量。

做法

1. 蘋果洗淨，切丁，用鹽水泡過、撈起，瀝乾水分。
2. 番茄洗淨，切小塊；火腿切小塊；芹菜去葉，洗淨，切小丁。
3. 熱鍋放油，放入芹菜丁炒香，加入蘋果丁、番茄塊、火腿塊及青豆、玉米粒翻炒片刻，加鹽調味，放進熟米飯，用大火迅速炒勻即可。

降脂功效

降低血液中膽固醇的濃度，防止脂肪聚集。

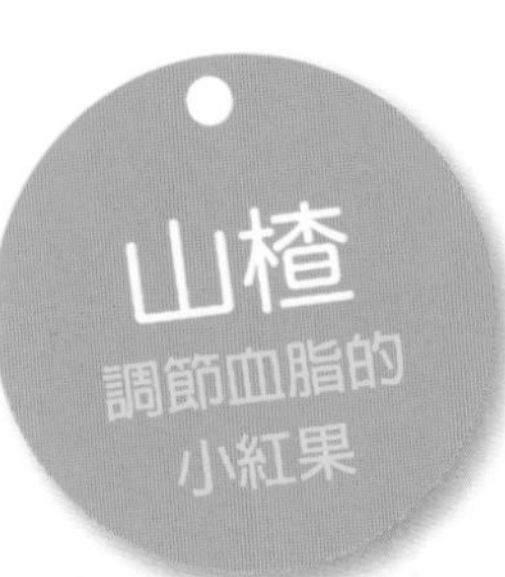

性味歸經：
性微溫，味酸甘，歸脾、胃、肝經。
最佳用量：
每天宜食 3～5 個。

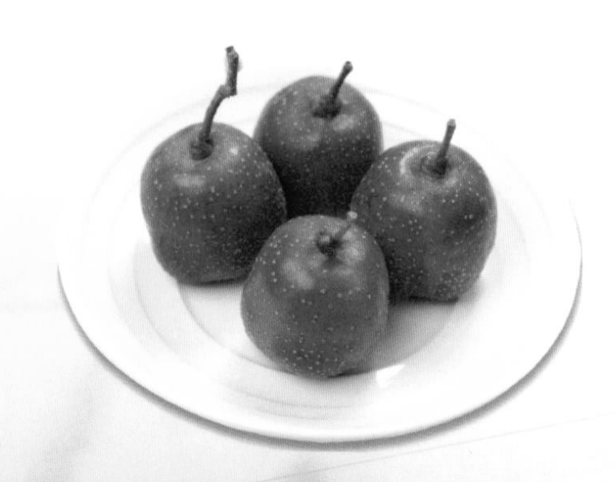

降脂營養素

維生素C、黃酮類物質、槲皮苷

解密降脂功效

山楂中含的大量維生素C、黃酮類物質、槲皮苷等，可降低血清膽固醇濃度，又可舒張血管，有助於血管健康。

這樣對抗併發症

山楂能活血通脈，改善心臟活力，興奮中樞神經，對高血脂併發冠心病患者有良好的輔助治療作用。

宜忌人群

- ✔ 胃脹、消化不良者宜食
- ✔ 高血壓、高血脂、糖尿病及動脈硬化者宜食
- ✘ 懷孕初期婦女忌食

成分表（每100克可食部分）

營養素	含量	同類食物比較
熱量	95 大卡	低★☆☆
膽固醇	—	低★☆☆
蛋白質	0.5 克	低★☆☆
脂肪	0.5 克	低★☆☆

降脂怎麼吃

不宜空腹吃山楂，因為山楂會促使胃酸增加，刺激胃黏膜，誘發胃脹、泛酸等症狀。

山楂可以用來煎茶，把山楂35克，荷葉20克，槐花10克，一起用清水煎煮，加入白糖，可代茶飲，此茶酸甜可口，還可降脂。山楂、荷葉均有降脂功效，槐花更增清香，三物合用可降脂、降壓，是高脂血症、冠心病、高血壓等心血管病患者的健康飲品。

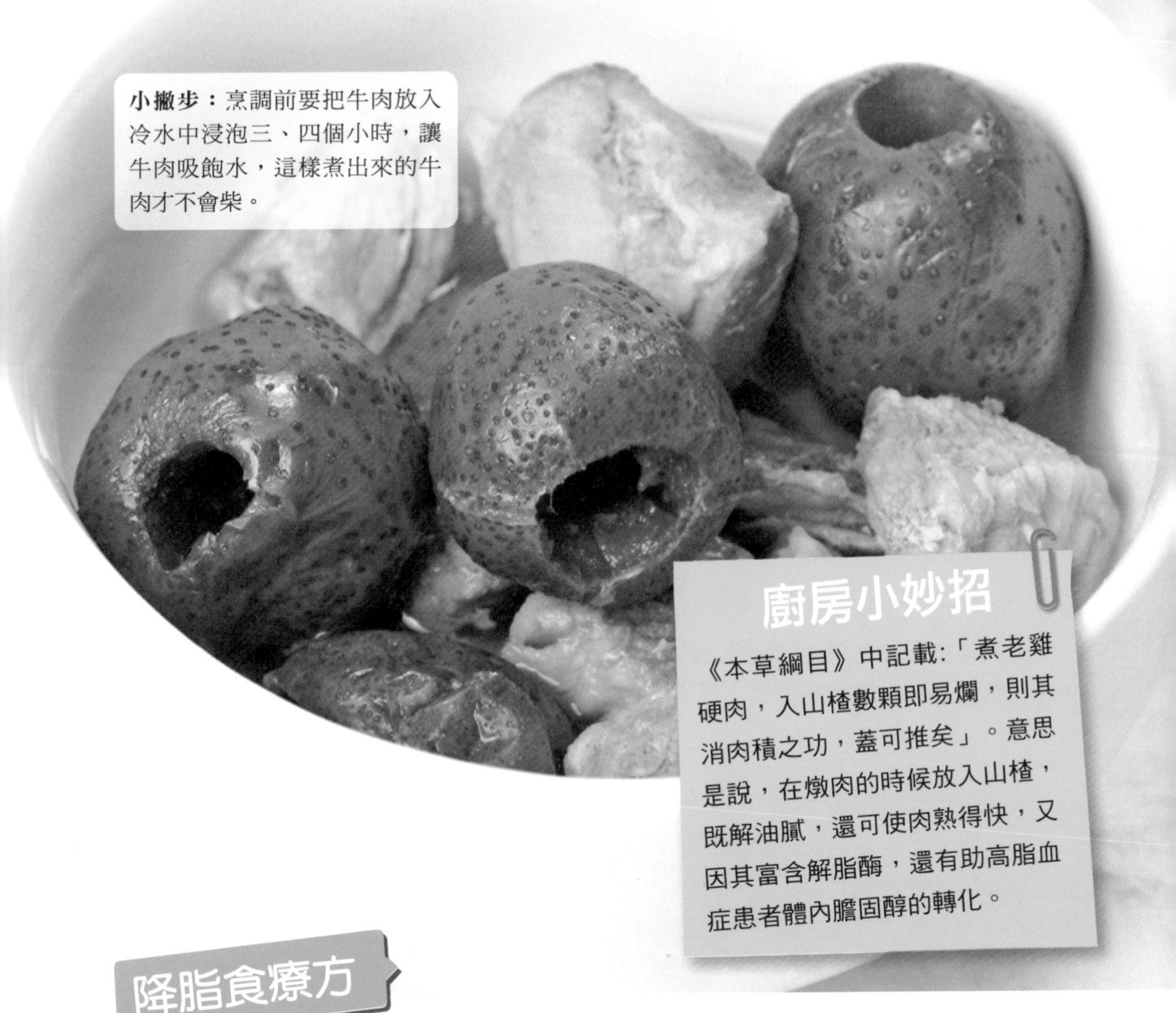

小撇步：烹調前要把牛肉放入冷水中浸泡三、四個小時，讓牛肉吸飽水，這樣煮出來的牛肉才不會柴。

廚房小妙招

《本草綱目》中記載:「煮老雞硬肉，入山楂數顆即易爛，則其消肉積之功，蓋可推矣」。意思是說，在燉肉的時候放入山楂，既解油膩，還可使肉熟得快，又因其富含解脂酶，還有助高脂血症患者體內膽固醇的轉化。

降脂食療方

山楂燉牛肉　去脂解膩

2人份

材料　山楂100克，瘦牛肉250克，蔥花、花椒粉、鹽各適量，植物油5克。

做法

❶ 山楂洗淨，去籽和蒂；瘦牛肉洗淨，切塊，放入開水中汆去血水。

❷ 炒鍋倒入植物油燒至七成熱，下蔥花、花椒粉炒出香味，放入牛肉塊翻炒均勻。

❸ 倒入開水和山楂，用小火燉熟，用鹽調味即可。

降脂功效

山楂和牛肉搭配，其富含的維生素C能夠促進人體對牛肉中所富含的鐵質的吸收，提高牛肉的營養價值，非常適合高脂血症患者食用。

性味歸經：

性寒，味甘酸，歸胃、膀胱經。

最佳用量：

每天宜食 100 克。

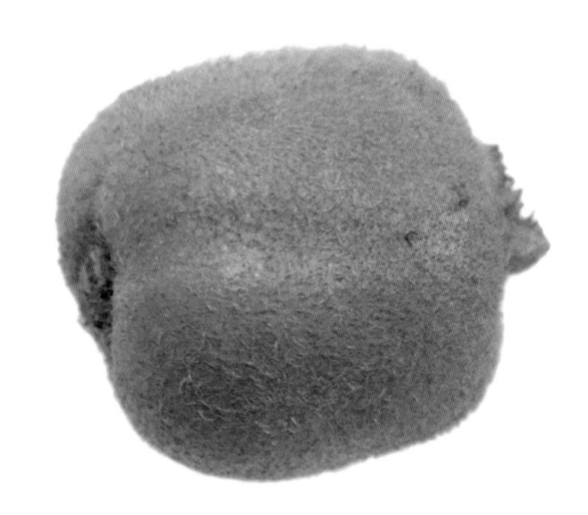

降脂營養素

果膠、維生素C

解密降脂功效

奇異果中所含的膳食纖維，有1/3是果膠，可降低血中膽固醇濃度，預防心血管疾病。

這樣對抗併發症

奇異果含有大量的天然糖醇類物質肌醇，能有效地調節糖代謝，調節細胞內的激素和神經的傳導效應，防治高血脂併發糖尿病、抑鬱症。

宜忌人群

- ✔ 一般人群均可食用
- ✖ 脾胃功能較弱、先兆性流產、月經過多和尿頻者應少吃奇異果

成分表（每100克可食部分）

營養素	含量	同類食物比較
熱量	56 大卡	低★☆☆
膽固醇	—	低★☆☆
蛋白質	0.8 克	低★☆☆
脂肪	0.8 克	低★☆☆

降脂怎麼吃

如果你因為特殊情況不得不吃燒烤，那麼飯後可以吃1顆奇異果。燒烤食物吃下肚子後會在體內進行硝化反應，產生出致癌物。而奇異果中富含的維生素C作為一種抗氧化劑，能夠有效抑制這種硝化反應，防止癌症發生。

奇異果去皮後直接食用最好，最大限度地保留了奇異果鮮果的營養和膳食纖維，非常適合高脂血症病人。選擇熟透了的鮮果，切開用湯匙挖食，酸甜適口。

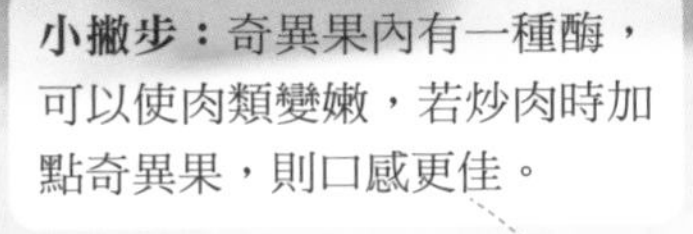

小撇步：奇異果內有一種酶，可以使肉類變嫩，若炒肉時加點奇異果，則口感更佳。

廚房小妙招

奇異果還太生不能吃的時候，可把奇異果和蘋果或香蕉一起放置在塑膠袋內，幾天後，奇異果就會被催熟了。

降脂食療方

奇異果炒肉絲 降低膽固醇、清除代謝物

2人份

材料 奇異果 2 個、豬瘦肉 150 克，醬油、澱粉、香油、蔥花、鹽、白糖、太白水粉、植物油各適量。

做法

1. 取小碗，加鹽、白糖、太白水粉調勻，製成調味汁。
2. 奇異果去皮，切絲；豬瘦肉洗淨，切絲，加鹽、香油、澱粉醃漬。
3. 炒鍋置火上燒熱，倒入植物油，炒香蔥花，放入醃漬好的豬肉絲煸熟，加入切好的奇異果絲翻炒 1 分鐘，淋入調味汁翻炒均勻即可。

降脂功效

不僅能降低膽固醇、促進心臟健康，而且可以幫助消化、防止便祕、快速清除並預防體內堆積的有害代謝物。

性味歸經：
性涼，味甘微酸，歸脾、胃經。
最佳用量：
每天宜食 100 克。

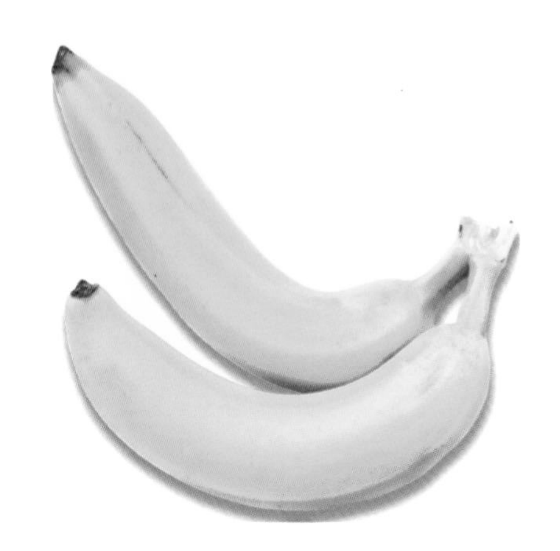

降脂營養素

果膠、膳食纖維

解密降脂功效

香蕉富含的果膠可降低血液中膽固醇濃度，因此可有效降低血脂，防治心血管疾病。

這樣對抗併發症

香蕉屬於高鉀食品，鉀離子可強化肌力及肌耐力，鉀對人體的鈉還具有抑制作用，可降低血壓，預防高血脂併發高血壓和心血管疾病。

宜忌人群

- ✔ 口乾舌燥、喉嚨乾痛者可食
- ✔ 痔瘡、大便乾燥者宜吃
- ✔ 高血壓、冠心病、動脈硬化、上消化道潰瘍者宜吃

- ✖ 糖尿病患者、脾胃虛寒的人應少吃
- ✖ 急慢性腎炎、腎功能不全者不宜多食

成分表（每100克可食部分）

營養素	含量	同類食物比較
熱量	91 大卡	低★☆☆
膽固醇	—	低★☆☆
蛋白質	1.4 克	低★☆☆
脂肪	0.2 克	低★☆☆

降脂怎麼吃

沒有熟透的香蕉含較多鞣酸，對消化道有收斂作用，會抑制胃腸液分泌並抑制胃腸蠕動，因此生的香蕉不僅不能通便，反而會加重便祕。

香蕉鮮食最好，也可剝皮將果肉切丁和冰糖一起，放進粳米粥內做成香蕉粥。

不僅味道甜美，可滑腸通便，潤肺止咳，還有降脂功效，可有效防治動脈硬化，是便祕、咳嗽日久及高血壓、動脈硬化等患者的健康選擇。

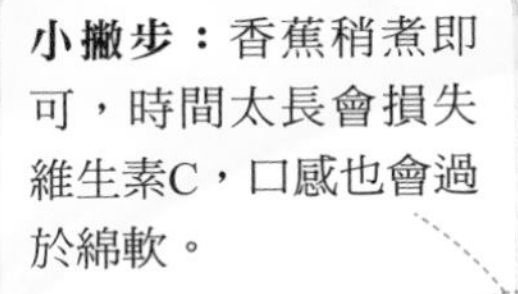
小撇步：香蕉稍煮即可，時間太長會損失維生素C，口感也會過於綿軟。

廚房小妙招

香蕉在冰箱中存放容易變黑，把香蕉放進塑膠袋裡，再同時放入一個蘋果，紮緊袋口，放在家裡陰涼的地方，這樣做香蕉至少可以保存一個星期。

降脂食療方

1 人份

香蕉冰糖湯 降血脂、保護心血管

材料 香蕉一根，冰糖、陳皮適量。

做法

1. 香蕉剝去皮，切成片備用。
2. 將陳皮用溫水浸泡，再用清水清洗乾淨，切成細絲。
3. 將陳皮絲放入砂鍋內，加適量清水，大火燒沸。
4. 放入香蕉段，大火燒沸，轉小火煲 15 分鐘。
5. 加冰糖煮至冰糖溶化即可。

降脂功效

降低血液中膽固醇濃度，有效降低血脂，防治心血管疾病。

板栗

抑制膽固醇的生化合成

性味歸經：

性溫，味甘平，歸脾、胃、腎經。

最佳用量：

每天宜食 5 個。

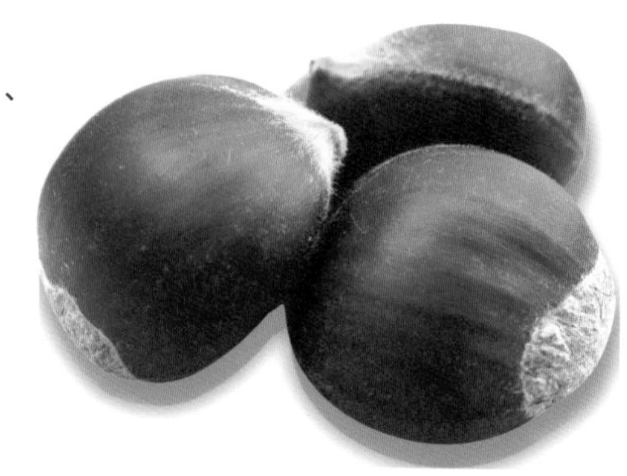

降脂營養素

不飽和脂肪酸、鋅、錳

解密降脂功效

板栗中所含的不飽和脂肪酸、維生素及礦物質，能夠降低血液膽固醇，增加血管彈性，具有降低血脂、預防高血壓、冠心病、動脈硬化及骨質疏鬆的功效。

這樣對抗併發症

板栗中含有的不飽和脂肪酸和維生素、礦物質，對防治高血脂併發高血壓、冠心病、動脈硬化、骨質疏鬆等症有一定幫助。

宜忌人群

✔ 一般人群均可食用

✘ 脾胃虛寒、消化不良者忌食

成分表（每100克可食部分）

營養素	含量	同類食物比較
熱量	212 大卡	中★★☆
膽固醇	—	低★☆☆
蛋白質	4.8 克	低★☆☆
脂肪	1.5 克	低★☆☆

降脂怎麼吃

板栗不宜食用太多，生吃太多不易消化，熟吃太多容易滯氣。板栗發霉變質後不要食用，否則會引起中毒。

可以吃炒熟的板栗，也可做成板栗燒雞塊。

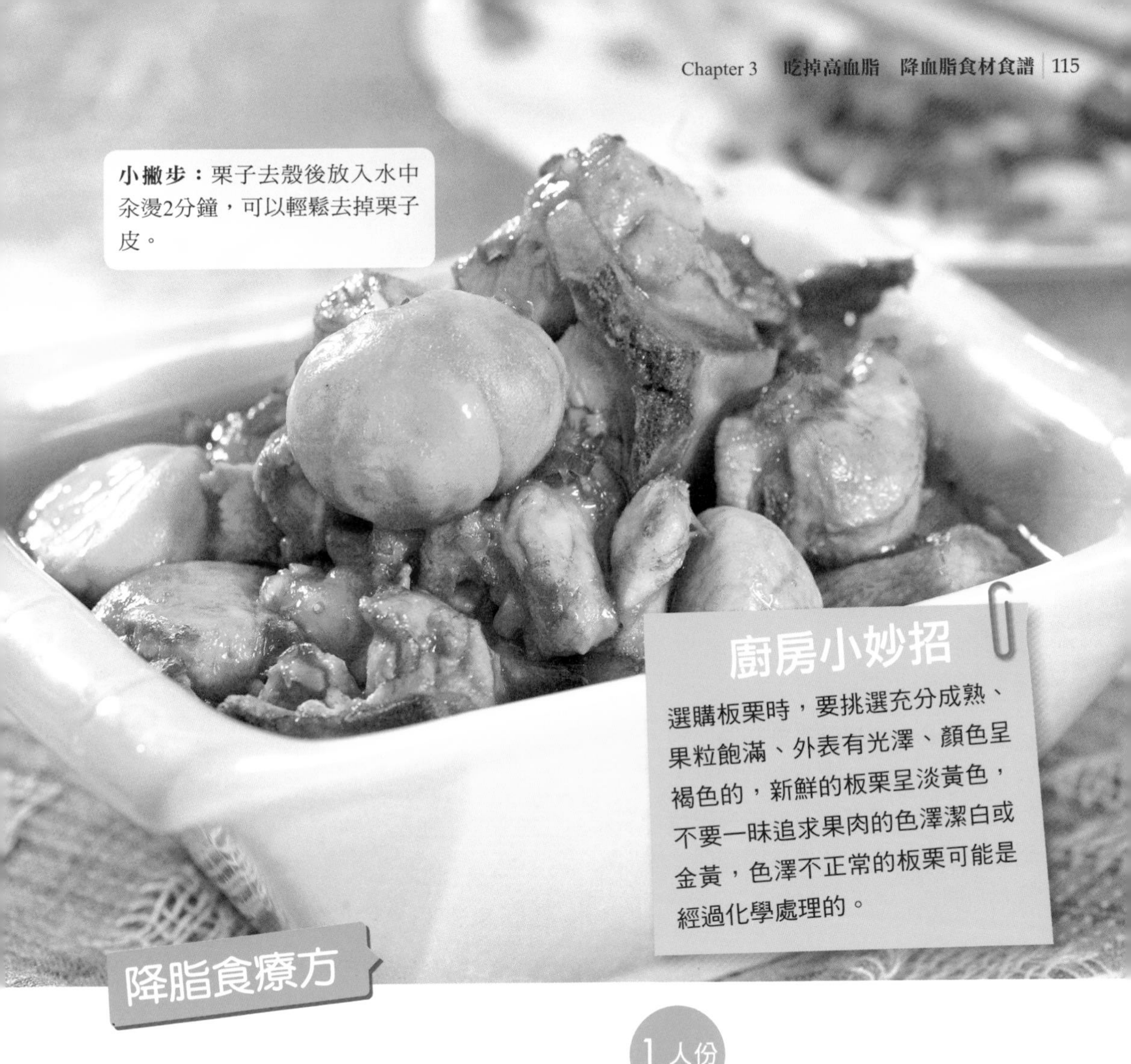

小撇步：栗子去殼後放入水中汆燙2分鐘，可以輕鬆去掉栗子皮。
廚房小妙招
選購板栗時，要挑選充分成熟、果粒飽滿、外表有光澤、顏色呈褐色的，新鮮的板栗呈淡黃色，不要一味追求果肉的色澤潔白或金黃，色澤不正常的板栗可能是經過化學處理的。
降脂食療方

栗子燜雞 補脾胃、防治高血脂

1 人份

材料 雞 1 隻（約 400 克），板栗 5 個（約 25 克），蔥花、薑片、醬油、料酒、鹽各適量，植物油 4 克。

做法

1. 雞洗淨，斬塊，入沸水中汆燙透，撈出；板栗洗淨，去殼，取肉。
2. 炒鍋置火上，倒入植物油，待油溫燒至七成熱，加蔥花、薑片炒香。
3. 倒入雞塊和板栗肉翻炒均勻，加醬油、料酒和適量清水大火煮沸，轉小火燜至雞塊熟透，用鹽調味即可。

降脂功效

板栗富含的不飽和脂肪酸對於預防和治療高血脂有幫助，雞肉裡含有大量氨基酸和鈣質，對於提升筋骨和牙齒的堅硬都很有益處。這道菜可補脾胃、強筋骨、止泄瀉、防治高血脂。

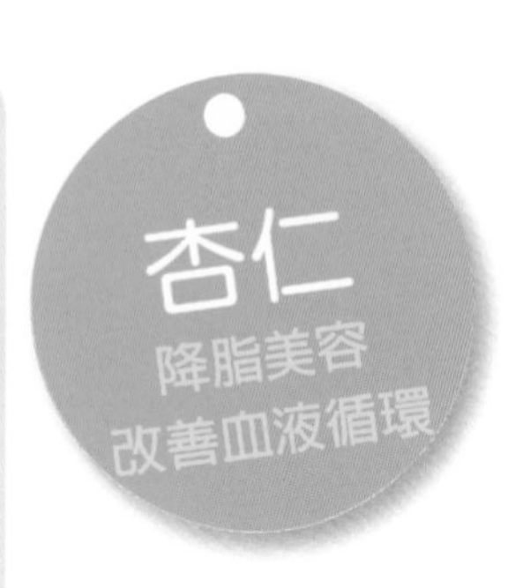

性味歸經：

性平，味甘，歸肺、大腸經。

最佳用量：

每天宜食 5 ～ 15 個。

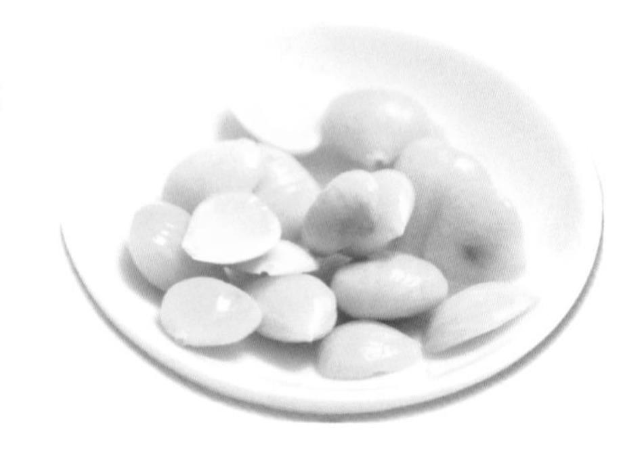

降脂營養素

單元不飽和脂肪酸、黃酮類、多酚類、膳食纖維

解密降脂功效

杏仁含有的單元不飽和脂肪酸、黃酮類和多酚類成分，可以有效控制人體內膽固醇的含量；其所含有的膳食纖維可延緩膽酸和脂肪的結合，減少膽固醇的吸收，降低血脂。

這樣對抗併發症

杏仁含有的單元不飽和脂肪酸、黃酮類和多酚類成分，不僅可以有效控制人體內膽固醇的含量，還能降低心臟病和多種慢性病的發病危險，對高血脂併發心臟病有預防作用。

宜忌人群

✔ 有呼吸系統問題的人宜食
✔ 癌症以及術後放化療的患者宜食

✘ 產婦、幼兒、實熱體質者忌食
✘ 陰虛咳嗽及瀉痢便溏者忌食

成分表（每100克可食部分）

營養素	含量	同類食物比較
熱量	562 大卡	高★★★
膽固醇	—	低★☆☆
蛋白質	22.5 克	高★★★
脂肪	45.4 克	高★★★

降脂怎麼吃

杏仁有苦甜之分，甜杏仁可以作為食品；苦杏仁一般用來入藥，並有微毒，不能多吃。

將杏仁用果汁機磨成細漿，煮成杏仁露，可以降低高脂血症和動脈粥樣硬化指數，降低人體血清中膽固醇的含量和三酸甘油酯的水準，是高脂血症患者最佳食用方法。

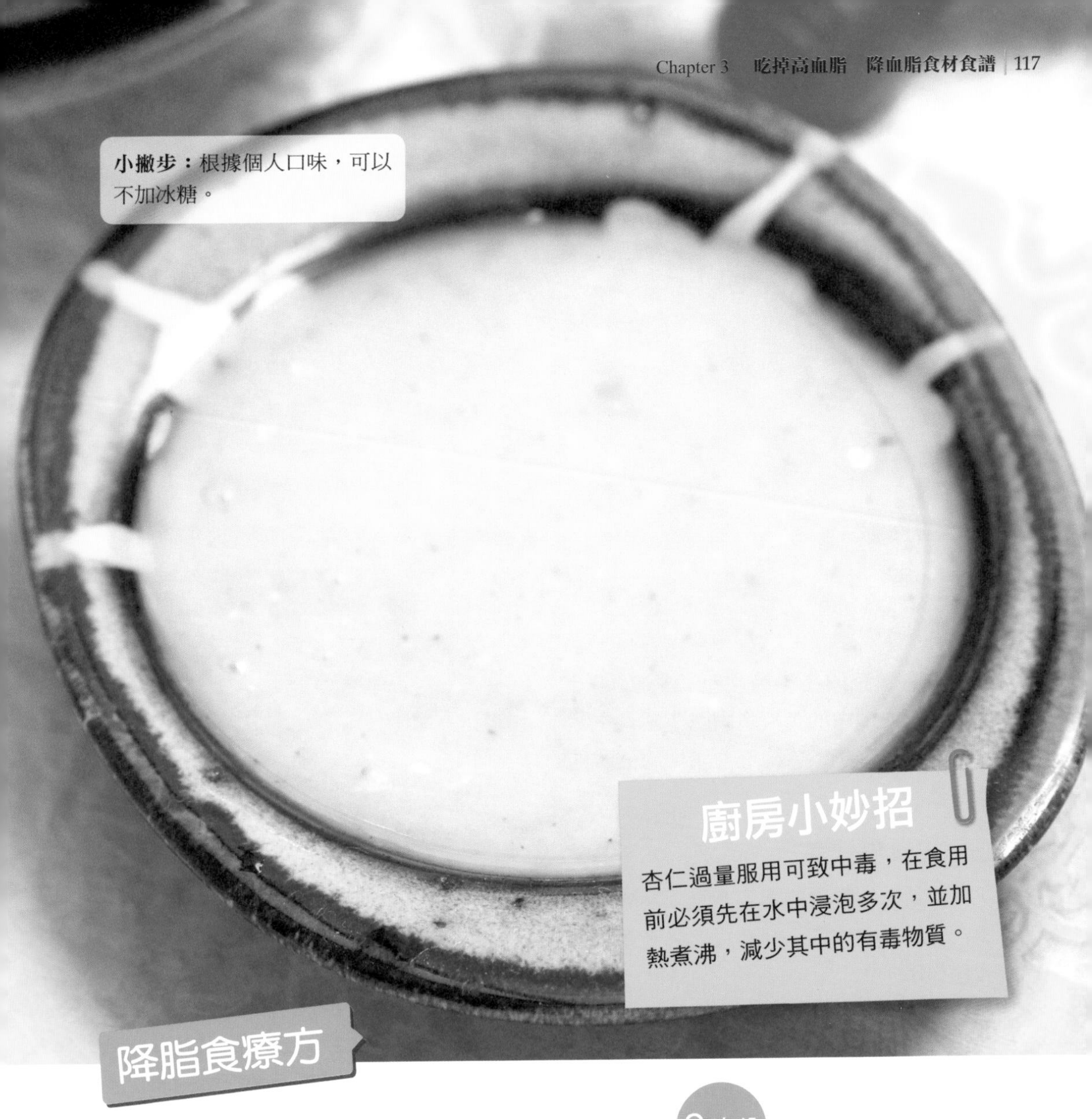
小撇步：根據個人口味，可以不加冰糖。
廚房小妙招
杏仁過量服用可致中毒，在食用前必須先在水中浸泡多次，並加熱煮沸，減少其中的有毒物質。
降脂食療方

糙米花生杏仁糊　減少膽固醇吸收

2 人份

材料　糙米 50 克，熟花生仁 15 克，杏仁 10 克，冰糖 5 克。

做法

1. 糙米淘洗乾淨，用清水浸泡 2 小時。
2. 將糙米、熟花生仁、杏仁倒入全自動豆漿機中，加水至上、下水位線之間，按下「米糊」鍵，煮至豆漿機提示米糊做好，加入冰糖攪至化開即可。

降脂功效

有效控制人體內膽固醇的含量，減少膽固醇的吸收，降低血脂。

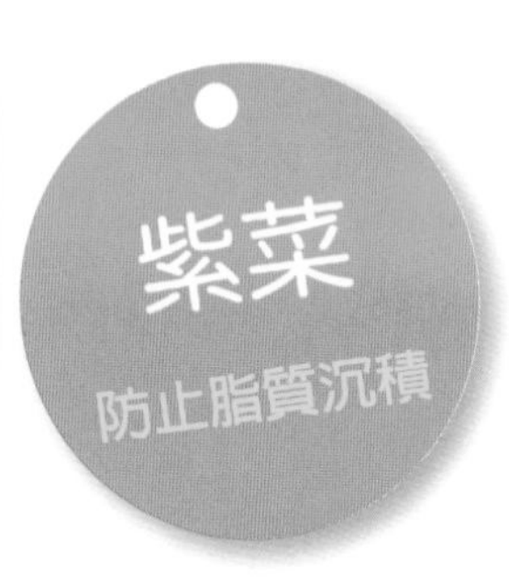

性味歸經：

性涼，味甘鹹，歸肝、肺、胃、腎經。

最佳用量：

每天宜食 5～15 克（水發）。

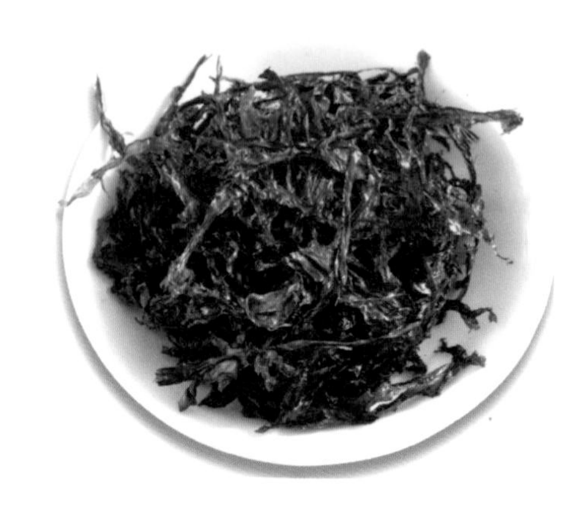

降脂營養素

牛磺酸、鎂

解密降脂功效

紫菜含有的牛磺酸可促進膽固醇分解，降低血清中的有害膽固醇。紫菜中鎂的含量很高，能顯著降低血清中膽固醇的總含量。

這樣對抗併發症

紫菜含有豐富的紫菜多醣，能降低空腹血糖。對高血脂併發糖尿病患者有輔助食療作用。

宜忌人群

✔ 一般人群均可食用

✖ 胃腸消化功能不好的人應少食

✖ 腹痛、便溏、脾胃虛寒者忌食

成分表（每100克可食部分）

營養素	含量	同類食物比較
熱量	207 大卡	中★★☆
膽固醇	—	低★☆☆
蛋白質	26.7 克	高★★★
脂肪	1.1 克	低★☆☆

降脂怎麼吃

紫菜在涼水浸泡後呈藍紫色，說明在乾燥、包裝前已被有毒物質汙染，這種紫菜對人體有害，不能食用。

紫菜的最佳食用方法是用來作為配菜與雞蛋、肉類和蔬菜做湯羹。既營養互補又解膩刮油，是高脂血症患者的較好選擇。

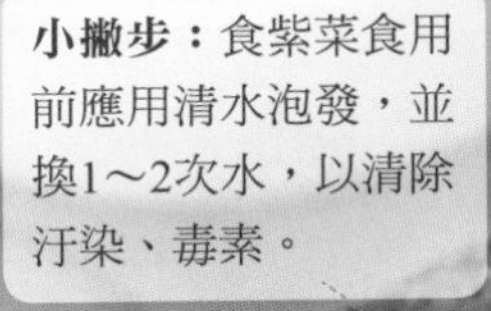

小撇步：食紫菜食用前應用清水泡發，並換1～2次水，以清除汙染、毒素。

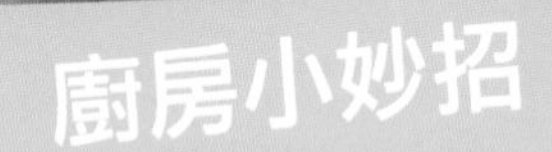

廚房小妙招

用小火把鍋加熱，把紫菜餅放入鍋內兩面來回加熱到燙手，用手輕拍，既可以輕鬆去除紫菜的沙子，又能讓紫菜出香味。

降脂食療方

2 人份

紫菜壽司捲 促進膽固醇分解

材料 熟米飯 100 克，紫菜 1 張，黃瓜、胡蘿蔔各 50 克，雞蛋 1 個（約 60 克），熟白芝麻少許，鹽 2 克，植物油 5 克。

做法

❶ 熟米飯中加鹽、熟白芝麻攪拌均勻；雞蛋洗淨，打入碗內，打散，加鹽攪勻；黃瓜洗淨，去蒂，切條；胡蘿蔔去皮，洗淨，切條。

❷ 炒鍋置火上，倒入適量植物油燒至五成熱，淋入雞蛋液煎成蛋皮，盛出，切長條。

❸ 取一張紫菜鋪好，放上米飯，用手弄散，放上蛋皮條、黃瓜條、胡蘿蔔條捲緊，切成 1.5 公分長的段即可。

降脂功效

促進膽固醇分解，降低血清中的有害膽固醇。

性味歸經：

性平，味甘，歸脾、胃經。

最佳用量：

每天宜食 50 克。

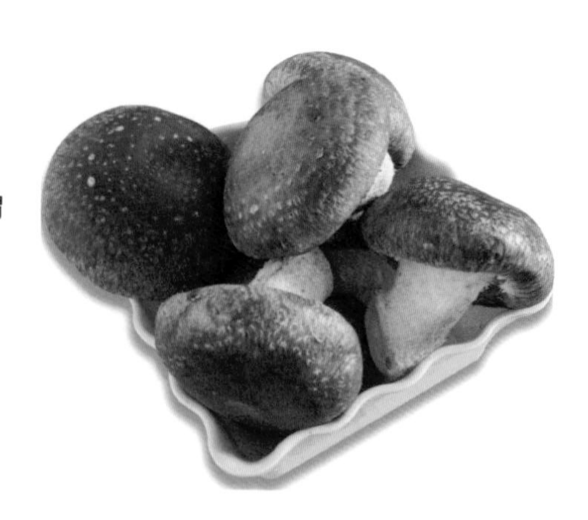

降脂營養素

核酸類物質、香菇素

解密降脂功效

香菇含有核酸類物質和香菇素，對膽固醇具有溶解作用，可以抑制人體血膽固醇上升，對心臟病和高脂血症患者有降脂作用。

這樣對抗併發症

香菇中的香菇多醣能夠調節糖代謝，改善糖耐量，促進肝糖原合成，減少肝糖原分解，降低血糖，減輕高血脂併發糖尿病症狀。

宜忌人群

- ✔ 癌症、糖尿病、高脂血症患者宜食
- ✔ 高血壓、心臟病患者宜食
- ✔ 減肥人士宜食
- ✘ 脾胃寒濕氣滯或皮膚瘙癢患者忌食
- ✘ 臟器移植患者忌食

成分表（每100克可食部分）

營養素	含量	同類食物比較
熱量	19 大卡	低★☆☆
膽固醇	—	低★☆☆
蛋白質	2.2 克	低★☆☆
脂肪	0.3 克	低★☆☆

降脂怎麼吃

香菇無論是鮮品還是乾品都不能用熱水浸泡或長時間浸泡，以免營養成分大量流失。香菇洗淨後泡發的水不要丟棄，因為很多營養物質都溶在水中。香菇的味道比較濃郁，較適合採用燒、燜的烹調方法。

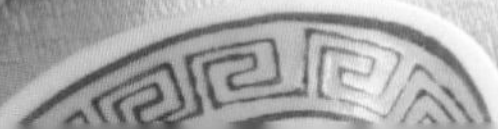

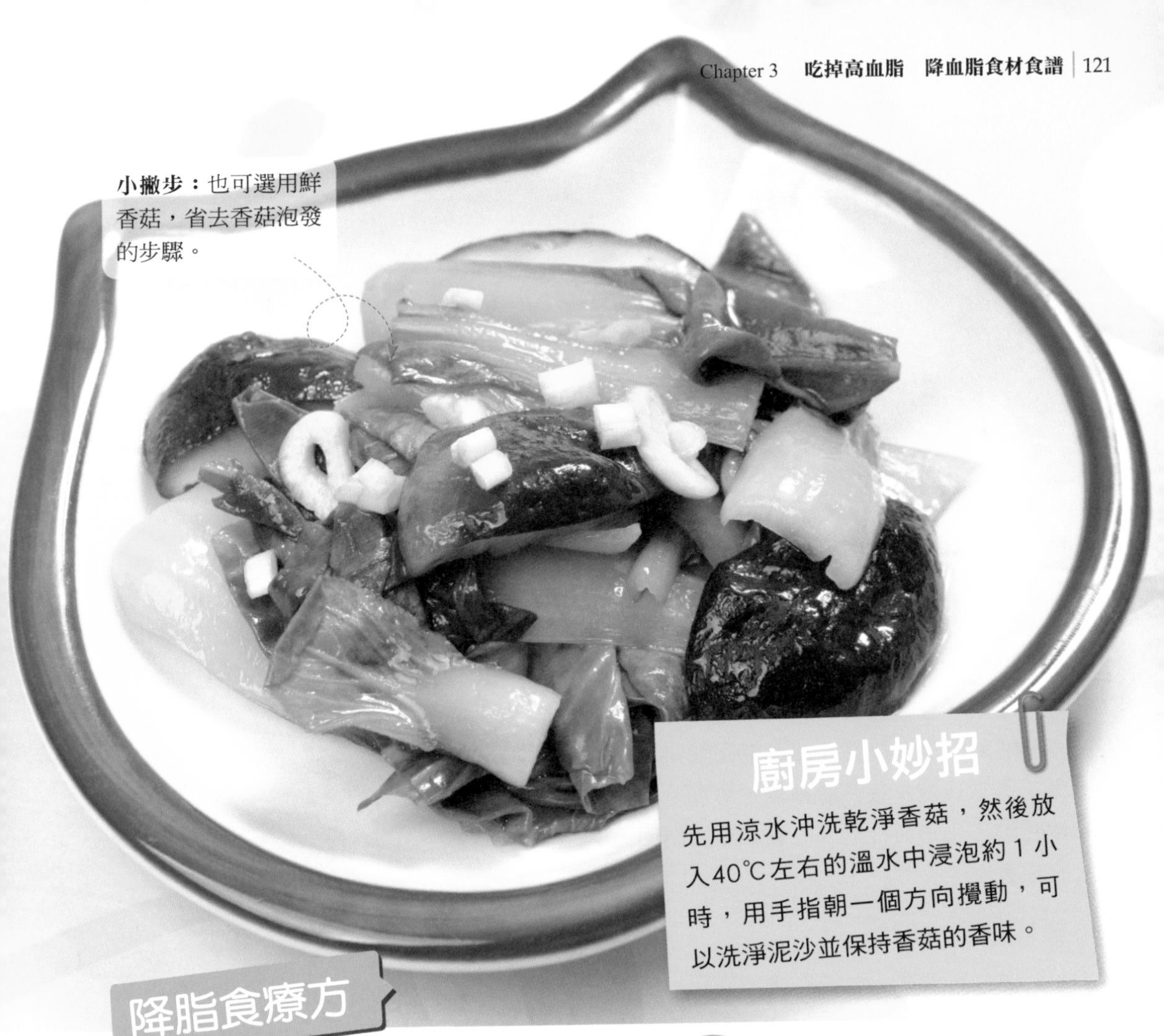

小撇步：也可選用鮮香菇，省去香菇泡發的步驟。
廚房小妙招
先用涼水沖洗乾淨香菇，然後放入40℃左右的溫水中浸泡約1小時，用手指朝一個方向攪動，可以洗淨泥沙並保持香菇的香味。
降脂食療方

1 人份

香菇青江菜 抑制血膽固醇上升

材料 青江菜 300 克、乾香菇 50 克，鹽、醬油、白糖、太白水粉、植物油各適量

做法

1. 青江菜擇洗乾淨，瀝乾；香菇用溫水泡發，去蒂，擠乾水分，切丁。
2. 炒鍋置火上，倒油燒熱，放入青江菜，並適量加鹽，翻炒片刻，盛出待用。
3. 鍋中倒油燒至五成熱，放入香菇丁翻炒均勻，然後調入鹽、醬油、白糖炒至香菇熟。
4. 最後用太白水粉勾芡，放入炒熟的青江菜翻炒均勻即可。

降脂功效

青江菜富含膳食纖維和維生素，香菇含有核酸類物質和香菇素，二者搭配食用，可以抑制血膽固醇上升，對心臟病和高脂血症患者有降脂作用。

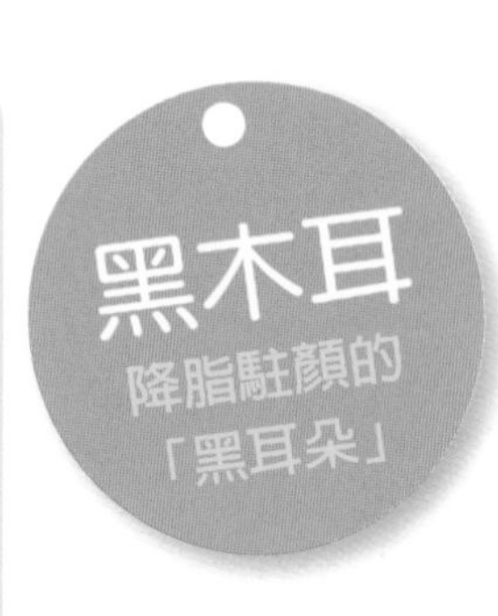

性味歸經：

性平，味甘，歸肺、胃、肝經。

最佳用量：

每餐宜食 50 ～ 70 克（水發）。

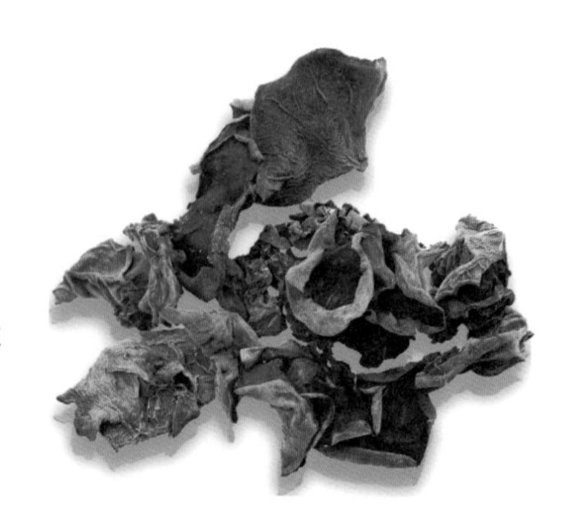

降脂營養素

膳食纖維、多醣

解密降脂功效

黑木耳含有大量的膳食纖維，可以刺激腸蠕動，促進排便，加速膽固醇排出體外；黑木耳還含有多種多醣，可抑制凝血酶活動，預防血栓形成，避免膽固醇附著在血管壁上。

這樣對抗併發症

黑木耳能防止血栓形成，延緩動脈粥樣硬化，有益於高血脂併發冠心病和腦中風；它所含的豐富膳食纖維，能加速腸道脂肪食物的排泄，防止高血脂併發肥胖症的發生。

宜忌人群

✔ 心腦血管、結石症患者，以及礦工等人宜食

✘ 慢性腹瀉患者忌食

✘ 有鼻出血、齒齦出血、胃腸道出血等出血性疾病的患者忌食

✘ 孕婦少食

成分表（每100克可食部分）

營養素	含量	同類食物比較
熱量	205 大卡	中★★☆
膽固醇	—	低★☆☆
蛋白質	12.1 克	中★★☆
脂肪	1.5 克	低★☆☆

降脂怎麼吃

新鮮的黑木耳含有毒素，不可食用。

黑木耳中的黑木耳多醣容易受溫度的影響，時間稍長就會遭到破壞，因此最佳的烹調方法是涼拌。

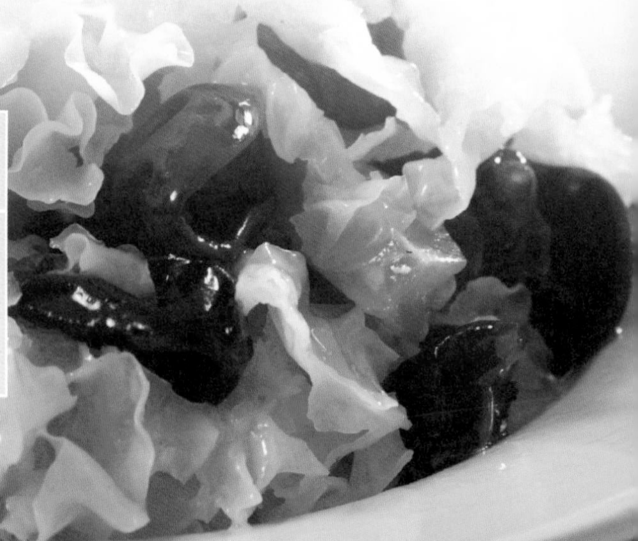

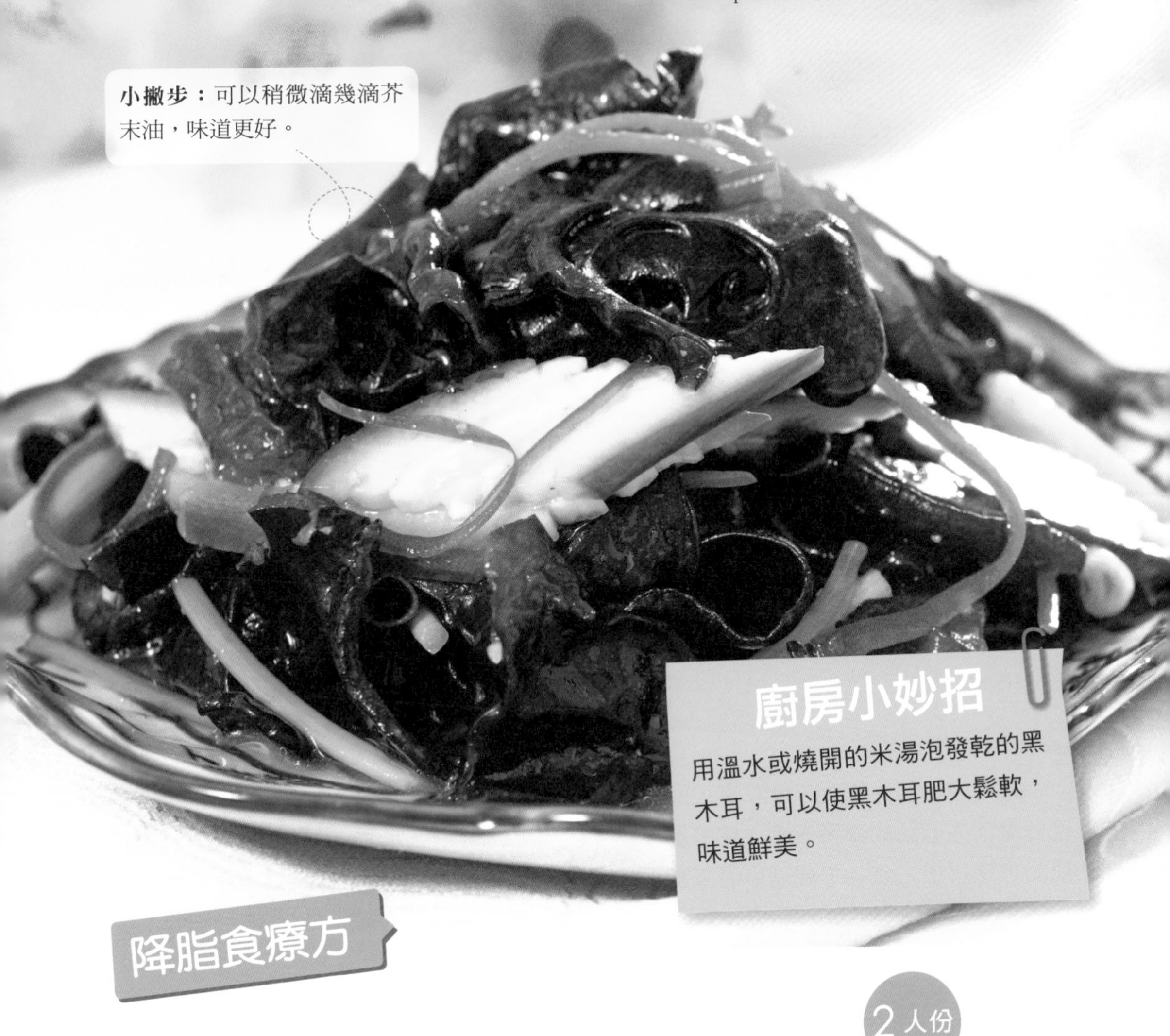

小撇步：可以稍微滴幾滴芥末油，味道更好。

廚房小妙招

用溫水或燒開的米湯泡發乾的黑木耳，可以使黑木耳肥大鬆軟，味道鮮美。

降脂食療方

2 人份

爽口木耳　降膽固醇的功效、防治心腦血管疾病

材料　水發黑木耳 100 克，黃瓜 100 克，紅辣椒 2 個，鹽、芝麻油、蒜汁、蔥絲、白糖、醋各適量。

做法

1. 水發黑木耳去蒂，洗淨，撕小片備用；黃瓜洗淨，切塊；紅辣椒洗淨，切絲。
2. 鍋內放水煮沸，放入洗好的黑木耳汆燙一下，撈出，沖涼，瀝水。
3. 將黑木耳片、黃瓜塊、紅辣椒絲放入容器中，加入鹽、芝麻油、蒜汁、蔥絲、白糖、醋拌勻即可。

降脂功效

黑木耳和蔥、蒜搭配食用，能增強降膽固醇的功效，對防治心腦血管疾病有很好的作用。

促進膽固醇代謝，減少吸收

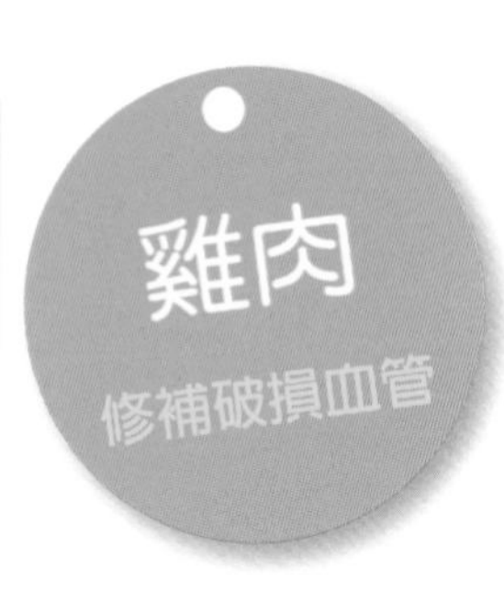

性味歸經：

性溫，味甘，歸脾、胃經。

最佳用量：

每天宜食 100 克。

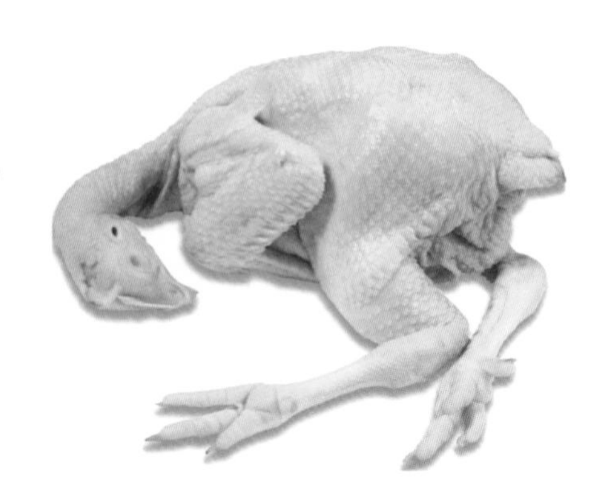

降脂營養素

維生素B群、煙酸

解密降脂功效

雞肉中含有豐富的維生素B群和煙酸，有益於破損血管的修補，使膽固醇不易沉積。

這樣對抗併發症

雞肉中的維生素B群和煙酸，還可促進負責代謝脂肪的輔酶活動，使肝臟中的脂肪加速排出，避免形成肥胖及脂肪肝。對高血脂併發肥胖症、脂肪肝有防治作用。

宜忌人群

- ✔ 氣血不足、營養不良者宜食
- ✔ 產後無乳、貧血者宜食
- ✘ 感冒發熱、內火偏旺、痰濕偏重、肥胖症、膽囊炎、膽石症患者忌食
- ✘ 肝陽上亢及口腔糜爛、皮膚癤腫、大便祕結者忌食
- ✘ 服用鐵劑時不宜食用
- ✘ 有腎病的人應盡量少吃，尿毒症患者忌食

成分表（每100克可食部分）

營養素	含量	同類食物比較
熱量	167 大卡	低★☆☆
膽固醇	106 毫克	高★★★
蛋白質	19.3 克	高★★★
脂肪	9.4 克	低★☆☆

降脂怎麼吃

雞屁股是淋巴最集中的地方，也是儲存病菌、病毒和致癌物的倉庫，因此不宜食用。

雞的肉質細嫩，滋味鮮美，最適合高脂血症患者的烹飪方法是燉湯、燜炒，可將雞皮及皮下脂肪去掉。

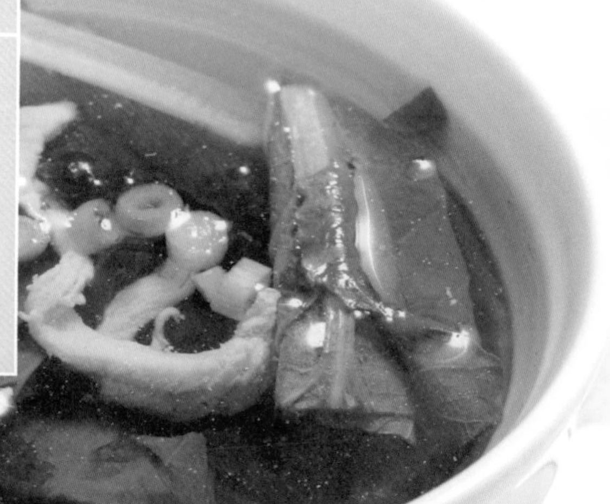

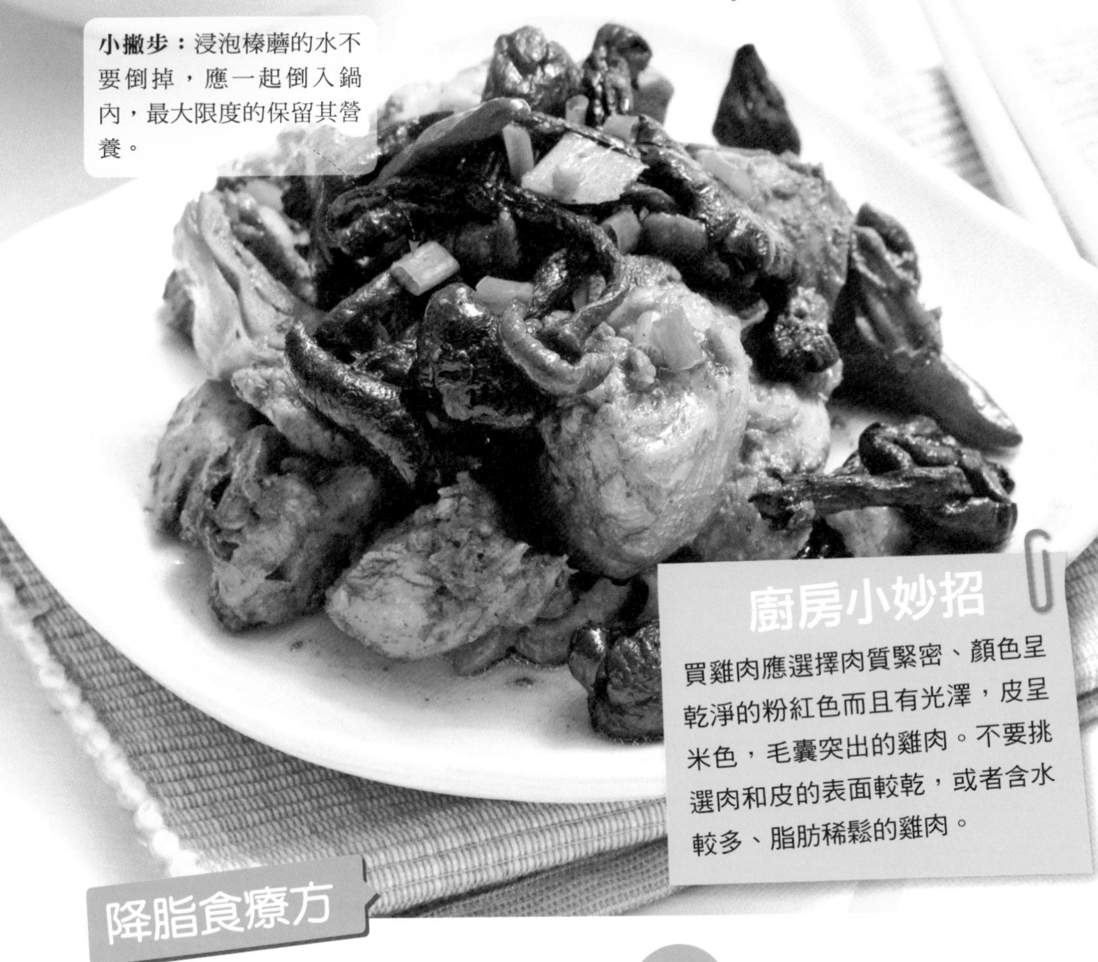

小撇步：浸泡榛蘑的水不要倒掉，應一起倒入鍋內，最大限度的保留其營養。

廚房小妙招

買雞肉應選擇肉質緊密、顏色呈乾淨的粉紅色而且有光澤，皮呈米色，毛囊突出的雞肉。不要挑選肉和皮的表面較乾，或者含水較多、脂肪稀鬆的雞肉。

降脂食療方

小雞燉蘑菇　防止膽固醇沉積

3人份

材料　雞肉300克，榛蘑100克，蔥段、薑片各10克，八角、白糖各5克，醬油、料酒各15克，鹽3克，植物油10克。

做法

1. 雞肉洗淨切成小塊；榛蘑去除雜質和根部，用清水洗淨，用溫水泡30分鐘，瀝乾備用，浸泡榛蘑的水過濾掉雜質後備用。
2. 炒鍋燒熱，放入油燒至六成熱，放入雞塊翻炒至雞肉變色，水分收乾，放入蔥段、薑片、八角炒出香味，加入榛蘑一起炒勻，加入醬油、白糖、料酒，將顏色炒勻，加入浸泡過榛蘑的水燒開。
3. 加蓋轉中火燉40分鐘左右，至雞肉酥爛，湯汁收濃，最後用鹽調味，裝盤即可。

降脂功效

有益於破損血管的修補，使膽固醇不易沉積。

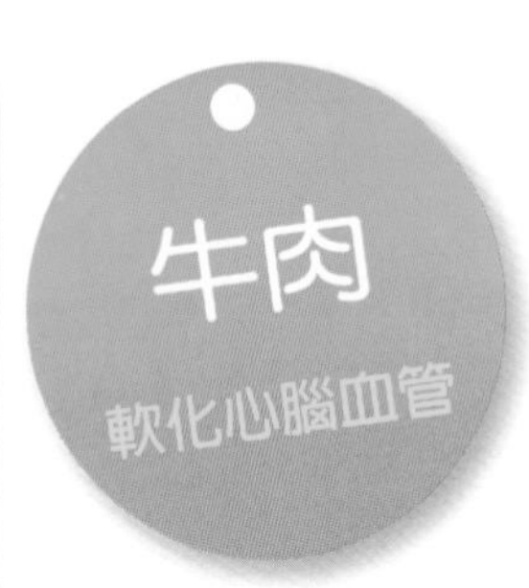

性味歸經：

性平，味甘，歸脾、胃經。

最佳用量：

每餐宜食 80 克。

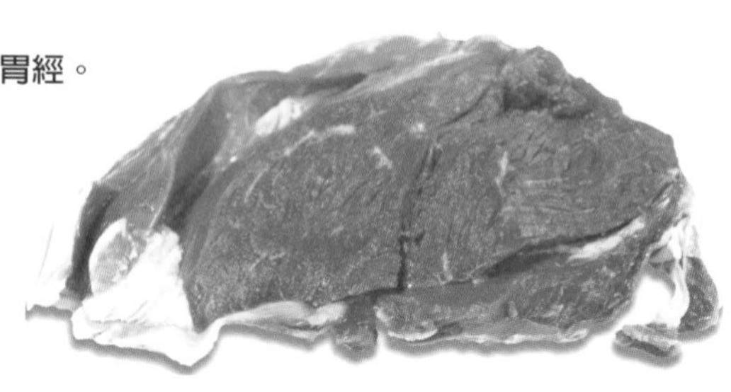

降脂營養素

亞油酸

解密降脂功效

牛肉的亞油酸，能降低血液膽固醇，預防動脈粥樣硬化，具有軟化心腦血管、促進血液循環、降脂降壓、促進新陳代謝、調節內分泌和減緩衰老等作用。

這樣對抗併發症

牛肉中的鎂有助於降低高血脂併發心血管疾病的危險。

宜忌人群

✔ 一般人群均可食用

✘ 皮膚病、肝病、腎病患者慎食

成分表（每100克可食部分）

營養素	含量	同類食物比較
熱量	125 大卡	低★☆☆
膽固醇	84 毫克	中★★☆
蛋白質	19.9 克	高★★★
脂肪	4.2 克	低★☆☆

降脂怎麼吃

一週吃一次牛肉即可，不可吃太多。另外，牛油更應少食為妙，否則會增加體內膽固醇和脂肪的積累量。

牛肉一般可以用炒、燒、燉、蒸、烤、燜等方法烹調。對高脂血症病人來說，清燉牛肉保存營養成分比較好，且油脂較少，是最佳的烹飪選擇。

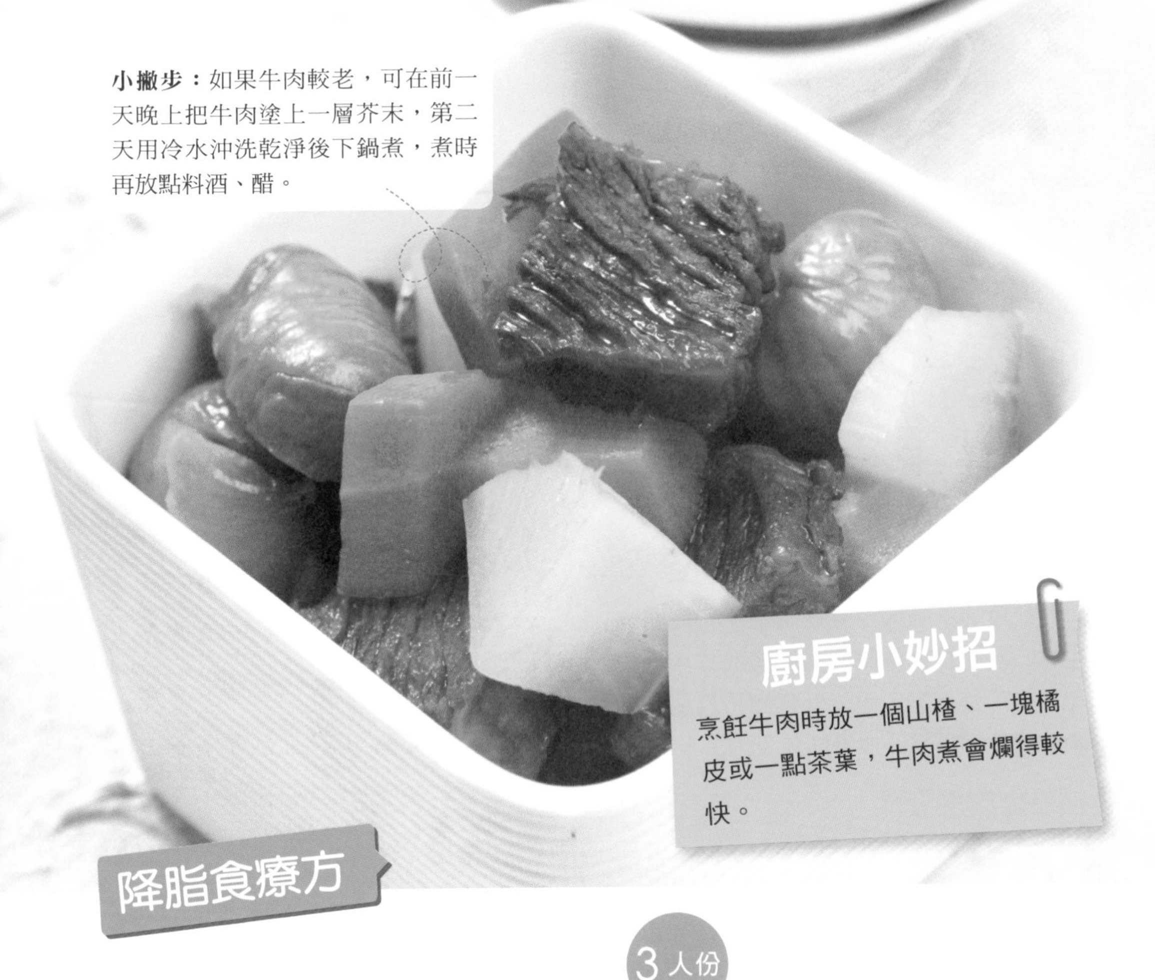

小撇步：如果牛肉較老，可在前一天晚上把牛肉塗上一層芥末，第二天用冷水沖洗乾淨後下鍋煮，煮時再放點料酒、醋。
廚房小妙招
烹飪牛肉時放一個山楂、一塊橘皮或一點茶葉，牛肉煮會爛得較快。

降脂食療方

3 人份

紅燒蘿蔔牛肉 降低膽固醇

材料 白蘿蔔、牛肉各 250 克，胡蘿蔔 100 克，板栗 50 克，植物油、蔥段、薑片各 10 克，醬油、料酒各 10 克。

做法

❶ 將白蘿蔔和胡蘿蔔洗淨，去皮，切成塊；牛肉切成同樣大小的塊；板栗去殼及皮。

❷ 鍋置火上，放油燒熱，炒香蔥段、薑片，放入牛肉，用大火炒至肉色變白，盛出；用剩下的油炒白蘿蔔塊及胡蘿蔔塊，至略帶燒焦狀盛出。

❸ 鍋中放牛肉、清水、醬油、料酒，用大火燒開後改小火燉煮 1 小時，在煮好的牛肉鍋中放入白蘿蔔塊、胡蘿蔔塊及板栗，至變軟後再稍煮收汁即可。

降脂功效

降低血液膽固醇，預防動脈粥樣硬化。

性味歸經：
性平，味甘，歸脾、腎經。
最佳用量：
每天宜食 80 克。

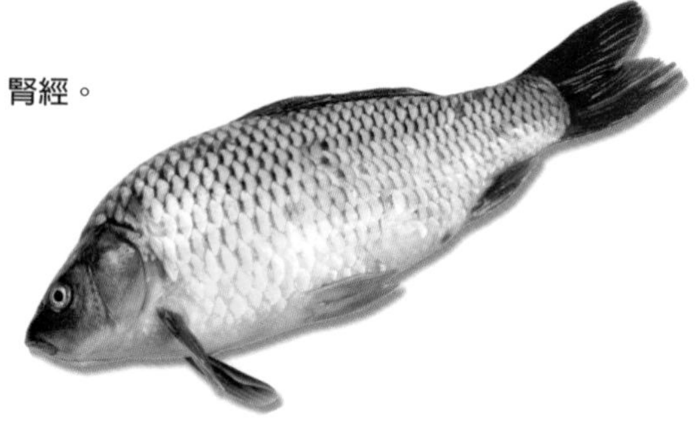

降脂營養素

不飽和脂肪酸、鎂

解密降脂功效

鯉魚的脂肪大部分是由不飽和脂肪酸組成，具有良好的降低膽固醇的作用；鯉魚含有的鎂元素，可降低代謝不良引發的脂肪囤積，提高心血管的免疫力。

這樣對抗併發症

鯉魚含有豐富的鉀離子，可防治低血鉀症，增強肌肉的強度，幫助高血壓患者改善肌肉疲勞狀況。對高血脂併發高血壓的症狀有一定緩解作用。

宜忌人群

✔ 脾胃虛弱、孕婦胎動不安、妊娠性水腫、肝硬化和肝腹水患者宜食

✖ 惡性腫瘤、支氣管哮喘、痄腮（流行性腮腺炎）、蕁麻疹、濕疹患者應忌食

成分表（每100克可食部分）

營養素	含量	同類食物比較
熱量	109 大卡	低★☆☆
膽固醇	84 毫克	中★★☆
蛋白質	17.6 克	高★★★
脂肪	4.1 克	低★☆☆

降脂怎麼吃

鯉魚的視網膜上含有大量的維生素A，明目的效果特別好，所以吃鯉魚的時候最好吃魚目。

鯉魚最好採用蒸或者燉的方法烹飪，能更好地保留營養素，增進健康，且口味好。

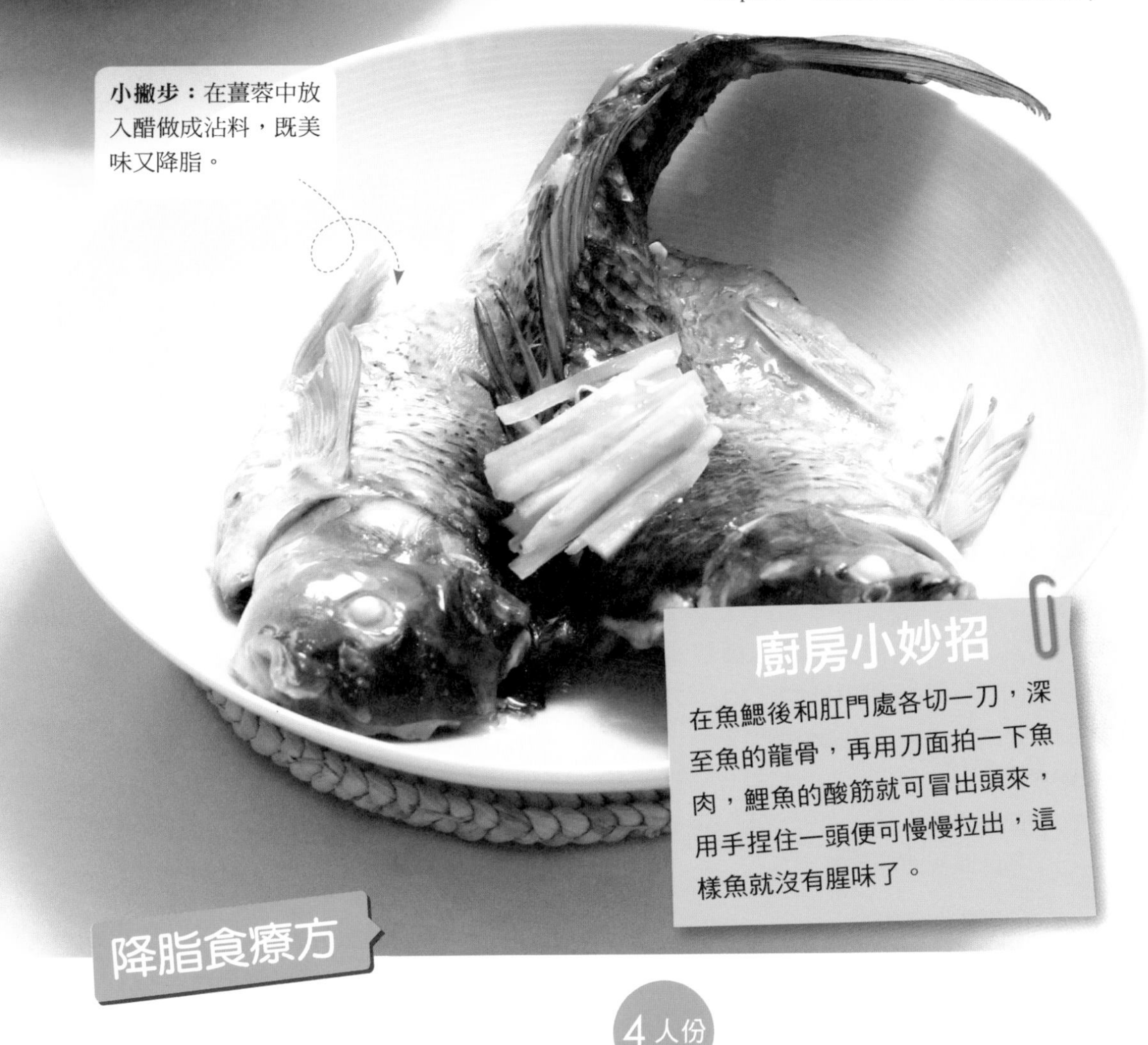

小撇步：在薑蓉中放入醋做成沾料，既美味又降脂。
廚房小妙招
在魚鰓後和肛門處各切一刀，深至魚的龍骨，再用刀面拍一下魚肉，鯉魚的酸筋就可冒出頭來，用手捏住一頭便可慢慢拉出，這樣魚就沒有腥味了。
降脂食療方

清蒸鯉魚 提高心血管免疫力

4 人份

材料 鯉魚 500 克，萵筍 100 克，薑、蔥段各 10 克，料酒 15 克，生抽、鹽、香油各少許。

做法

1. 將鯉魚收拾乾淨後劈成兩半裝盤；萵筍去皮、葉，切絲，薑一部分切片，一部分剁成蓉。
2. 薑片、蔥段、料酒、鹽抹滿魚身醃製 15 分鐘以上；在魚盤中加水，放入沸水蒸鍋中蒸 15 分鐘。
3. 取出後將魚盤中的湯倒入炒鍋中燒沸，放入生抽、萵筍絲煮 2 分鐘，起鍋淋在魚身上，撒上薑末、滴上香油即可食用。

降脂功效

降低膽固醇，降低代謝不良引發的脂肪囤積，提高心血管的免疫力。

對抗脂質氧化沉積

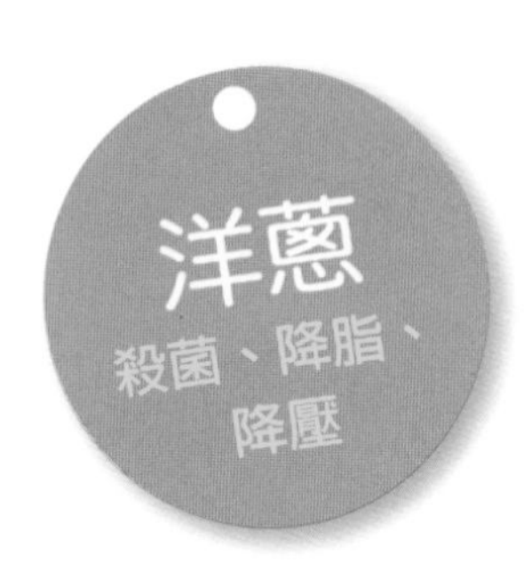

性味歸經：

性涼，味辛甘，歸肺、肝、脾經。

最佳用量：

每天宜食 50 克左右。

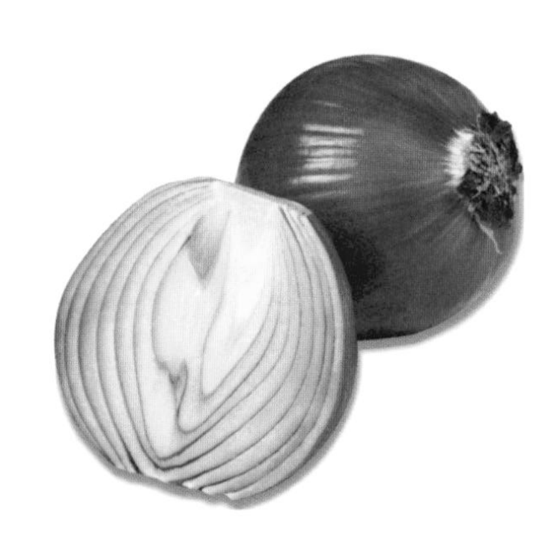

降脂營養素

二烯丙基二硫化合物、硒、維生素C

解密降脂功效

洋蔥中所含有的二烯丙基二硫化合物，可降低血清膽固醇和三酸甘油酯含量，抑制肝臟中膽固醇的合成，有效降血脂，有防止血管硬化的作用。同時，洋蔥富含硒和維生素C，具有抗氧化功效，可防治血脂氧化沉積在血管壁上，還能促進已沉積的膽固醇的分解。

這樣對抗併發症

洋蔥可用於治療消化不良、食慾缺乏、食積內停等症；洋蔥中的前列腺素A能擴張血管、促進血液循環、降低血液黏度，因此常吃洋蔥可預防高血脂併發胃腸病、高血脂併發高血壓等症。

宜忌人群

- ✔ 三高人群宜食
- ✔ 癌症患者宜食
- ✔ 骨質疏鬆患者宜食
- ✖ 患有皮膚瘙癢性疾病和眼疾、眼部充血者不宜多食
- ✖ 胃病、肺胃發炎、熱病患者不宜多食

成分表（每100克可食部分）

營養素	含量	同類食物比較
熱量	39 大卡	低★☆☆
膽固醇	9 克	低★☆☆
蛋白質	1.1 克	低★☆☆
脂肪	0.2 克	低★☆☆

降脂怎麼吃

洋蔥被切開後會產生一種揮發物質蒜素，切開洋蔥後最好放置15分鐘再烹調或食用，這時候蒜素的效果最好。

洋蔥不宜烹調加熱過久，以保留一些微辣味最佳，否則會導致硫化物的流失，並且也會影響口感。

在吃牛肉、羊肉等肉類食物時，搭配點生洋蔥，可解油膩，還能促進消化，防止體內脂肪堆積。

洋蔥一次不宜食用過多，因其易產生揮發性氣體，過量食用會產生脹氣和排氣過多。

洋蔥的烹飪方法多樣，生、熟食均可，可以炒菜也可以做湯、做配料、做涼菜。

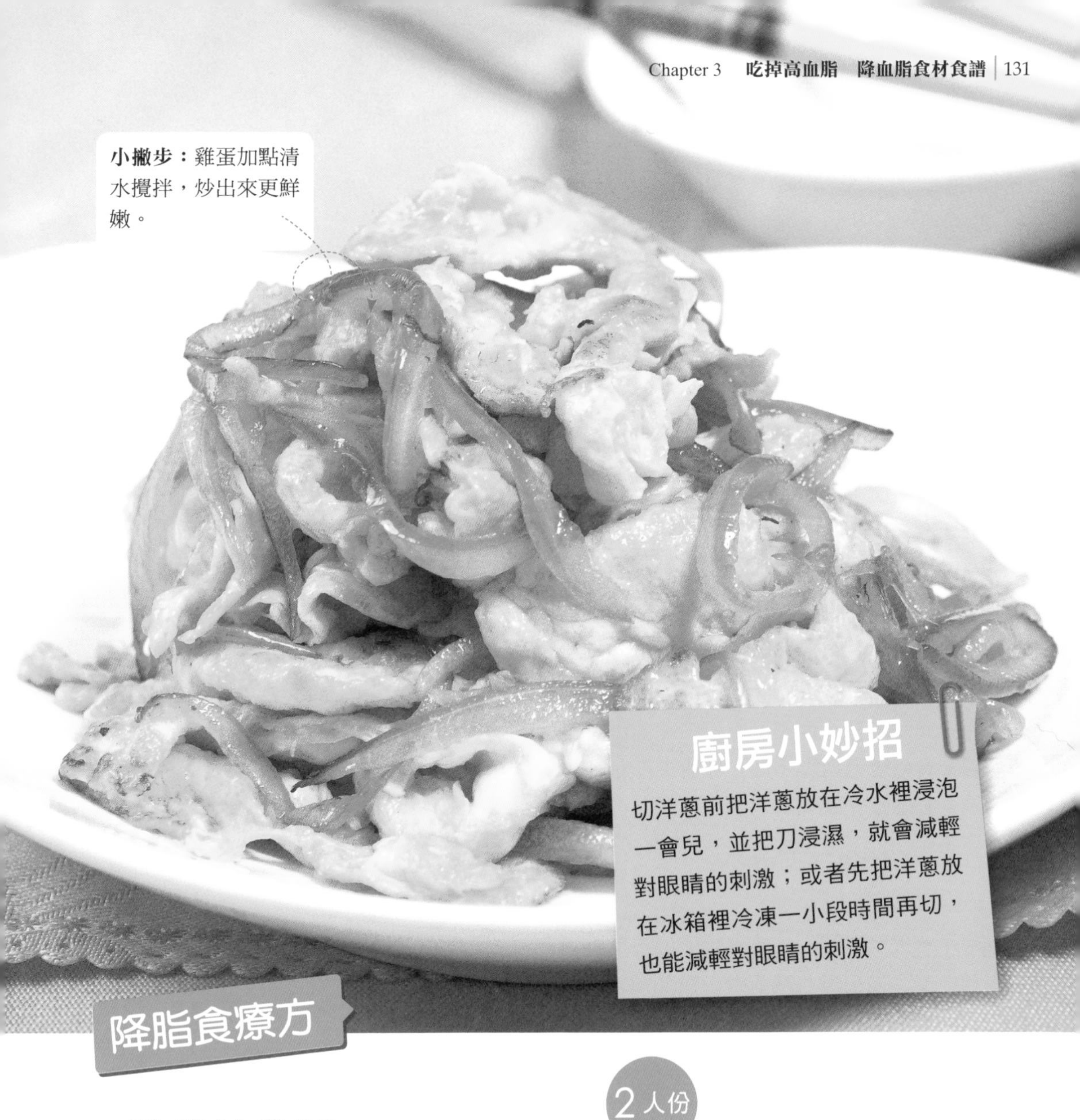
小撇步：雞蛋加點清水攪拌，炒出來更鮮嫩。
廚房小妙招
切洋蔥前把洋蔥放在冷水裡浸泡一會兒，並把刀浸濕，就會減輕對眼睛的刺激；或者先把洋蔥放在冰箱裡冷凍一小段時間再切，也能減輕對眼睛的刺激。
降脂食療方

洋蔥炒雞蛋 降膽固醇、降血糖

2人份

材料 洋蔥100克、雞蛋2個，鹽、植物油各適量。

做法

❶ 洋蔥擇洗乾淨，切絲；雞蛋洗淨，打入碗中，打散。

❷ 炒鍋置火上燒熱，倒入植物油，淋入雞蛋液炒熟，盛出，在原鍋中倒入底油燒熱，放入洋蔥絲炒熟，下入炒熟的雞蛋，加鹽翻炒均勻即可。

降脂功效

洋蔥具有降血脂血糖的作用，而雞蛋營養十分豐富，這兩種食材搭配在一起，尤其針對血脂高的人群，對老年人有著很好的食療效果。

對抗脂質氧化沉積

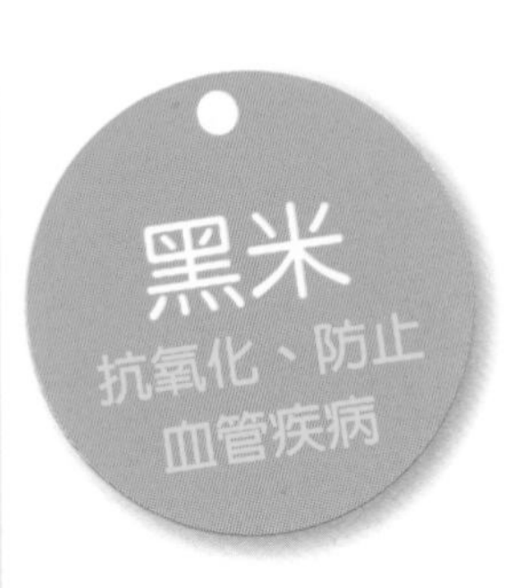

性味歸經：

性平，味甘，歸脾、胃經。

最佳用量：

每天宜食 50 克。

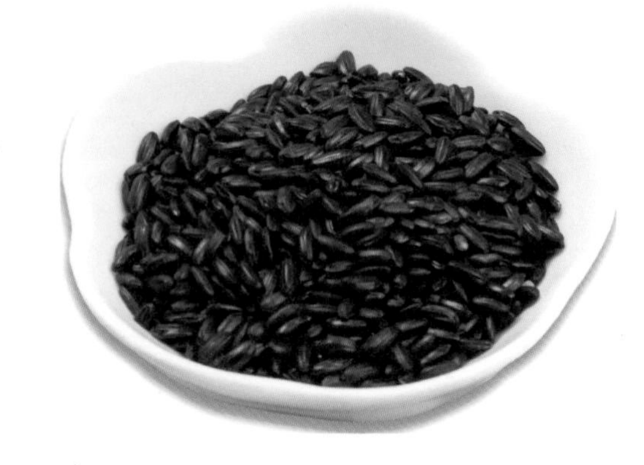

降脂營養素

花色苷類化合物、不飽和脂肪酸

解密降脂功效

黑米的提取物花色苷類化合物和不飽和脂肪酸，能顯著降低血清總三酸甘油酯、總膽固醇、低密度脂蛋白膽固醇的濃度，有效降低血脂水準，改善血脂代謝，減少動脈粥樣硬化的危險性，預防心血管疾病。

這樣對抗併發症

黑米中的鉀、鎂等礦物質還有利於控制血壓、減少患心腦血管疾病的風險，因此對高血脂併發高血壓患者有益。

宜忌人群

- ✔ 產後血虛、病後體虛患者宜食
- ✔ 貧血患者宜食
- ✔ 腎虛患者宜食
- ✔ 少白頭患者宜食
- ✖ 幼兒或老年人少食

成分表（每100克可食部分）

營養素	含量	同類食物比較
熱量	333 大卡	中★★☆
膽固醇	—	低★☆☆
蛋白質	9.4 克	中★★☆
脂肪	2.5 克	低★☆☆

降脂怎麼吃

黑米若不煮爛，不僅很多重要的營養素不能溶出，而且多吃不易消化，可能引起急性腸胃炎，對消化功能較弱的孩子和老弱病者更是如此，所以消化不良的人不要吃未煮爛的黑米。

淘洗黑米時切忌用力揉搓，清洗時要輕輕淘洗，否則容易使黑米表皮的色素溶於水中，導致營養元素流失。

黑米用來煮粥口感最好，煮粥時，最好配些糯米來增加黏度；而黑糯米黏性較大，烹煮時可添加適量的普通米來調節黏度。

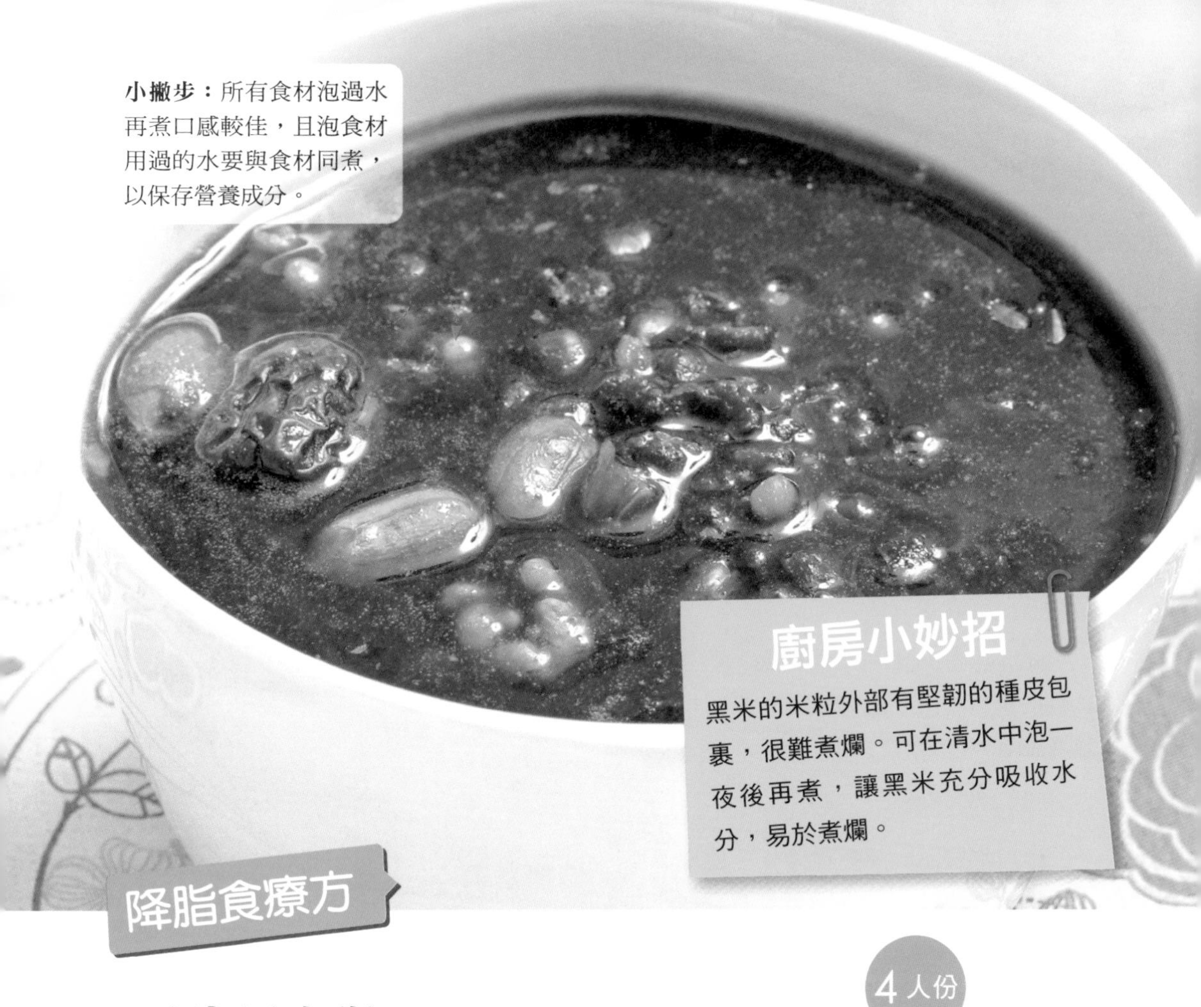

小撇步：所有食材泡過水再煮口感較佳，且泡食材用過的水要與食材同煮，以保存營養成分。

廚房小妙招

黑米的米粒外部有堅韌的種皮包裹，很難煮爛。可在清水中泡一夜後再煮，讓黑米充分吸收水分，易於煮爛。

降脂食療方

八寶黑米粥 改善血脂代謝、預防心血管疾病

4人份

材料 黑米 30 克，蓮子、薏仁、紅豆、花生仁、桃仁、百合各 10 克，紅棗 5 枚，冰糖 5 克。

做法

1. 將以上 8 種食物用清水洗淨後，浸泡一晚備用。
2. 將這 8 種食物連同浸泡的水一同倒入煮鍋中，再加入適量清水，用大火加熱煮沸後轉小火煮 2 小時，邊煮邊用勺子輕輕攪動以免糊鍋，直至 8 種食物軟爛，粥黏稠。
3. 往粥中放入適量冰糖調味，冰糖化開後即可食用。

降脂功效

降低血清總三酸甘油酯、總膽固醇、低密度脂蛋白膽固醇的濃度，有效降低血脂水準，改善血脂代謝，減少動脈粥樣硬化的危險性，預防心血管疾病。

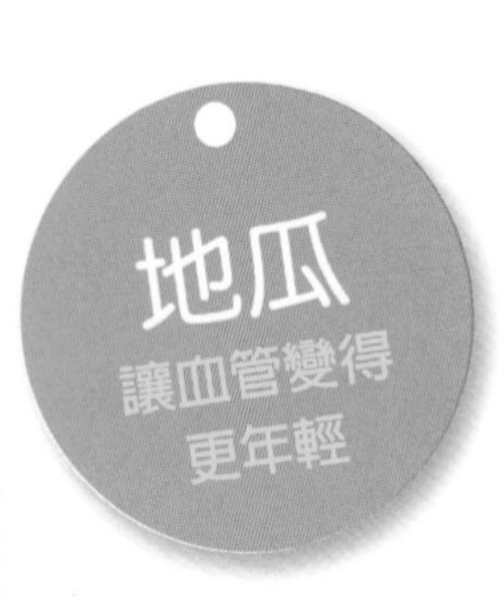

性味歸經：
性平，味甘，歸脾、腎經。
最佳用量：
每天宜食 50 克。

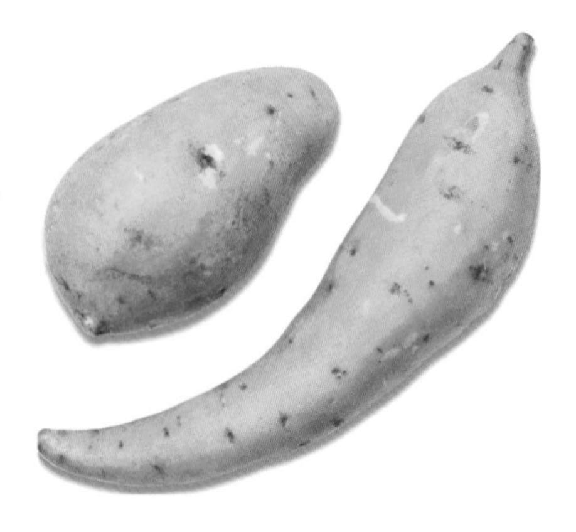

降脂營養素

β－胡蘿蔔素、維生素C

解密降脂功效

地瓜富含的β－胡蘿蔔素、維生素C具有抗氧化作用，能夠預防脂質沉積，有效降血脂。

這樣對抗併發症

地瓜能預防動脈粥樣硬化，使皮下脂肪減少，避免出現過度肥胖，對高血脂並發肥胖症患者有益。

宜忌人群

- ✔ 適合便祕者食用
- ✔ 適合肝腎功能不佳、動脈硬化、大腸癌者食用
- ✔ 視力不良、夜盲症患者宜用
- ✖ 胃悶脹氣的人不宜食用
- ✖ 胃潰瘍、胃酸過多患者不宜食用

成分表（每100克可食部分）

營養素	含量	同類食物比較
熱量	99 大卡	低★☆☆
膽固醇	—	低★☆☆
蛋白質	1.1 克	低★☆☆
脂肪	0.2 克	低★☆☆

降脂怎麼吃

地瓜一定要蒸熟煮透再吃，若地瓜中的澱粉顆粒沒有完全被高溫破壞，會難以消化。而且地瓜中的氣化酶不經高溫破壞，人食用後會產生不適感。

地瓜的烹飪方法多樣，對高脂血症患者來說用來煮粥，做成地瓜飲，或與米麵做成地瓜點心都是不錯的選擇。

小撇步：地瓜煮沸後改用小火，使地瓜中的澱粉酶促進澱粉很快轉變成糖，使地瓜香甜糯軟。

廚房小妙招

將少量明礬和食鹽放入清水中，把切開的生地瓜泡十幾分鐘，洗淨後蒸煮，可防止或減輕腹脹。

降脂食療方

地瓜玉米粥 降血脂、防治動脈粥樣硬化

3 人份

材料　地瓜 200 克，玉米麵 100 克。

做法

❶ 將地瓜洗淨後，去皮切成丁狀備用；玉米麵用水調成稀糊狀。

❷ 將地瓜丁倒入煮鍋中，加入適量清水，用大火加熱煮沸，煮沸後轉小火煮 20 分鐘，邊煮邊用勺子輕輕攪動，直至地瓜軟爛。

❸ 直至綠豆軟爛即可關火。往地瓜粥中加入玉米麵糊，邊加入邊攪動，以使玉米麵能充分拌入地瓜粥中，繼續小火煮 10 分鐘左右，至玉米麵熟軟與地瓜丁充分混勻即可關火。

降脂功效

預防心血管系統的脂質沉積，有效降血脂，防治動脈粥樣硬化。

對抗脂質氧化沉積

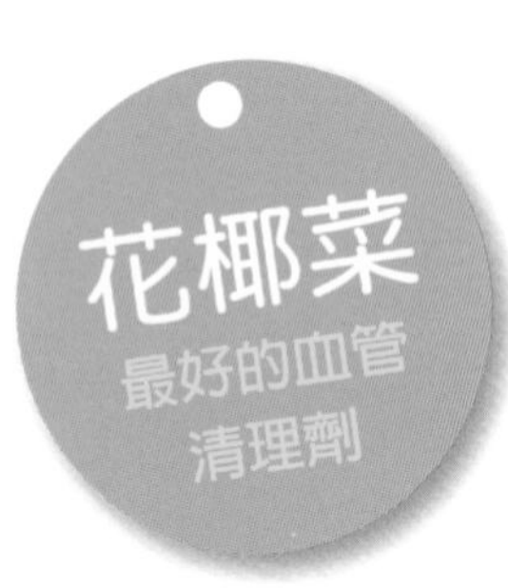

性味歸經：

性平，味甘，歸腎、脾、胃經。

最佳用量：

每天宜食 80 克。

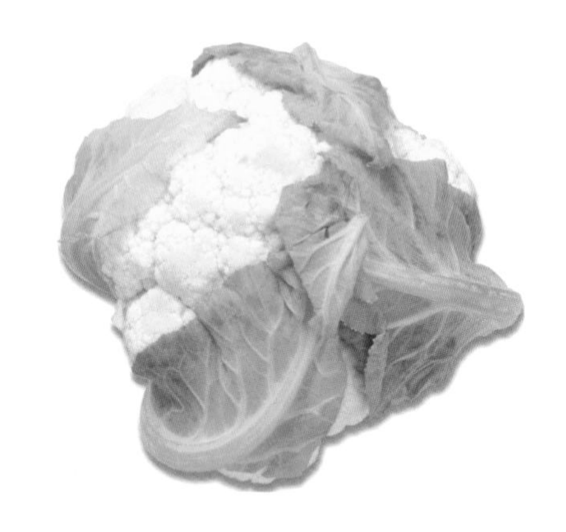

降脂營養素

類黃酮

解密降脂功效

花椰菜中含有的類黃酮可以清除血管上沉積的膽固醇，防止血小板凝集，有效降低血液中膽固醇的含量。

這樣對抗併發症

花椰菜中的類黃酮可以抑制有害的低密度脂蛋白的產生，改變微血管脆性，調節內皮細胞，抑制血小板聚集等功能，防治動脈硬化，降低血栓的形成，達到改善心血管疾病的作用，降低冠心病的發病率和死亡率。類黃酮物質還有增強機體非特異性免疫和體液免疫的功能，可以增強機體抵抗力。

宜忌人群

- ✔ 中老年人、小孩和脾胃虛弱、消化功能不強者宜食
- ✔ 便祕、火氣大者宜食
- ✔ 久病體虛、肢體痿軟、耳鳴健忘者宜食
- ✘ 痛風性尿路結石者慎食

成分表（每100克可食部分）

營養素	含量	同類食物比較
熱量	24 大卡	低★☆☆
膽固醇	—	低★☆☆
蛋白質	2.1 克	低★☆☆
脂肪	0.2 克	低★☆☆

降脂怎麼吃

綠花椰菜的胡蘿蔔素含量高於白色花椰菜，吃綠花椰菜的時候要多嚼幾次，這樣才更有利於營養的吸收。

在烹調花椰菜時，為了減少維生素C和抗癌化合物的流失，可先將其用沸水汆燙，斷其生味，再急火快炒，調味後迅速出鍋，以保持其有益成分和清香脆嫩。

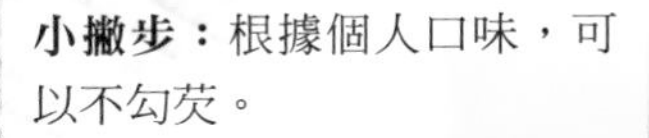

小撇步：根據個人口味，可以不勾芡。

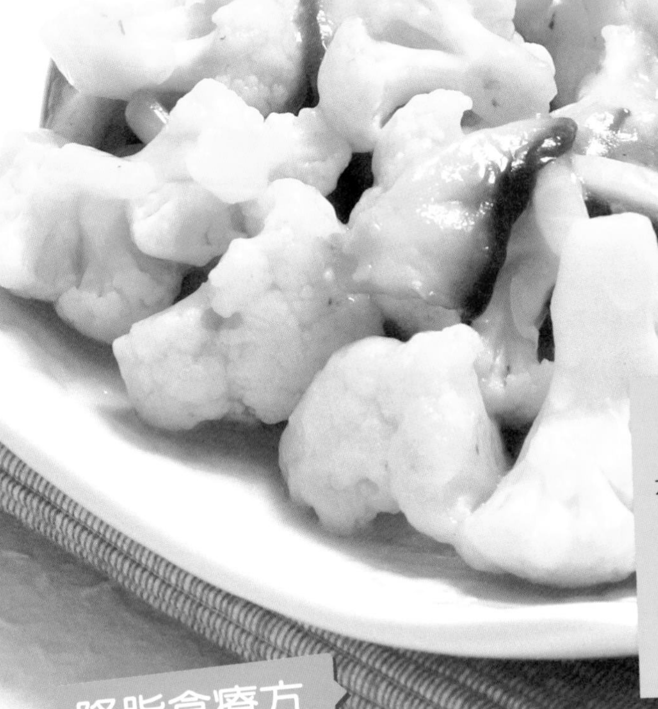

廚房小妙招

花椰菜花朵部分縫隙多，容易生蟲，且易殘留農藥，食用之前，可將花椰菜放在鹽水裡浸泡幾分鐘，以清理菜蟲，清除花朵中殘留的農藥。

降脂食療方

香菇炒花椰菜 降壓降脂、降膽固醇

3 人份

材料 花椰菜 250 克，乾香菇 15 克，花生油 10 克，鹽、蔥段、薑末各 5 克，太白水粉 15 克。

做法

1. 花椰菜在鹽水裡浸泡幾分鐘後，沖洗乾淨，切成小塊，放入沸水鍋內汆燙後撈出備用。
2. 香菇用溫水泡發後，去蒂洗淨，切片備用。
3. 將花生油放入炒鍋內，燒熱後，放入蔥段、薑末煸出香味，再放入適量清水，加入鹽調味，大火燒開後，放入香菇、花椰菜，用小火煨入味後，用太白水粉勾芡即可。

降脂功效

香菇中含腺嘌呤、膽鹼、酪胺酸、氧化酶以及某些核酸物質，能發揮降血壓、降膽固醇、降血脂的作用，與花椰菜同用，效果更佳。

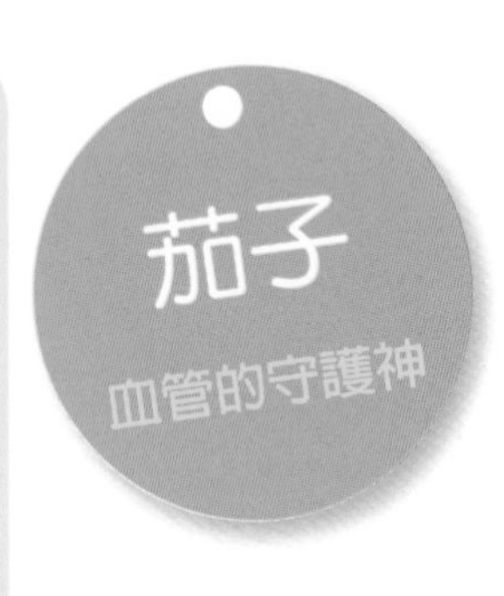

性味歸經：

性微寒，味甘，歸胃、大腸經。

最佳用量：

每天宜食 100 克左右。

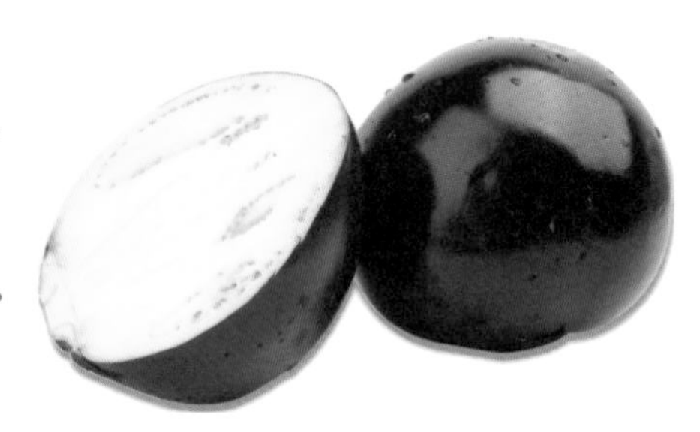

降脂營養素

維生素P

解密降脂功效

茄子所含的維生素P成分，有降血脂的作用，還可使血管壁保持彈性和生理功能，能有效防治動脈硬化、冠心病等疾病。

這樣對抗併發症

茄子尤其是紫茄子皮中含有豐富的維生素P，對微血管有保護作用，能保持細胞和微血管壁的正常滲透性，增加微血管的韌性和彈性，預防高血脂併發高血壓、冠心病、動脈硬化等疾病。

宜忌人群

- ✔ 心血管疾病患者宜食
- ✖ 脾胃虛寒者吃茄子容易便溏，不宜多吃
- ✖ 哮喘患者忌食
- ✖ 腹脹的人不宜多吃
- ✖ 手術前吃茄子，可能會影響麻醉效果，延長患者甦醒時間，對患者的手術後康復速度有影響，不宜食

成分表（每100克可食部分）

營養素	含量	同類食物比較
熱量	21 大卡	低★☆☆
膽固醇	—	低★☆☆
蛋白質	1.1 克	低★☆☆
脂肪	0.2 克	低★☆☆

降脂怎麼吃

茄子不宜用煎、炸的做法製作，烹調溫度較高、時間較長，這樣做出來的茄子很油膩，也會造成很大的營養損失。因此可以選擇「蒸」這種加熱時間短、用油少的烹飪方法，如拌茄泥，這樣做可以有效地保持茄子的營養成分。

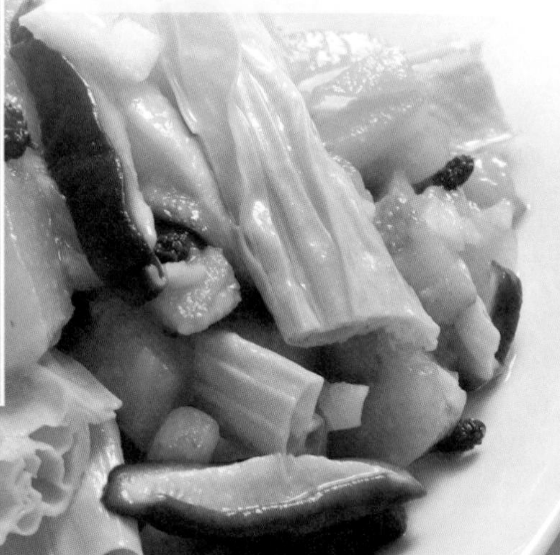

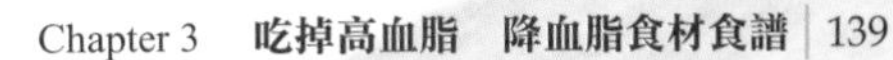

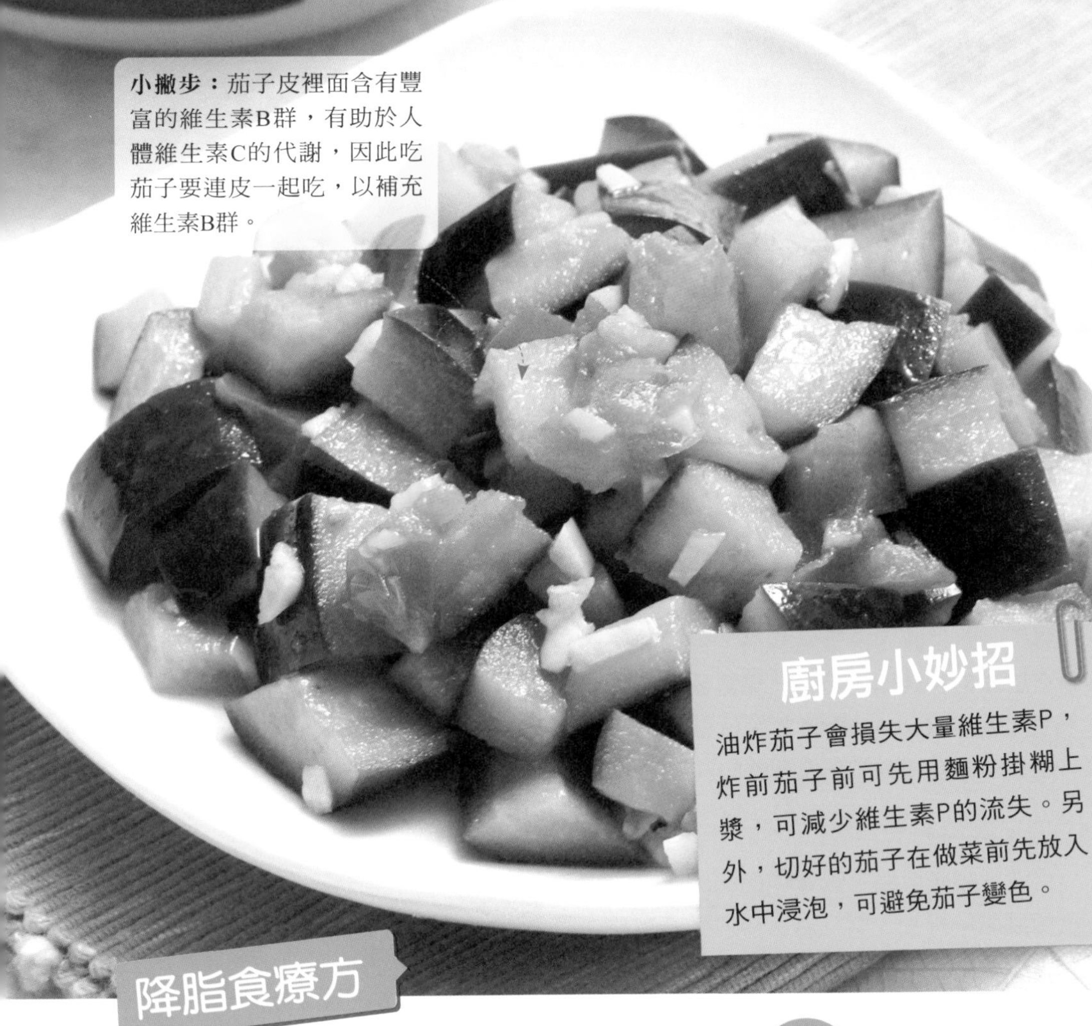

小撇步：茄子皮裡面含有豐富的維生素B群，有助於人體維生素C的代謝，因此吃茄子要連皮一起吃，以補充維生素B群。

廚房小妙招

油炸茄子會損失大量維生素P，炸前茄子前可先用麵粉掛糊上漿，可減少維生素P的流失。另外，切好的茄子在做菜前先放入水中浸泡，可避免茄子變色。

降脂食療方

3 人份

番茄炒茄丁　防治動脈硬化與冠心病

材料　茄子 300 克，番茄 100 克，植物油 15 克，鹽、醋、蒜末各 3 克。

做法

1. 將茄子洗淨後切丁；番茄洗淨後切成小塊備用。
2. 炒鍋中放油，油熱後放入蒜末爆香，再加入茄子煸炒，改小火加蓋燜 3 分鐘。
3. 待茄子變軟時，放入適量鹽、醋，並倒入番茄丁，翻炒至熟即可。

降脂功效

番茄與茄子同炒，並加入醋，有利於保持茄子所含的維生素C和多酚類，營養豐富又能增強茄子降脂之效，有保護血管，防治動脈硬化、冠心病等疾病的作用。

性味歸經：

蛋白性涼，味甘；蛋黃性平，味甘。歸心、腎經。

最佳用量：

正常人每天進食 1 個，高脂血症患者每週不超過 3 個。

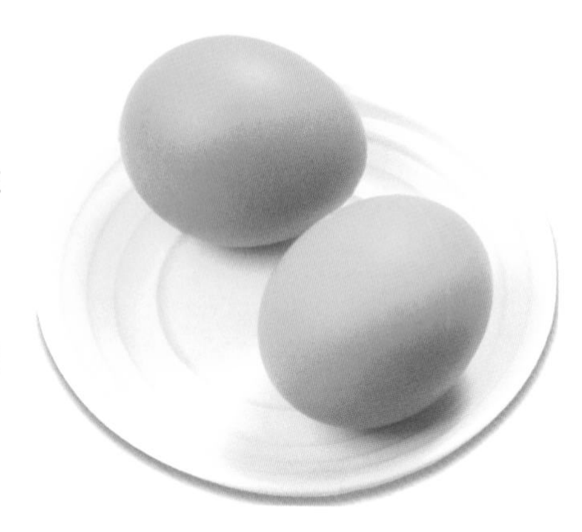

降脂營養素

卵磷脂

解密降脂功效

雞蛋中雖然膽固醇含量較高，但同時也含有豐富的卵磷脂，可使「壞膽固醇」和脂肪的顆粒變小，並使之保持懸浮狀態，阻止膽固醇和脂肪在血管壁的沉積。

這樣對抗併發症

促進肝細胞再生，蛋黃中的卵磷脂可促進肝細胞的再生，對高血脂併發肝病有輔助食療作用。

宜忌人群

- ✔ 生長發育期的嬰幼兒和青少年宜食
- ✖ 服用磺胺類藥物患者忌食

成分表（每100克可食部分）

營養素	含量	同類食物比較
熱量	144 大卡	低★☆☆
膽固醇	585 毫克	高★★★
蛋白質	13.3 克	中★★☆
脂肪	8.8 克	低★☆☆

降脂怎麼吃

雞蛋不宜吃得太多，吃太多不僅不利於胃腸的消化，還會增加肝、腎負擔。

吃雞蛋應以煮、蒸為佳，因為煎、炒、炸雖然好吃，但較難消化，並對高脂血症患者來說油脂過多，不利於控制病情。

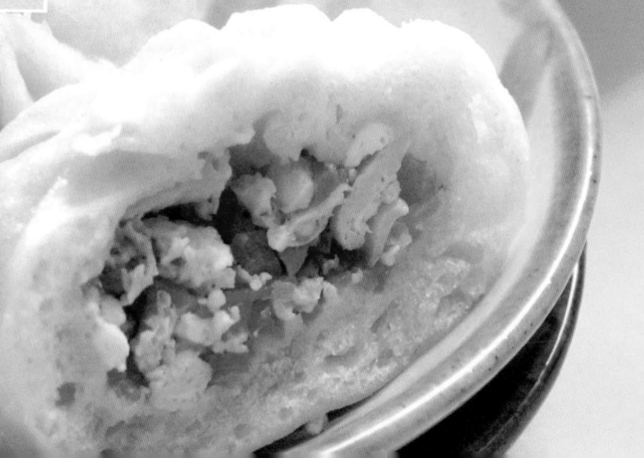

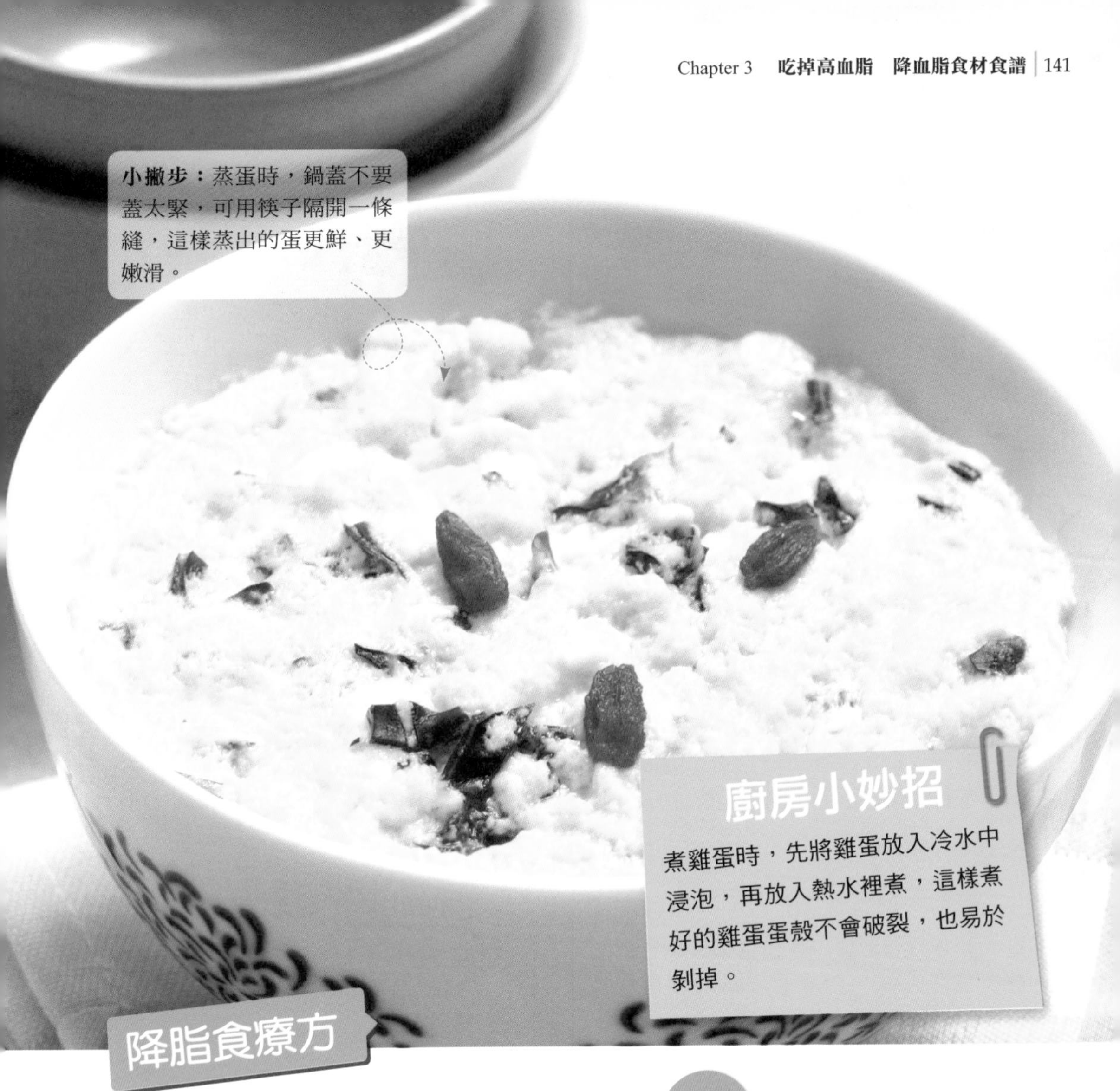

小撇步：蒸蛋時，鍋蓋不要蓋太緊，可用筷子隔開一條縫，這樣蒸出的蛋更鮮、更嫩滑。
廚房小妙招
煮雞蛋時，先將雞蛋放入冷水中浸泡，再放入熱水裡煮，這樣煮好的雞蛋蛋殼不會破裂，也易於剝掉。
降脂食療方

木耳蒸蛋　阻止膽固醇和脂肪沉積

1人份

材料　水發黑木耳 30 克，雞蛋 1 個（約 60 克），枸杞 5 克，鹽 3 克。

做法

1. 黑木耳洗淨，切碎；雞蛋打散，加少許鹽調味，並對入適量白開水攪拌均勻，將切碎的黑木耳放入蛋液中。
2. 鍋內加水燒開，將備好的蛋液隔水蒸 10 分鐘，關火即可。
3. 將洗淨的枸杞放在蒸蛋上做裝飾。

降脂功效

使「壞膽固醇」和脂肪的顆粒變小，阻止膽固醇和脂肪在血管壁的沉積。

性味歸經：

性平，味甘微酸，歸腎、肝、胃經。

最佳用量：

每天宜食 100 克左右。

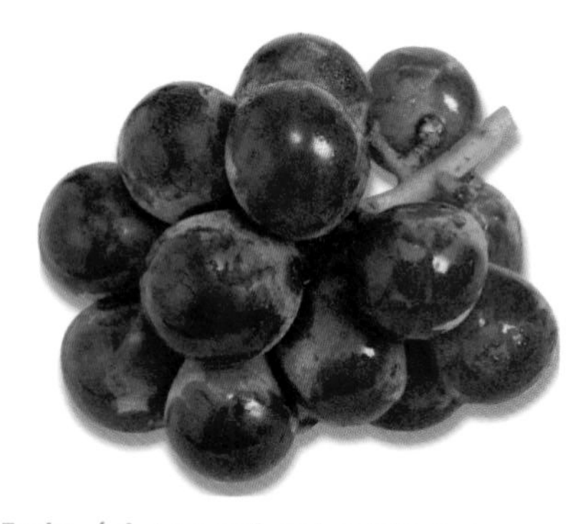

降脂營養素

白藜蘆醇、黃酮類物質

解密降脂功效

葡萄皮含豐富的白藜蘆醇和黃酮類物質，可降低血液中膽固醇含量，研究證明葡萄酒在增加血漿中高密度脂蛋白的同時，能減少低密度脂蛋白含量。因此多吃葡萄可有效降低血脂、防治動脈硬化。

這樣對抗併發症

葡萄中的維生素P，可降低胃酸毒性，並有利膽的作用，可輔助治療胃炎、腸炎及嘔吐等，對高血脂併發腸胃炎有益。

宜忌人群

✔ 一般人群均可食用

✘ 內熱、嚴重蛀牙及肥胖者慎食

✘ 便祕、腸胃虛弱者、糖尿病患者不宜多食

成分表（每100克可食部分）

營養素	含量	同類食物比較
熱量	43 大卡	低★☆☆
膽固醇	—	低★☆☆
蛋白質	0.5 克	低★☆☆
脂肪	0. 2 克	低★☆☆

降脂怎麼吃

葡萄皮和葡萄籽聚集了葡萄中大部分營養，葡萄皮富含白藜蘆醇，葡萄籽富含聚合型原花青素，這兩種物質有極高的抗氧化活性，可降血脂、抗癌、抗輻射、預防心血管疾病，因此吃葡萄時最好帶皮和籽吃，可以榨汁飲用。

葡萄直接食用最好，此外，還可以將葡萄洗淨去梗後榨汁，加入適量白糖調味即可。

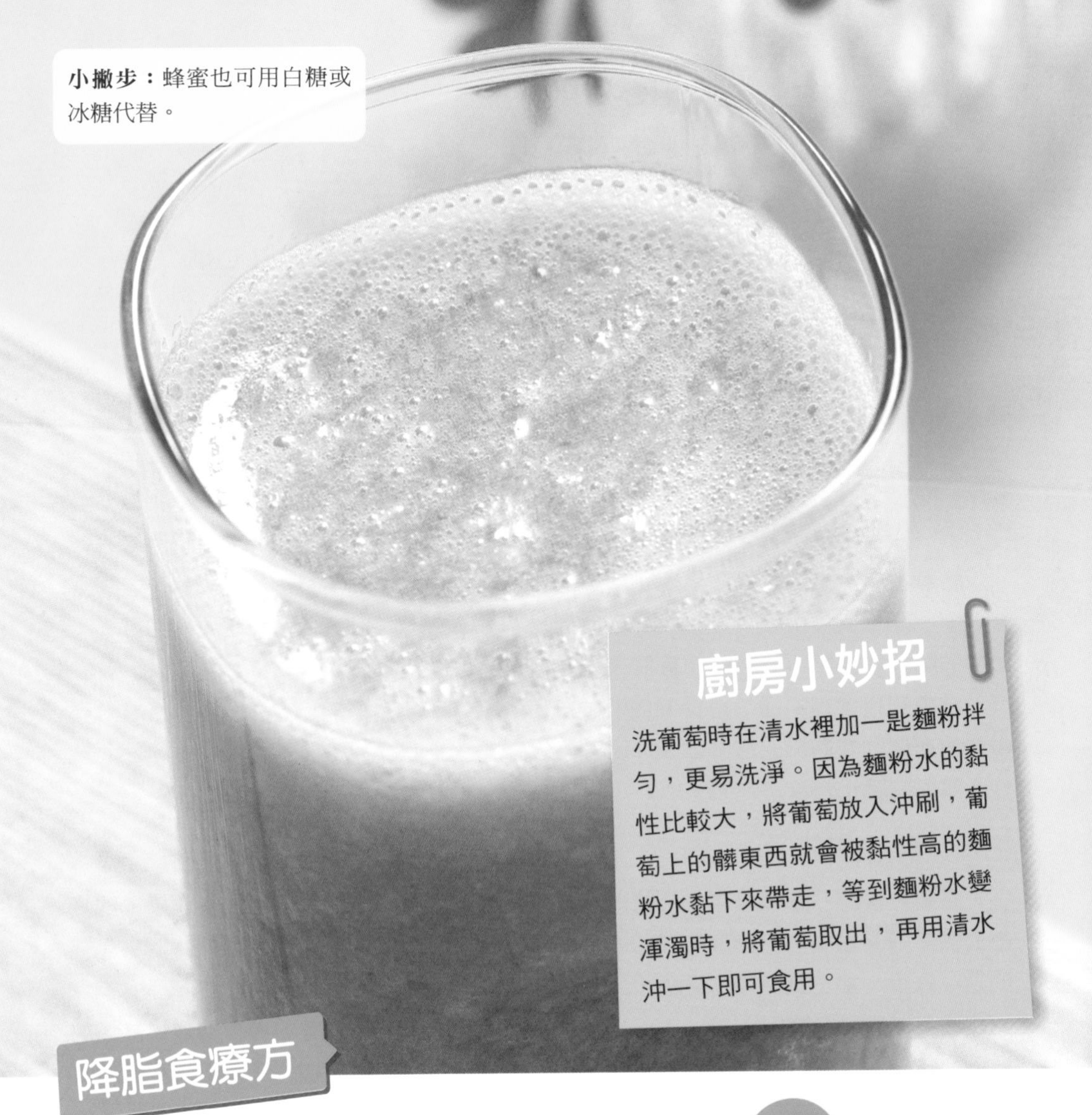

小撇步：蜂蜜也可用白糖或冰糖代替。

廚房小妙招

洗葡萄時在清水裡加一匙麵粉拌勻，更易洗淨。因為麵粉水的黏性比較大，將葡萄放入沖刷，葡萄上的髒東西就會被黏性高的麵粉水黏下來帶走，等到麵粉水變渾濁時，將葡萄取出，再用清水沖一下即可食用。

降脂食療方

草莓葡萄橙汁 降低血脂、防治動脈硬化

1 人份

材料 葡萄 100 克，草莓 50 克，柳丁 50 克，蜂蜜適量。

做法

❶ 草莓去蒂洗淨，切成小丁；葡萄洗淨，去籽切碎；柳丁去皮，切丁。

❷ 將上述食材放入果汁機中，加入適量飲用水攪打，打好後加入蜂蜜調勻即可。

降脂功效

降低血液中膽固醇含量，減少低密度脂蛋白含量，有效降低血脂、防治動脈硬化。

對抗脂質氧化沉積

性味歸經：

性溫，味甘，歸肝、脾、腎經。

最佳用量：

每天宜食 50 克。

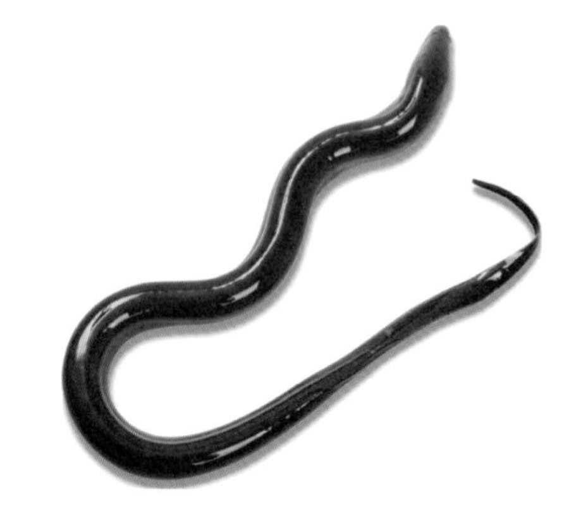

降脂營養素

維生素B_2、錳

解密降脂功效

鱔魚含有豐富的維生素B_2，可保護血管健康，防止脂質沉積，能促使肝臟及血液中的膽固醇排出，有效防止肥胖及脂肪肝。此外鱔魚含有的錳，可抑制血液中自由基的產生，有利於三酸甘油酯和膽固醇在人體內的轉化及輸送。

這樣對抗併發症

鱔魚所含的「鱔魚素」，能降低和調節血糖，對高血脂併發糖尿病有較好的輔助治療作用，加上其脂肪含量極少，常吃有利於糖尿病患者控制病情。

宜忌人群

- ✔ 身體虛弱、氣血不足、營養不良者宜食
- ✔ 風濕痺痛、四肢痠疼無力、糖尿病患者、高脂血症及心腦血管患者宜食
- ✔ 子宮下垂者宜食

- ✘ 紅斑性狼瘡者忌食
- ✘ 支氣管炎患者忌食
- ✘ 皮膚瘙癢患者忌食

成分表（每100克可食部分）

營養素	含量	同類食物比較
熱量	89 大卡	低★☆☆
膽固醇	126 毫克	高★★★
蛋白質	18.0 克	高★★★
脂肪	1.4 克	低★☆☆

降脂怎麼吃

鱔魚肉質細嫩，味道鮮美，補陽氣，益虛損，但是食用太多容易導致腹脹，因此在食用鱔魚時配以黃酒、大蒜可溫陽補虛，理氣除脹。

鱔魚肉味鮮美，骨少肉多，最佳的烹飪的方法是清燉，其味道鮮美，營養豐富。

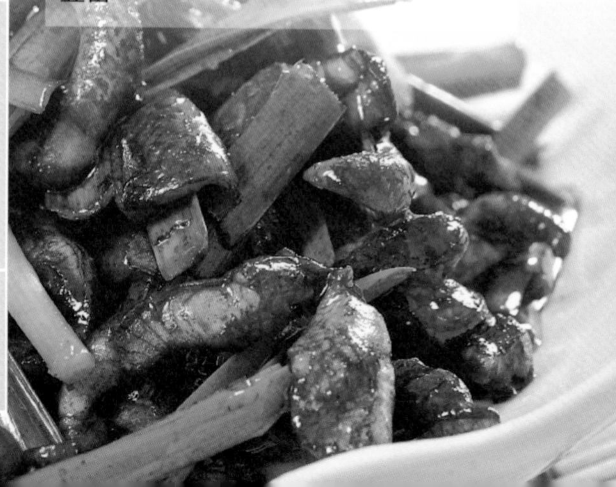

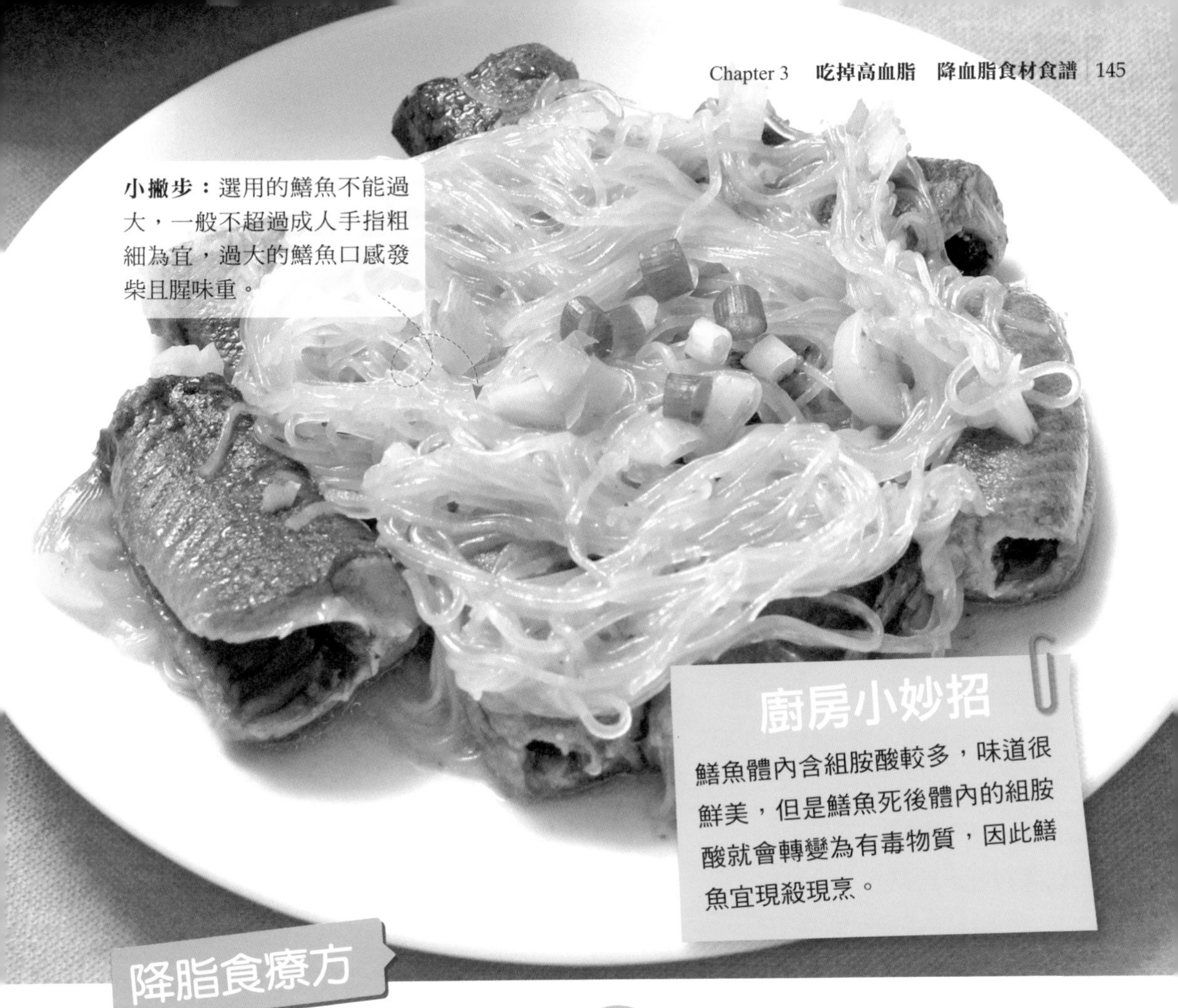

小撇步：選用的鱔魚不能過大，一般不超過成人手指粗細為宜，過大的鱔魚口感發柴且腥味重。

廚房小妙招

鱔魚體內含組胺酸較多，味道很鮮美，但是鱔魚死後體內的組胺酸就會轉變為有毒物質，因此鱔魚宜現殺現烹。

降脂食療方

鱔魚冬粉　防止脂質沉積

4人份

材料　鱔魚200克，乾冬粉100克，植物油、鹽各5克，醋、薑末、蒜末、蔥末、花椒油、紅油各5克。

做法

1. 鱔魚處理乾淨；切段，冬粉浸泡水中泡發。
2. 鍋中放油燒至四成熱，放薑末、蒜末略炒，再下鱔魚段炒約1分鐘，加入剛淹沒鱔魚段的水燒沸，放入冬粉、鹽，煮1分鐘，淋入醋、花椒油，攪拌均勻後淋入紅油裝盤，再撒上蔥末即可。

降脂功效

保護血管健康，防止脂質沉積，促使肝臟及血液中的膽固醇排出，有效防止肥胖及脂肪肝；抑制血液中自由基的產生，有利於三酸甘油酯和膽固醇在人體內的轉化及輸送。

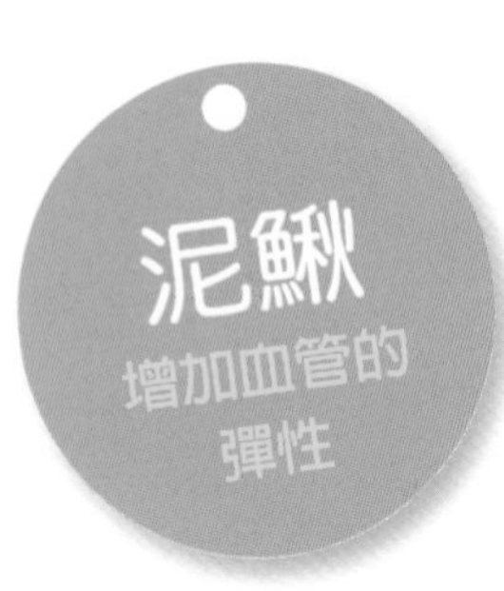

性味歸經：

性平，味甘，歸脾、肺經。

最佳用量：

每天宜食 80 克。

降脂營養素

不飽和脂肪酸

解密降脂功效

泥鰍中所含的不飽和脂肪酸，有利於人體抗血管衰老，增加血管的彈性，降低血脂濃度，有益於高血脂者及心血管患者。

這樣對抗併發症

泥鰍的不飽和脂肪酸，有較強的抗氧化作用，能夠保護胰島β細胞免受自由基的損害。對高血脂病發糖尿病患者有一定食療效果。

宜忌人群

- ✔ 身體虛弱、脾胃虛寒、營養不良、幼兒體虛盜汗者宜食
- ✔ 老年人及有心血管疾病、癌症患者及放療化療後患者宜食
- ✔ 急慢性肝炎及黃疸患者宜食
- ✔ 陽痿、痔瘡、皮膚疥癬瘙癢患者宜食

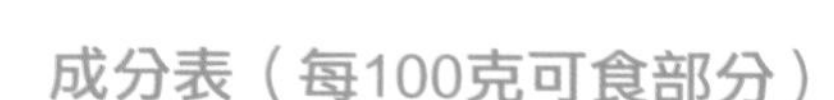

成分表（每100克可食部分）

營養素	含量	同類食物比較
熱量	96 大卡	低★☆☆
膽固醇	136 微克	高★★★
蛋白質	17.9 克	高★★★
脂肪	2.0 克	低★☆☆

降脂怎麼吃

泥鰍體內含有組胺酸，死後會繼續分解，並轉化為組胺，因此泥鰍宜現殺現吃。

泥鰍最好的烹飪方法是和豆腐一起做成湯，泥鰍和豆腐都有延緩血管衰老的作用，營養素可充分互補。

小撇步：泥鰍土腥味很重，食用時先把泥鰍放到清水裡一段時間，然後再用鹽水清洗或直接用鹽輕擦魚的表面。

廚房小妙招

買來的泥鰍可用清水漂一下，放在裝有少量水的塑膠袋中，紮緊口，放冰箱中冷凍，泥鰍長時間都不會死掉，燒製時，取出泥鰍，倒在一個冷水盆內，待冰塊化凍時，泥鰍就會復活。

降脂食療方

3 人份

大棗泥鰍湯 降低血脂濃度

材料 大棗（去核）15 克，泥鰍 240 克，薑片 5 克，鹽 3 克。

做法

1. 泥鰍開膛洗淨。
2. 將泥鰍加水與去核棗、薑片一起煮熟。
3. 加入鹽調味即可。

降脂功效

有利於人體抗血管衰老，增加血管的彈性，降低血脂濃度，有益於高血脂者及心血管患者。

其他途徑有效降血脂

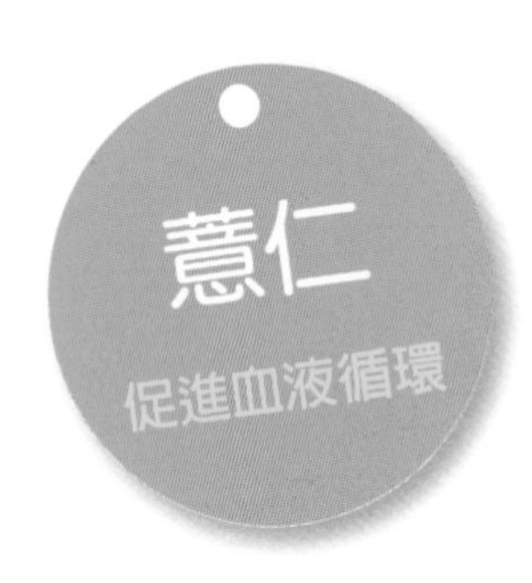

性味歸經：
性涼，味甘淡，歸脾、肺、腎經。
最佳用量：
每天宜食 50 ～ 10 克。

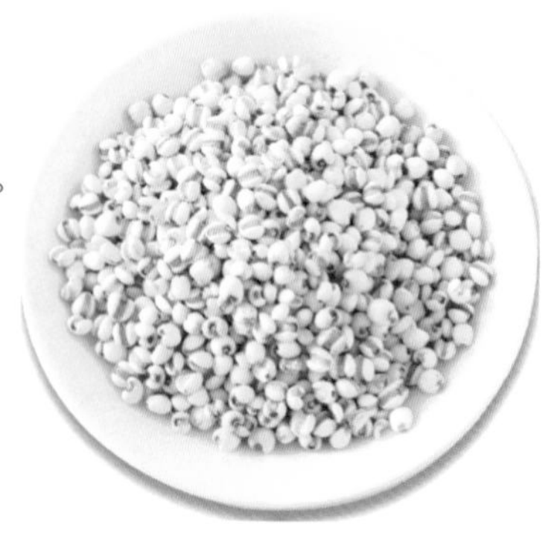

降脂營養素

薏仁多醣、羥基不飽和脂肪酸

解密降脂功效

薏仁中含有的羥基不飽和脂肪酸和薏仁多醣可改善血脂代謝紊亂。

這樣對抗併發症

薏仁可用來降壓；薏仁中的微量元素硒可修復胰島β細胞，維持正常胰島素分泌，調節血糖。故常吃薏仁對高血脂併發高血壓、高血脂併發糖尿病患者都有益處。

宜忌人群

- ✔ 適合癌症患者食用，對胃癌、子宮癌尤其有益
- ✔ 各種關節炎、水腫、腳氣患者宜食
- ✔ 皮膚病患者宜食

- ✘ 體弱、排便困難或尿少的人少食
- ✘ 懷孕初期或經期禁食

成分表（每100克可食部分）

營養素	含量	同類食物比較
熱量	375 大卡	中★★☆
膽固醇	—	低★☆☆
蛋白質	12.8 克	中★★☆
脂肪	3.3 克	低★☆☆

降脂怎麼吃

薏仁味甘淡，性微寒，長期食用會使身體虛冷，虛寒體質者不宜長期食用，婦女懷孕初期忌食。過食薏仁可能會妨礙消化，因此應適量食用薏仁。

薏仁的烹飪方法多樣，可以煮粥、熬湯食用。

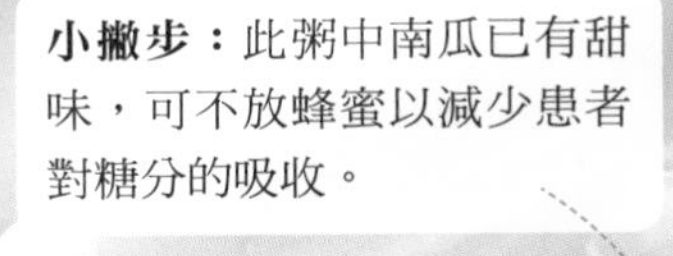

小撇步：此粥中南瓜已有甜味，可不放蜂蜜以減少患者對糖分的吸收。

廚房小妙招

薏仁較難煮熟，在煮之前需以溫水浸泡2～3小時，讓它充分吸收水分，再與其他米類一起煮就很容易熟了。

降脂食療方

薏仁南瓜粥　改善血脂代謝紊亂

4人份

材料　南瓜 200 克，薏仁、白米各 50 克，銀耳、枸杞各適量，蜂蜜少許。

做法

❶ 將南瓜洗淨去皮，切成丁狀，白米和薏仁、枸杞洗淨備用，白米泡 30 分鐘，薏仁泡 2 小時，銀耳用冷水浸泡 1 小時，充分泡軟後備用。

❷ 在煮鍋中倒入清水，用大火加熱，水開後加入薏仁，轉成小火煮 20 分鐘，加白米煮 30 分鐘。

❸ 放入南瓜丁和銀耳，用小火繼續煮 15 分鐘，最後放入枸杞再煮 5 分鐘關火，食用時可加入蜂蜜調味。

降脂功效

可以改善血脂代謝紊亂。

其他途徑有效降血脂

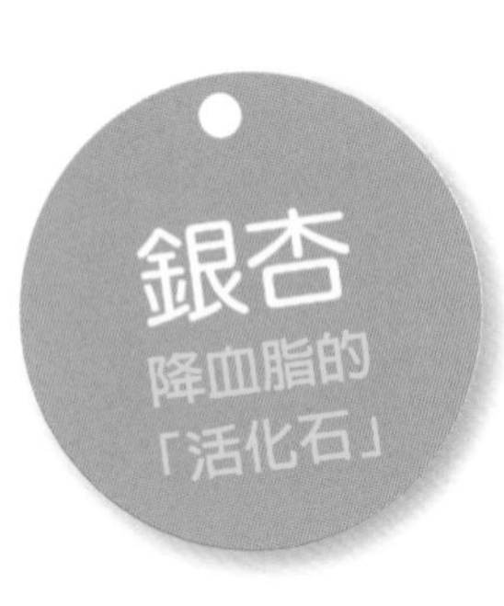

性味歸經：

性平，味甘澀，歸肺、腎經。

最佳用量：

每次宜食 15 顆左右。

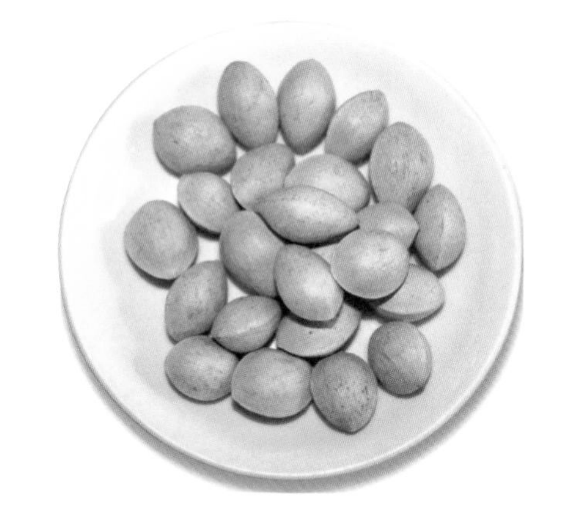

降脂營養素

維生素C

解密降脂功效

銀杏中含有豐富的維生素C，可將膽固醇經由腸道排出，降低膽固醇總量，還能加速低密度脂蛋白的降解，降低三酸甘油酯的含量。

這樣對抗併發症

銀杏含有的黃酮苷具有保護肝臟、減少心律不整的功能，對防治高血脂併發心臟疾病具有特殊的預防和治療效果。

宜忌人群

- ✔ 尿頻者，體虛帶下的女性宜食
- ✔ 咳嗽、哮喘患者宜食
- ✔ 遺精、淋病患者宜食
- ✖ 有濕邪者忌食

成分表（每100克可食部分）

營養素	含量	同類食物比較
熱量	355 大卡	中★★☆
膽固醇	—	低★☆☆
蛋白質	13.2 克	中★★☆
脂肪	1.3 克	低★☆☆

降脂怎麼吃

銀杏不宜過量食用，不宜生吃，否則會引起中毒，兒童每次食用應在7粒以下。

銀杏最適合與肉燉食，食用時味道醇厚，可以及時消除吃肉時常見的油膩感，非常適用於高脂血症患者。但要注意，燉煮時銀杏最好在肉類基本熟透之後放入，因為銀杏的澱粉易於糊化，會提高血糖，會對高血脂併發糖尿病患者不利。

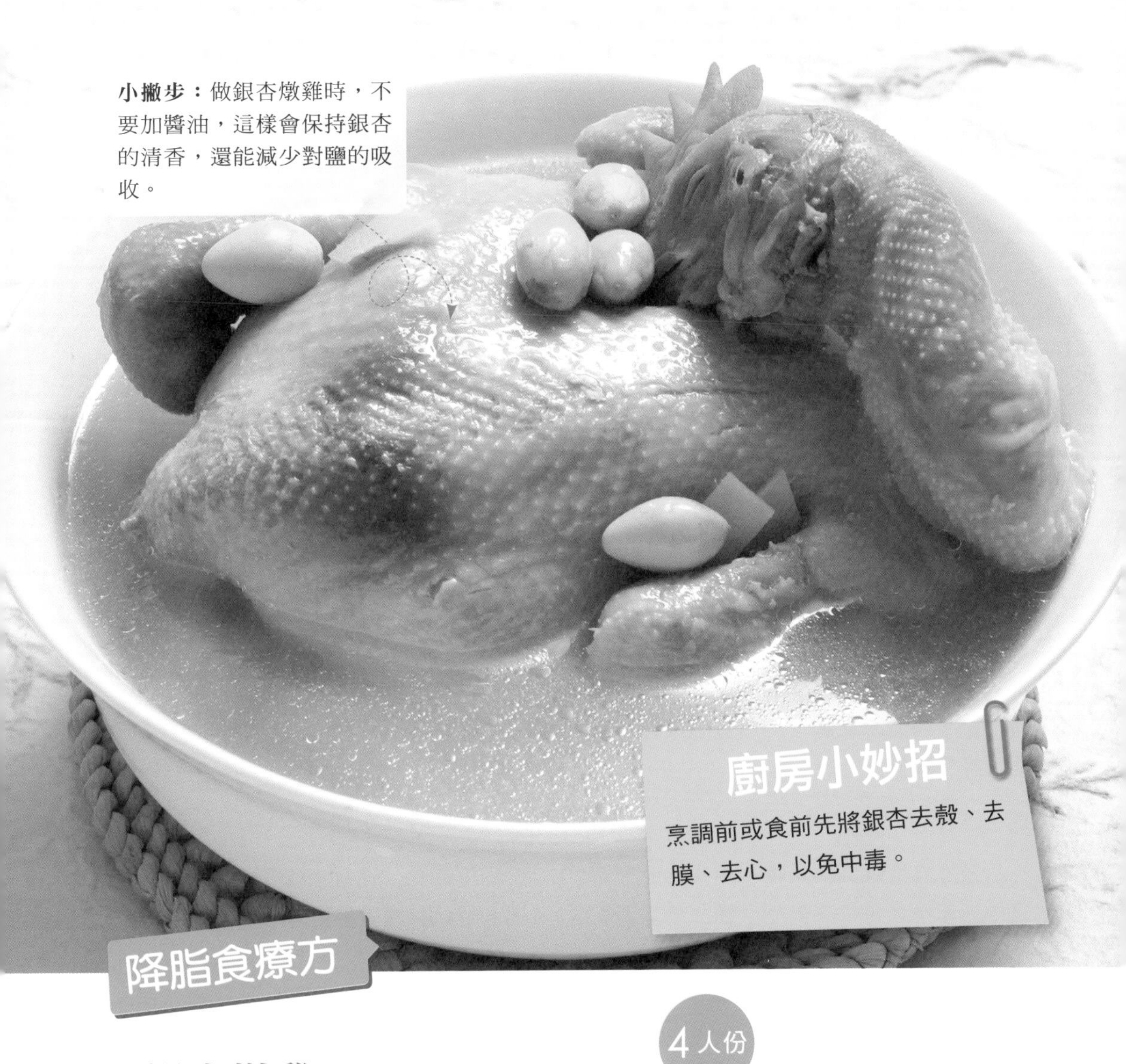

小撇步：做銀杏燉雞時，不要加醬油，這樣會保持銀杏的清香，還能減少對鹽的吸收。
廚房小妙招
烹調前或食前先將銀杏去殼、去膜、去心，以免中毒。
降脂食療方

銀杏燉雞 預防高血脂併發高血壓

4 人份

材料 新鮮母雞 600 克，銀杏 60 克，料酒 15 克，薑片、鹽各 3 克。

做法

1. 雞去毛、去內臟，清水洗淨；銀杏殼敲開、去衣（褐色），將種仁洗淨。
2. 鍋中加水置火上，放入母雞、薑片、料酒，加蓋大火燒開後轉小火煮 40 分鐘。
3. 放入銀杏、鹽，加蓋用小火煮 20 分鐘至雞肉酥爛、湯濃即可。

降脂功效

可將膽固醇經由腸道排出，降低膽固醇總量，還能加速低密度脂蛋白的降解，降低三酸甘油酯的含量。

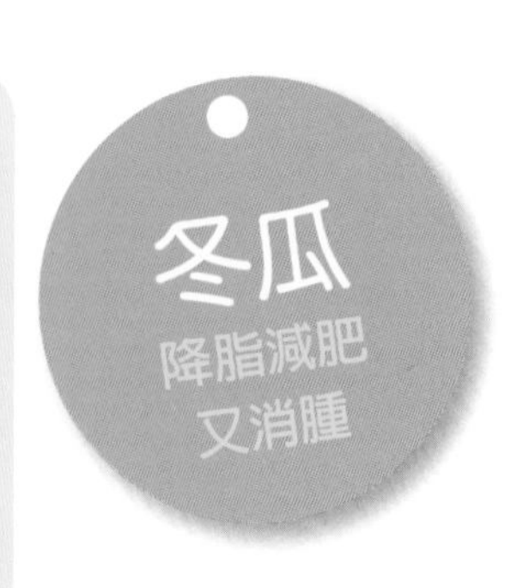

性味歸經：

性微寒，味甘淡，歸肺、胃、膀胱經。

最佳用量：

每天宜食 60 克。

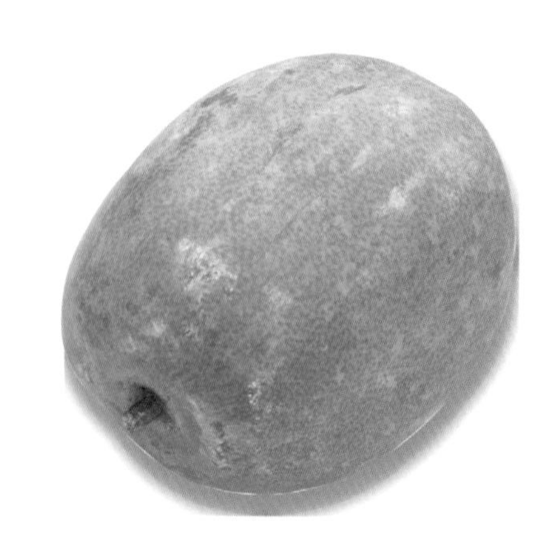

降脂營養素

丙醇二酸、葫蘆巴鹼、膳食纖維

解密降脂功效

冬瓜中富含丙醇二酸、葫蘆巴鹼能有效控制體內的糖類轉化為脂肪，所含的膳食纖維又可促進腸道蠕動，降低體內膽固醇含量，有效降血脂，防治動脈硬化、高血壓等疾病。

這樣對抗併發症

冬瓜為低鉀低鈉食物，對高血脂尤其是中老年患者合併高血壓、糖尿病以及腎病有較好的輔助治療作用。

宜忌人群

✔ 腎臟病、糖尿病、高血壓、冠心病、肝硬化、水腫者宜食

✘ 脾胃虛寒，容易腹瀉便溏，胃寒疼痛者，忌食

✘ 女子月經來潮期間，特別是寒性痛經者少食

✘ 腎臟虛寒、腹瀉、四肢寒冷者少食

成分表（每100克可食部分）

營養素	含量	同類食物比較
熱量	11 大卡	低★☆☆
膽固醇	—	低★☆☆
蛋白質	0.4 克	低★☆☆
脂肪	0.2 克	低★☆☆

降脂怎麼吃

冬瓜性寒，不宜生吃。冬瓜連皮一起煮湯，解熱利尿效果更好。

冬瓜烹飪方法多樣，可以炒菜、煮湯、燉湯、熬粥、搗汁；還可利用冬瓜皮、果肉及瓤、籽製作冬瓜茶等飲料，具有獨特的風味，可清熱解暑，利尿消腫。

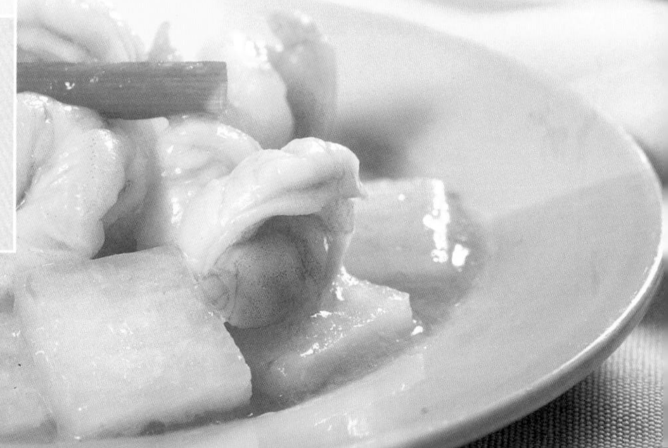

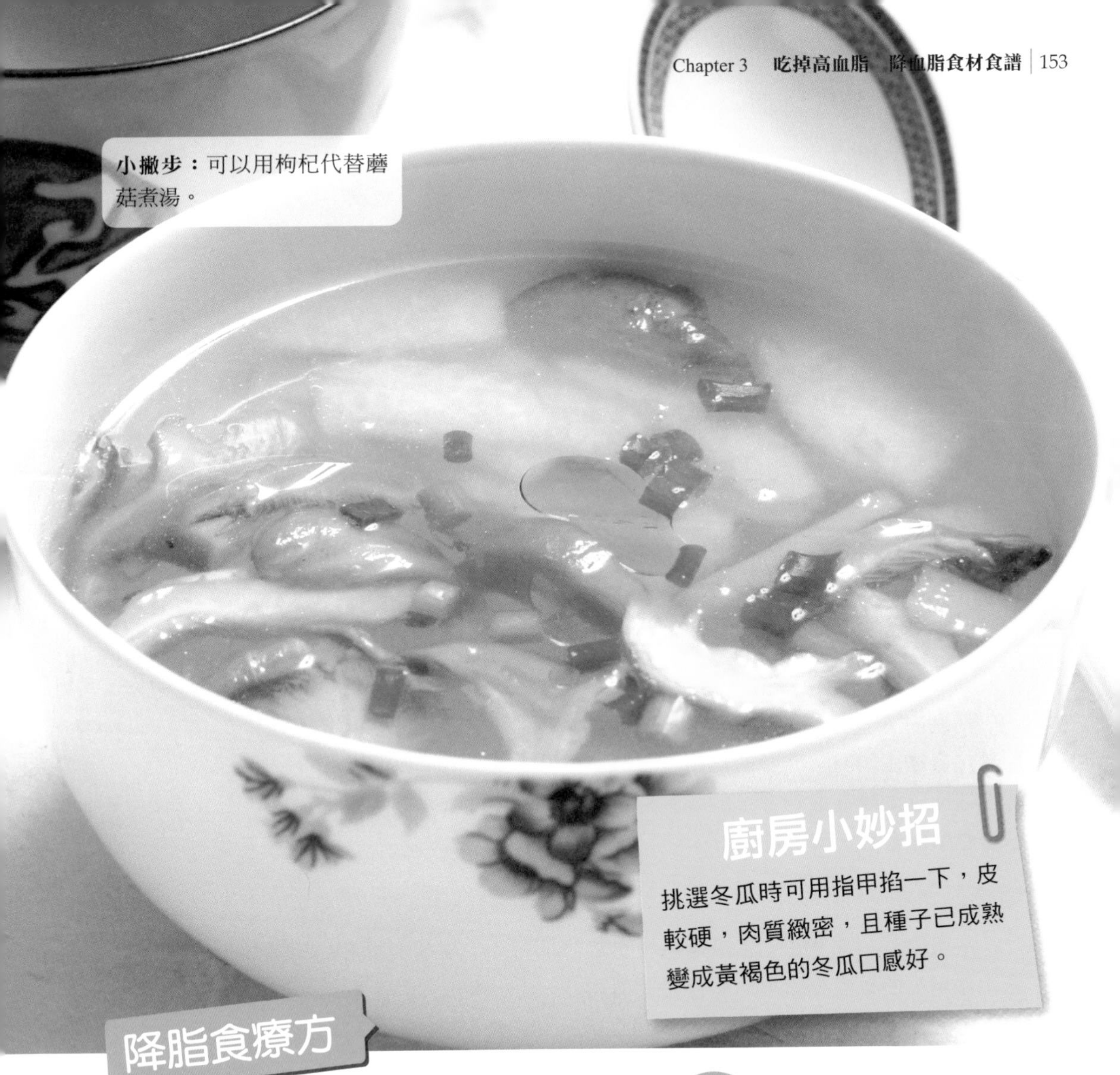

小撇步：可以用枸杞代替蘑菇煮湯。
廚房小妙招
挑選冬瓜時可用指甲掐一下，皮較硬，肉質緻密，且種子已成熟變成黃褐色的冬瓜口感好。
降脂食療方

蘑菇冬瓜湯　降脂、防治動脈硬化

2 人份

材料　冬瓜 200 克，蘑菇 50 克，蔥花、薑片、鹽、香油各適量。

做法

1. 將冬瓜洗淨去皮、去瓤，切成薄片備用；將蘑菇洗淨去蒂後切片備用。
2. 在煮鍋中放入適量清水，大火煮沸後，放入冬瓜及蔥花、薑片，繼續煮沸後，放入蘑菇。
3. 待蘑菇煮熟，香味四溢之時，放入鹽、香油調味即可。

降脂功效

此湯味道鮮美、清淡，有較好的降脂作用，還適合動脈硬化、高血壓等患者食用。

芹菜

降脂又降壓的上品佳蔬

性味歸經：

性涼，味辛甘，歸肝、胃、膀胱經。

最佳用量：

每天宜食 50 克。

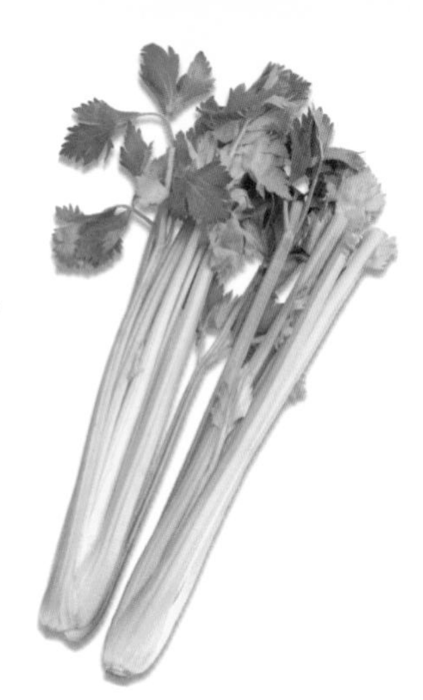

降脂營養素

黃酮類化合物、維生素P、芹菜甲素、芹綠素

解密降脂功效

芹菜中含有豐富的維生素P及多種黃酮類化合物，均有降血脂的作用；芹綠素能迅速清除附著在血管壁上的膽固醇、低密度脂蛋白含量，可有效降脂。

這樣對抗併發症

芹菜中的維生素P、芹綠素都具有降血壓作用，所以芹菜對高血脂合併高血壓有一定的防禦作用。

宜忌人群

- ✔ 缺鐵性貧血患者宜食
- ✔ 高血壓病及其併發症者宜食
- ✔ 血管硬化、神經衰弱患者宜食
- ✔ 痛風者、便祕者宜食
- ✘ 脾胃虛寒，容易胃痛腹瀉、血壓偏低者應少吃

成分表（每100克可食部分）

營養素	含量	同類食物比較
熱量	14 大卡	低★☆☆
膽固醇	—	低★☆☆
蛋白質	0.8 克	低★☆☆
脂肪	0.1 克	低★☆☆

降脂怎麼吃

芹菜葉中所含的胡蘿蔔素和維生素C比莖多，因此食用時應該連鮮嫩的芹菜葉一起吃掉，可做湯、拌涼菜。

芹菜用熱水燙一下，放入調料涼拌，非常適宜肥胖、高血脂、高血壓、便祕的人食用。

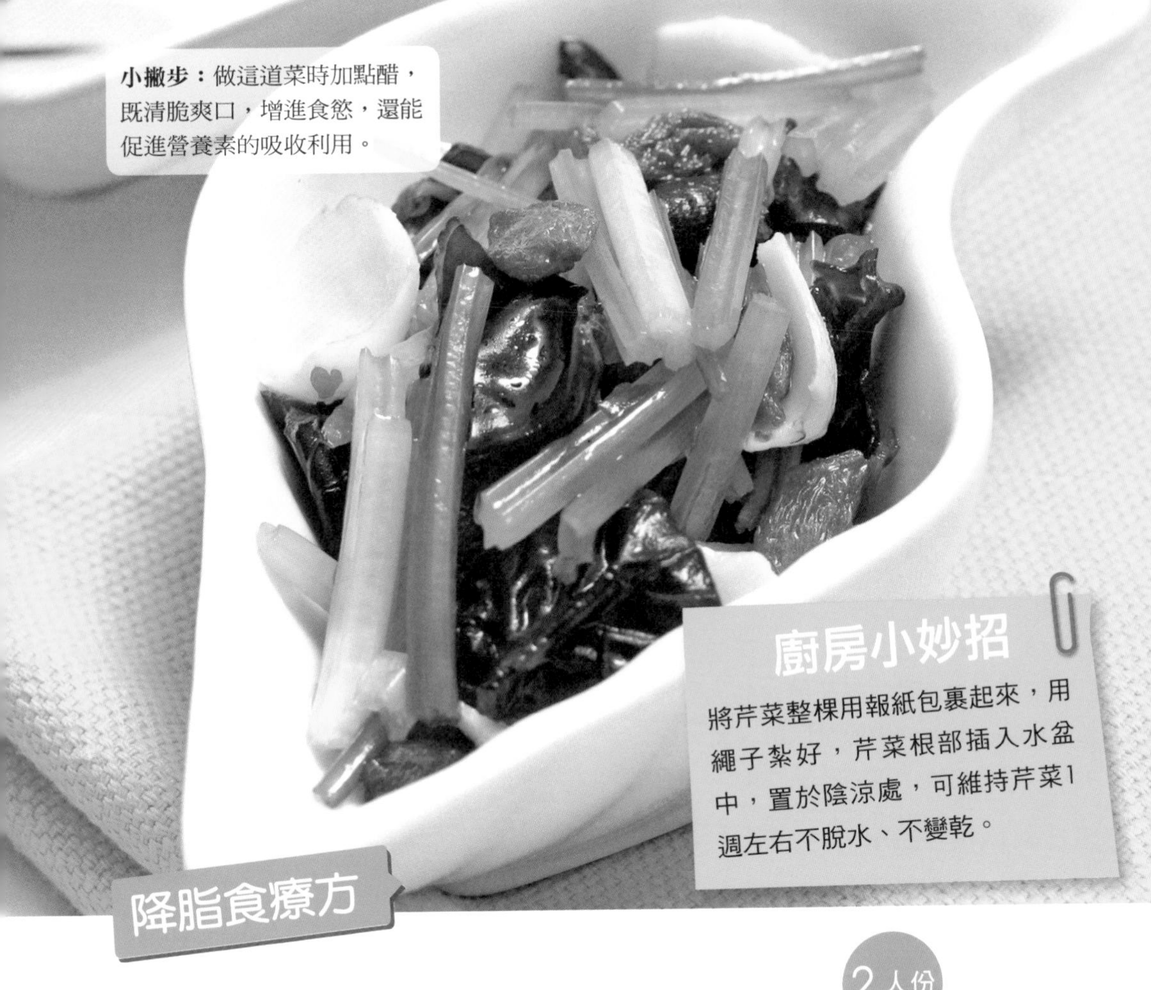
小撇步：做這道菜時加點醋，既清脆爽口，增進食慾，還能促進營養素的吸收利用。
廚房小妙招
將芹菜整棵用報紙包裹起來，用繩子紮好，芹菜根部插入水盆中，置於陰涼處，可維持芹菜1週左右不脫水、不變乾。
降脂食療方

芹菜木耳拌百合　降低血壓和血清膽固醇

2 人份

材料　芹菜 200 克，黑木耳 20 克，百合 60 克，枸杞 3 克，香油、鹽、白糖、醋各適量。

做法

1. 將芹菜洗淨後，取莖切段；將黑木耳在涼水中泡發後，去根洗淨，撕成小片；將鮮百合剝開後洗淨備用；枸杞洗淨後用冷水泡軟。
2. 在煮鍋中加入適量清水，大火煮開後，將芹菜莖在滾水氽燙 30 秒鐘後取出，黑木耳在滾水氽燙 1 分鐘，鮮百合在滾水氽燙 30 秒鐘取出。
3. 將芹菜、黑木耳、百合、枸杞一起放入大碗中，倒入香油、鹽、白糖、醋調味，拌勻即可食用。

降脂功效

此道菜具有降血壓、降低血清膽固醇含量的功效。

其他途徑有效降血脂

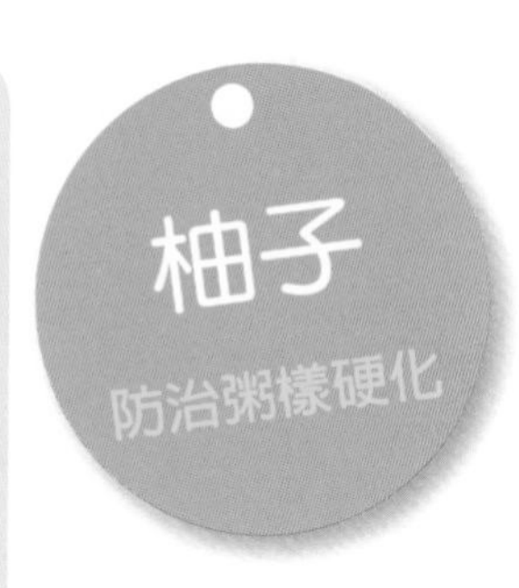

性味歸經：

性涼，味甘酸，歸胃、肺經。

最佳用量：

每天宜食 100 克左右。

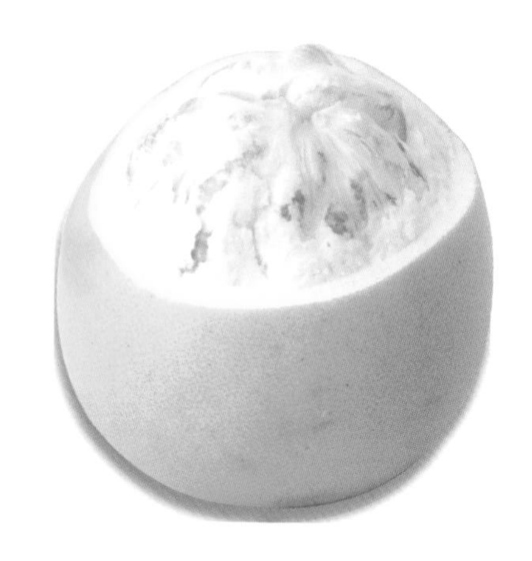

降脂營養素

維生素C、果膠

解密降脂功效

柚子含有豐富的果膠，能降低血液中低密度脂蛋白水準；柚子所含的大量維生素C，能降低血液中的膽固醇含量，因此可有效降低血脂，防治動脈硬化。

這樣對抗併發症

柚子中含有鉻，可增強胰島素活性，增加胰島素受體數量；還含有柚苷配基，有助於消化分解脂肪，減少胰島β細胞的負荷，對防治高血脂併發糖尿病很有益處。

宜忌人群

✔ 一般人群均可食用

成分表（每100克可食部分）

營養素	含量	同類食物比較
熱量	41 大卡	低★☆☆
膽固醇	—	低★☆☆
蛋白質	0.8 克	低★☆☆
脂肪	0.2 克	低★☆☆

降脂怎麼吃

太苦的柚子不宜吃。

服藥物時應避免食用柚子，因柚子中含有的一種活性成分會干擾許多藥物的正常代謝，易引起不良反應。

柚子既宜生吃，又可用來做蜂蜜柚子茶。將柚子淨肉放進一個大的容器內，用湯匙擠壓，然後將皮和白瓤切成大約5公分長的絲放入容器，蜂蜜、蔗糖也放在這個容器內一起攪拌。

密封後放在冰箱中，大概10天以後就可以用開水調飲了。柚子蜂蜜茶可潤腸通便、降脂美容，適合便祕、痤瘡及高脂血症患者服用，有益人體健康。

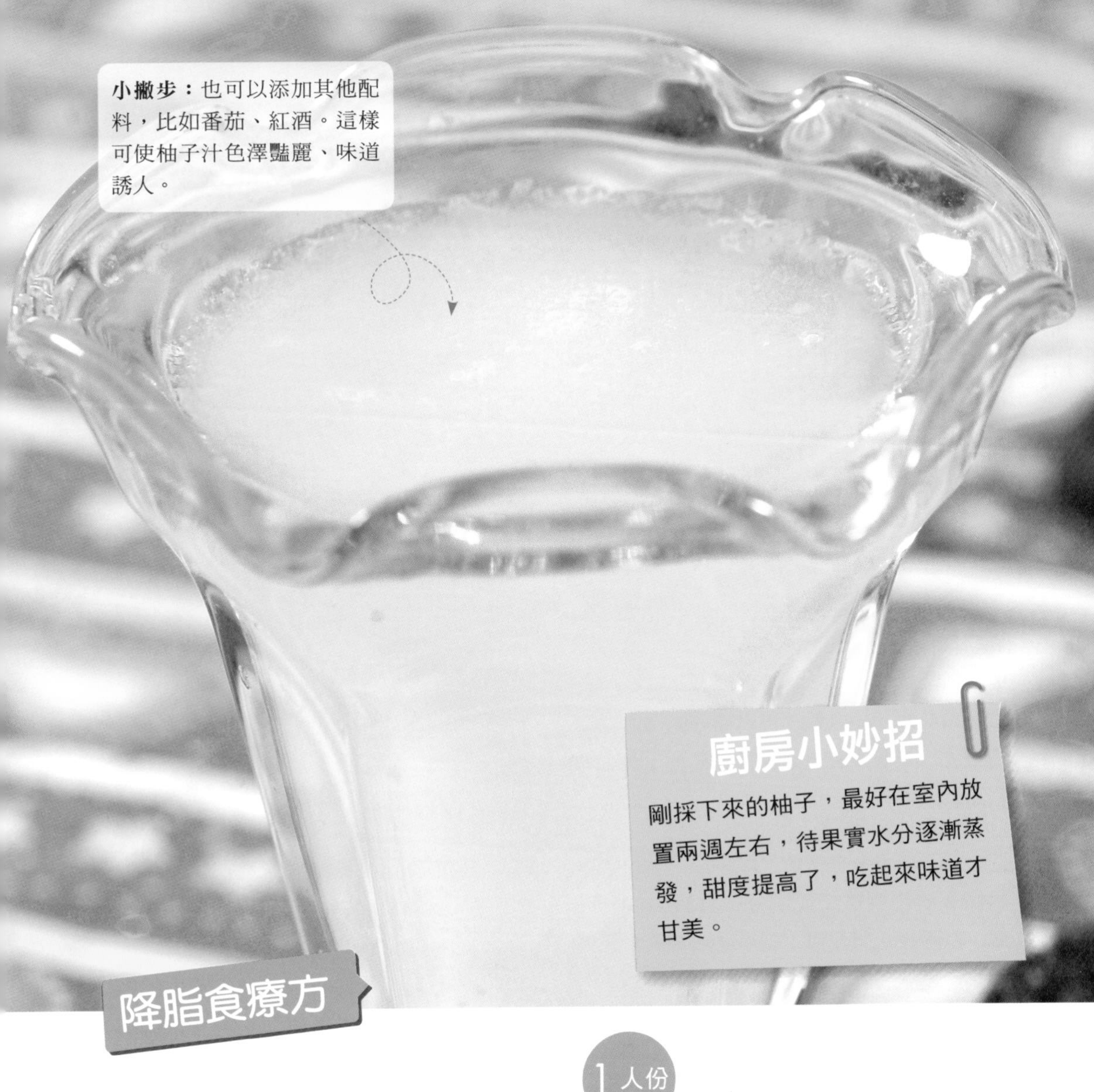
小撇步：也可以添加其他配料，比如番茄、紅酒。這樣可使柚子汁色澤豔麗、味道誘人。
廚房小妙招
剛採下來的柚子，最好在室內放置兩週左右，待果實水分逐漸蒸發，甜度提高了，吃起來味道才甘美。
降脂食療方

1 人份

柚子汁 潤腸通便、降脂美容

材料 柚子半個，涼開水 200 毫升，冰塊、蜂蜜適量。

做法

1. 柚子去皮，去掉瓤瓣間的白膜，將瓤瓣掰成小塊。
2. 將瓤瓣與涼開水一起放入果汁機中榨汁。
3. 待榨好汁後，加冰塊、蜂蜜調勻即可。

降脂功效

柚子汁與蜂蜜一起搭配，味道酸甜可口，還可潤腸通便、降脂美容。

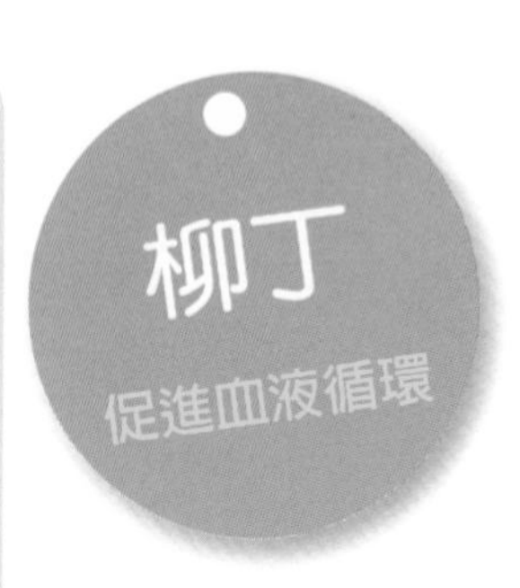

性味歸經：

性微涼，味甘酸，歸胃、肺經。

最佳用量：

每天宜食 100 克。

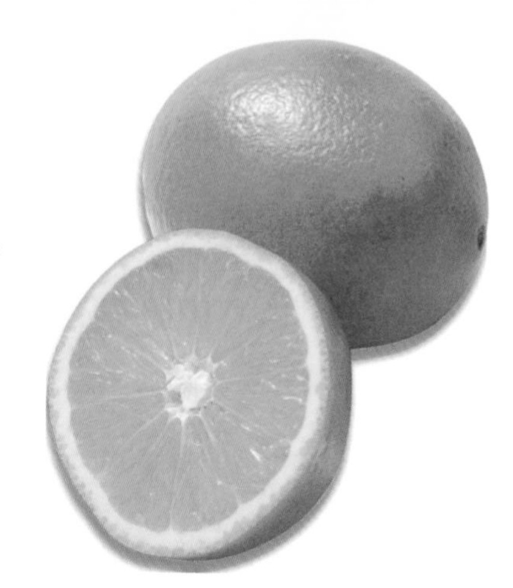

降脂營養素

維生素C、胡蘿蔔素、類黃酮、檸檬素

解密降脂功效

柳丁含有大量維生素C和胡蘿蔔素，可以軟化和保護血管，促進血液循環，降低血液中膽固醇濃度，有效降低血脂。柳丁汁內含有類黃酮和檸檬素，可以增高高密度脂蛋白濃度，降低低密度脂蛋白含量。

這樣對抗併發症

柳丁中含有檸檬酸、蘋果酸、琥珀酸、果膠和維生素等營養成分，具有防治高血壓、動脈硬化等作用，對輔助治療高血脂併發高血壓很有好處。

宜忌人群

✔ 一般人群均可食用

✖ 脾胃虛弱的人少吃

成分表（每100克可食部分）

營養素	含量	同類食物比較
熱量	47 大卡	低★☆☆
膽固醇	—	低★☆☆
蛋白質	0.8 克	低★☆☆
脂肪	0.2 克	低★☆☆

降脂怎麼吃

飯前或空腹時不宜食用柳丁，因為柳丁所含的有機酸會刺激胃黏膜。

對高脂血症病人來說，柳丁可以連皮帶籽一起榨汁在吃飯的時候喝，因為柳丁的皮和籽中的黃酮類物質含量遠高於果肉，黃酮類物質有調節心血管等多種保健作用。而含黃酮高的柳丁汁適合在吃飯時喝，因為黃酮類屬於脂溶性物質，需要跟油脂一同食用吸收率才高。

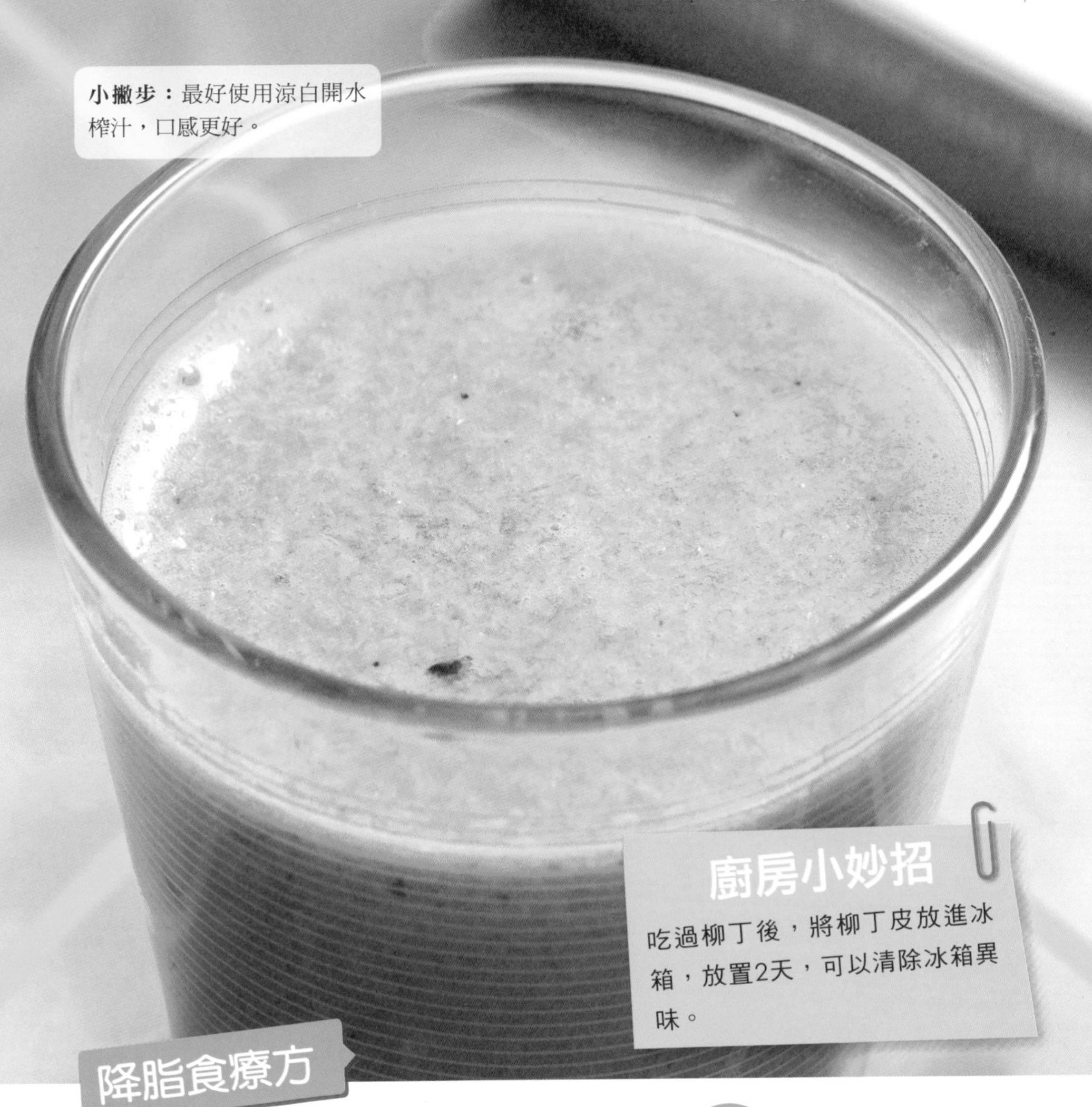

小撇步：最好使用涼白開水榨汁，口感更好。

廚房小妙招

吃過柳丁後，將柳丁皮放進冰箱，放置2天，可以清除冰箱異味。

降脂食療方

1人份

柳丁葡萄檸檬汁 降低膽固醇濃度

材料 柳丁 100 克，葡萄 80 克，檸檬 30 克。

做法

1. 柳丁去皮，切小塊；葡萄洗淨，切對半，去籽；檸檬去皮、去籽，切小塊。
2. 將上述材料放入果汁機中，加入適量飲用水攪打即可。

降脂功效

軟化血管，促進血液循環，降低血液中膽固醇濃度，有效降低血脂。

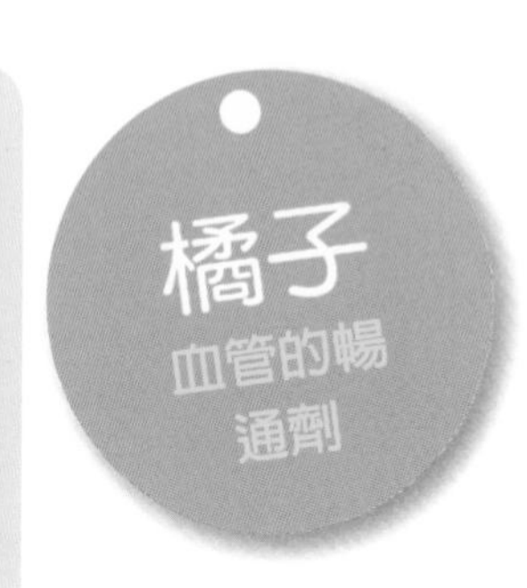

性味歸經：
性溫，味甘，歸脾、肺經。
最佳用量：
每天宜食 1 ～ 3 個。

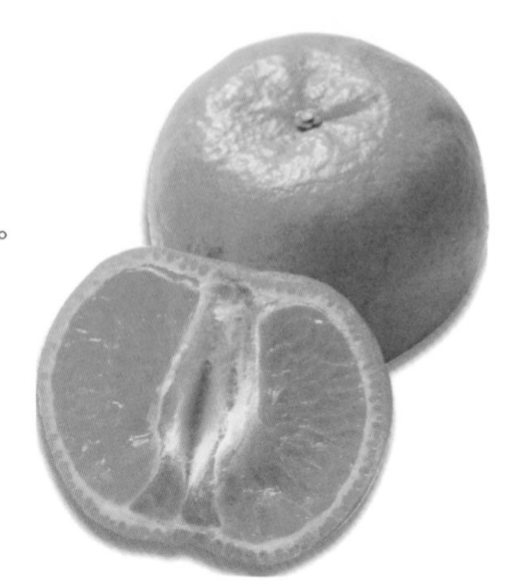

降脂營養素

果膠、膳食纖維

解密降脂功效

橘子內側薄皮含有豐富的膳食纖維及果膠，可以促進排便，降低血液中膽固醇濃度，有效降低血脂，可防治動脈硬化等心血管疾病。

這樣對抗併發症

橘子中的橘皮苷可以加強微血管的韌性，降低血壓，擴張冠狀動脈，預防高血脂併發冠心病和動脈硬化；橘子肉含有類似胰島素的成分，是高血脂併發糖尿病患者的理想食品。

宜忌人群

✔ 一般人群均可食用

✖ 風寒咳嗽、痰多咳嗽者忌食
✖ 胃腸、腎、肺功能弱的老人也不可多吃橘子，以免誘發腹痛、腰膝痠軟等疾病

成分表（每100克可食部分）

營養素	含量	同類食物比較
熱量	51 大卡	低★☆☆
膽固醇	—	低★☆☆
蛋白質	0.7 克	低★☆☆
脂肪	0.2 克	低★☆☆

降脂怎麼吃

橘子含熱量較高，一次不宜食用過多，否則容易「上火」，促發口腔炎、牙周炎等症。

橘子可剝皮生食或絞汁飲用，但對高脂血症病人來說烤著吃最好，吃時將橘絡、果肉連同果肉外側的薄皮一起食用即可。因為透過火烤，橘子的燥烈之性消除而藥性仍存，有通絡、理氣、消滯，擴張支氣管的作用。

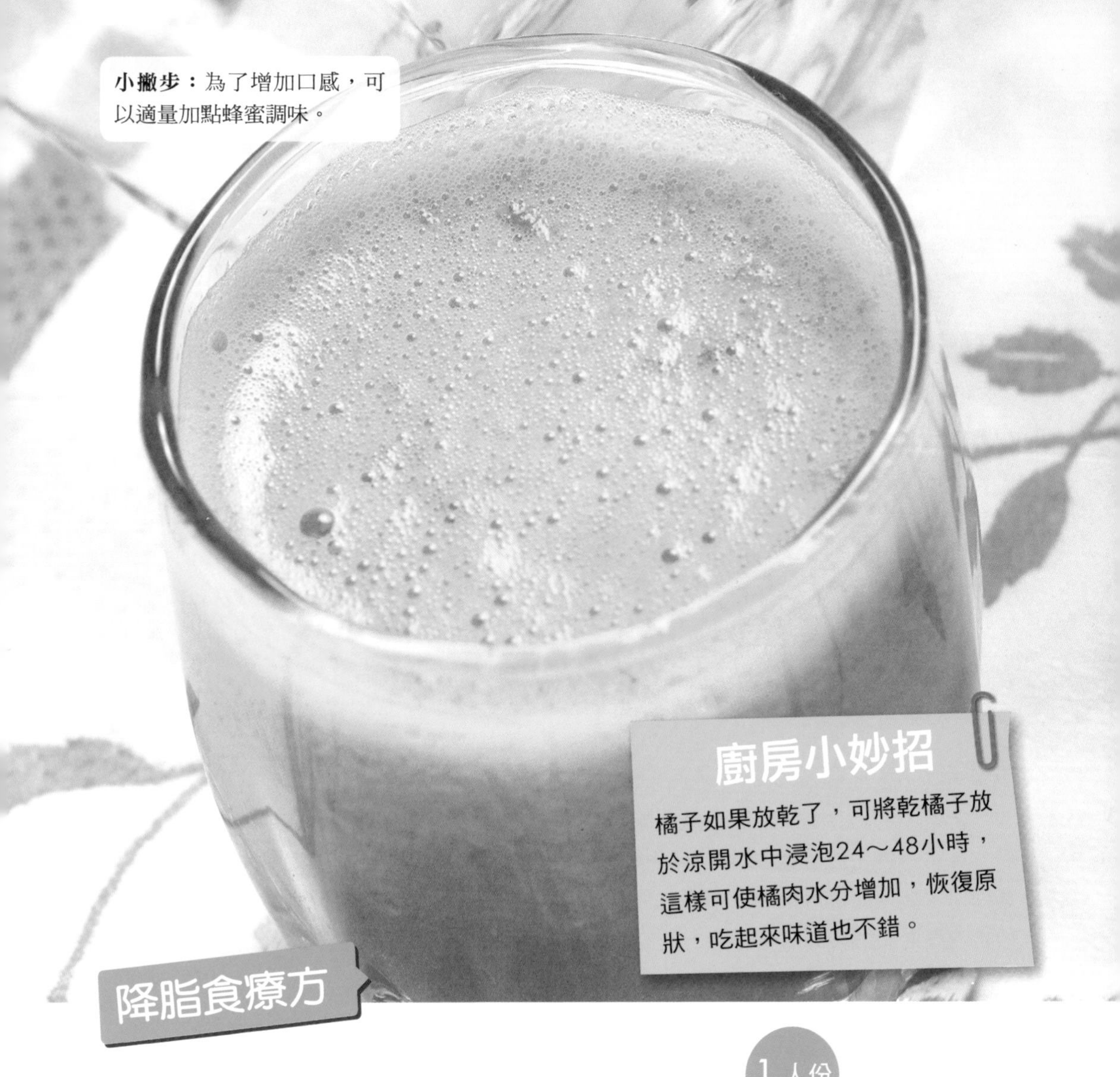

小撇步：為了增加口感，可以適量加點蜂蜜調味。

廚房小妙招

橘子如果放乾了，可將乾橘子放於涼開水中浸泡24～48小時，這樣可使橘肉水分增加，恢復原狀，吃起來味道也不錯。

降脂食療方

番茄橘子汁 促進排便、降低膽固醇濃度

1人份

材料 橘子 100 克，番茄 100 克。

做法

❶ 橘子洗淨，去皮，分瓣，除籽，切塊；番茄洗淨，去蒂，切塊。

❷ 將橘子和番茄分別放入果汁機中榨汁，然後將榨好的橘子汁和番茄汁倒入大杯中，混合均勻即可。

降脂功效

促進排便，降低血液中膽固醇濃度，有效降低血脂，可防治動脈硬化等心血管疾病。

其他途徑有效降血脂

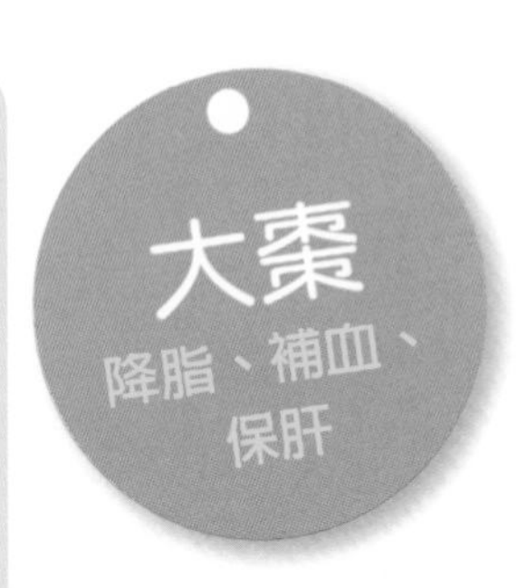

性味歸經：
性溫，味甘，歸脾、胃經。
最佳用量：
每天宜食 3 ～ 5 顆。

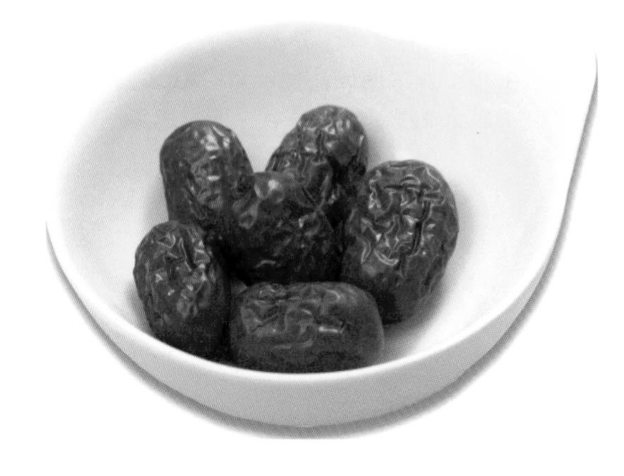

降脂營養素

維生素P、黃酮類物質、蘆丁、皂類物質

解密降脂功效

大棗中含有大量維生素P、黃酮類物質和皂類物質，可有效防治動脈硬化、高血壓等心腦血管疾病。

這樣對抗併發症

大棗中的維生素P含量為所有果蔬之冠，具有維持微血管通透性、改善微循環等作用，能預防動脈硬化、降低血壓，有效防治高血脂併發高血壓等病。

宜忌人群

✔ 心血管疾病、癌症患者適合

✖ 胃酸過多和腹脹者忌食
✖ 便祕、脾胃虛寒者不宜多吃
✖ 糖尿病患者忌食
✖ 月經期間有眼腫、腳腫、腹脹現象的女性忌食

成分表（每100克可食部分）

營養素	含量	同類食物比較
熱量	122 大卡	低★☆☆
膽固醇	—	低★☆☆
蛋白質	1.1 克	低★☆☆
脂肪	3.0 克	低★☆☆

降脂怎麼吃

煎煮大棗時，一定要將大棗破開幾塊煎煮，這樣有利於大棗中有效成分的煎出，可增加藥效。另外棗皮中也含有豐富的營養成分，煎煮時應連皮一起煎煮。

大棗一般鮮吃最好，汁水充足，營養更利於人體吸收和利用。曬乾後煮粥、熬湯，都是很好的烹飪方法，如果能加少量生薑、花生仁、冰糖就更好了。

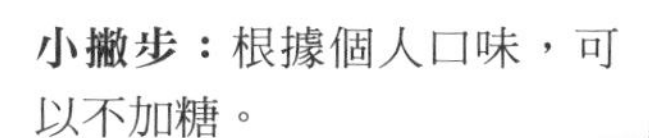

小撇步：根據個人口味，可以不加糖。

廚房小妙招

挑棗時不要一昧注重棗的大小，要看整個棗的飽滿度，棗越飽滿越不容易流失營養。另外優質棗的皮色是紫紅色的，並且表皮光滑，沒有破損或裂爛；而採摘後捂紅的棗色則略帶褐色。

降脂食療方

紅豆花生大棗粥 防治動脈硬化

3 人份

材料 白米、紅豆、花生各 50 克，紅棗 15 克，紅糖適量。

做法

1. 紅豆、花生仁洗淨，用冷水浸泡 4 小時；紅棗洗淨，剔去棗核。
2. 白米淘洗乾淨，用冷水浸泡 30 分鐘，撈出，瀝乾水分。
3. 鍋置火上，加入冷水，放入紅豆、花生仁、紅棗，大火煮沸後，放入白米再改用小火慢熬至粥成，以紅糖調味即可。

降脂功效

有效防治動脈硬化、高血壓等心腦血管疾病。

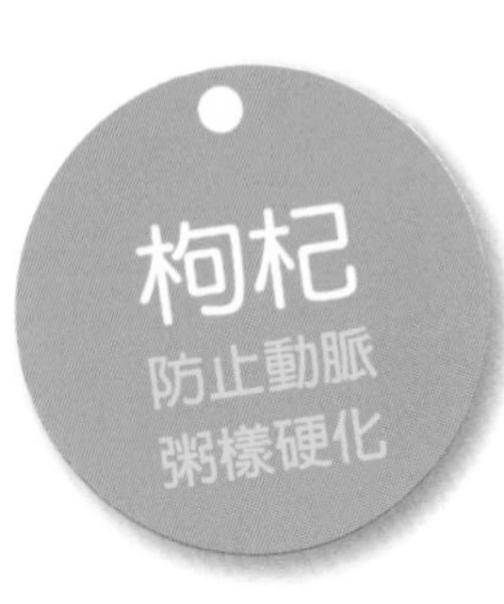

性味歸經：

性平，味甘，歸肝、腎、肺經。

最佳用量：

每天宜食 6 ～ 15 克。

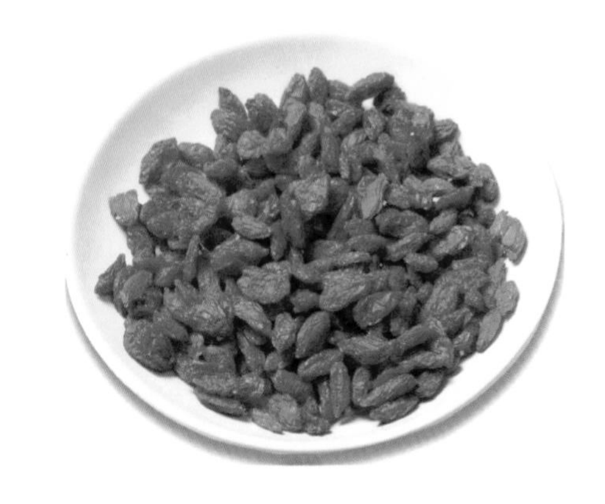

降脂營養素

多種營養成分

解密降脂功效

枸杞可降低血液中的膽固醇，防止動脈粥樣硬化，還有抑制脂肪在肝細胞內沉積，並有促進肝細胞新生的作用。

這樣對抗併發症

枸杞能使肝細胞新生，保護肝臟，有利於預防高血脂併發脂肪肝的發生。

宜忌人群

✔ 一般人群均可食用

✖ 正在感冒發燒、身體有炎症、腹瀉者忌食

✖ 外感實熱、脾虛泄瀉者忌食

成分表（每100克可食部分）

營養素	含量	同類食物比較
熱量	258 大卡	中★★☆
膽固醇	—	低★☆☆
蛋白質	13.9 克	中★★☆
脂肪	1.5 克	低★☆☆

降脂怎麼吃

有酒味的枸杞是已經變質的，不可食用。

枸杞最適合乾嚼，用來泡茶或做湯的輔料也不錯。

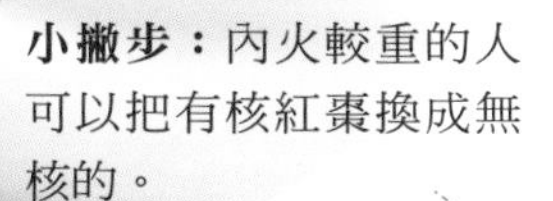

小撇步：內火較重的人可以把有核紅棗換成無核的。

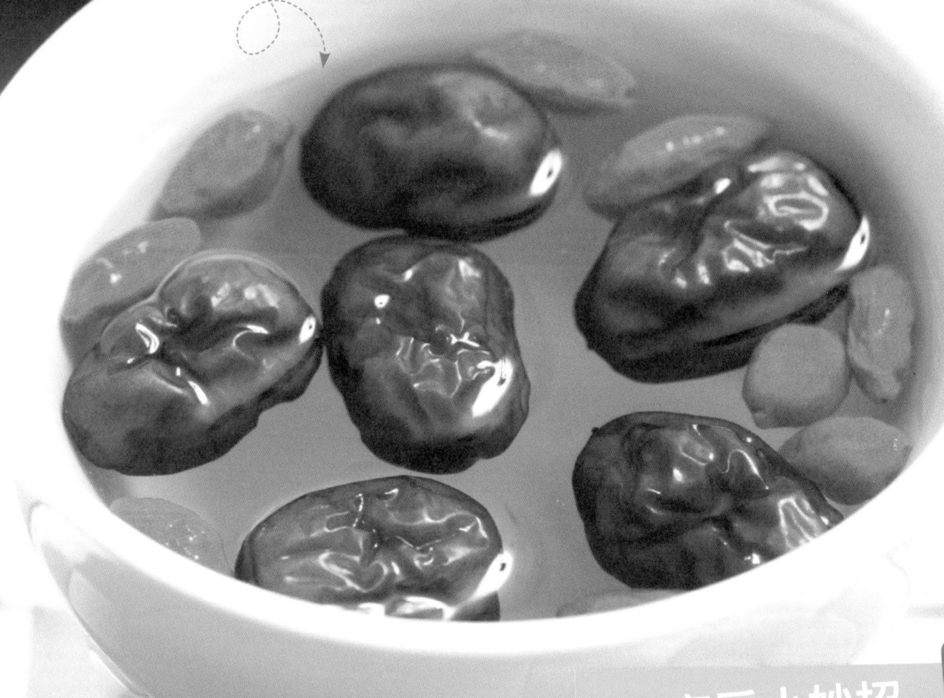

廚房小妙招

枸杞的烹飪時間不宜過長，應在炒菜或煲湯收尾時放入，可防止大量營養成分的流失。

降脂食療方

紅棗枸杞茶 降低膽固醇、防止動脈粥樣硬化

1 人份

材料 紅棗 10 克，枸杞 15 克，冰糖 5 克。

做法

1. 把所有材料洗乾淨。
2. 鍋內加水放入紅棗、枸杞煮沸，加入少許冰糖燜 5 分鐘即可。

降脂功效

降低血液中的膽固醇，防止動脈粥樣硬化，抑制脂肪在肝細胞內沉積，促進肝細胞的新生。

性味歸經：

性平，味甘，歸脾、腎、肝經。

最佳用量：

每天宜食 5 克。

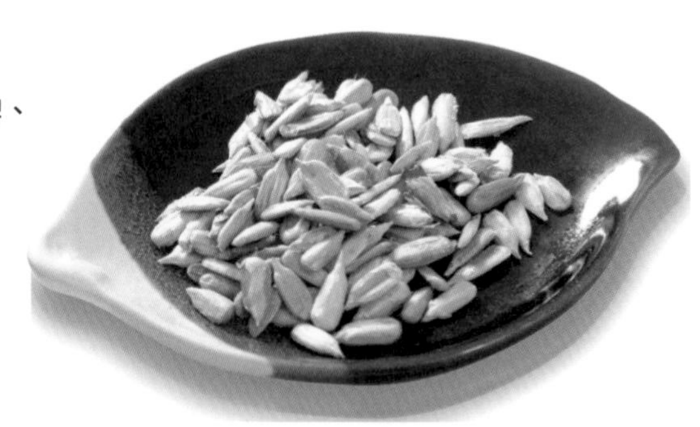

降脂營養素

亞油酸、維生素E

解密降脂功效

葵花子所含的亞油酸可達70%，有助於降低人體血液膽固醇水準，保護心血管健康。葵花子含有的維生素E，具有擴張血管及抗凝血作用，可避免游離脂肪及膽固醇在傷口沉積。

這樣對抗併發症

葵花子當中有大量的膳食纖維和鉀，每7克的葵花子當中就含有1克膳食纖維，比蘋果的膳食纖維含量比例高得多；每100克含鉀量達920毫克。這些物質能防治高血脂併發高血壓、心臟病、缺鐵性貧血等。

宜忌人群

- ✔ 癌症、高脂血症、動脈粥樣硬化和高血壓等病症患者可適當食用
- ✔ 神經衰弱者、健忘者、蟯蟲病人宜食
- ✖ 肥胖者少吃

成分表（每100克可食部分）

營養素	含量	同類食物比較
熱量	597 大卡	高★★★
膽固醇	—	低★☆☆
蛋白質	49.9 克	高★★★
脂肪	23.9 克	高★★★

降脂怎麼吃

飯後吃葵花子能夠使整個消化系統活躍起來，利於葵花子中維生素E、蛋白質的吸收。

葵花子最好生食，因為生瓜子的營養成分要遠遠高於炒瓜子，而且食用生瓜子不會上火，熱量也沒有炒葵瓜子高。高脂血症病人每天吃一小把生的（大約5克）、未經加工的葵瓜子，還可以增進消化液分泌，有利於消食化滯，幫助睡眠。

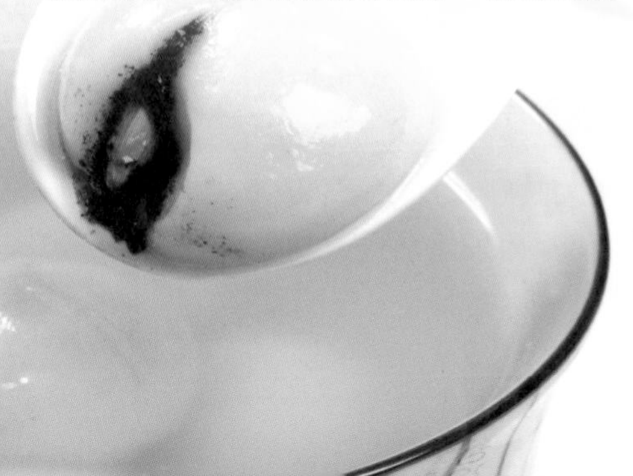

小撇步：在購買葵花籽時，盡量少選擇超市裡袋裝的，可以到現場炒製的地方購買顆粒飽滿、吃起來很香的葵花籽。

廚房小妙招

吃葵花子時盡量用手剝殼，或者使用剝殼器，以免經常用牙齒嗑瓜子而損傷琺瑯質，還易造成味覺遲鈍。

降脂食療方

牛奶葵花子仁豆漿 降低膽固醇水準

2人份

材料 黃豆40克、葵花子仁10克、牛奶100毫升。

做法

1. 黃豆用清水浸泡8～12小時，洗淨。
2. 將黃豆和葵花子仁倒入全自動豆漿機中，加水至上、下水位線之間，按下「豆漿」鍵，煮至豆漿機提示豆漿做好，晾至溫熱後加牛奶攪拌均勻即可。

降脂功效

降低血液膽固醇水準，保護心血管，並能擴張血管及抗凝血，避免游離脂肪及膽固醇沉積。

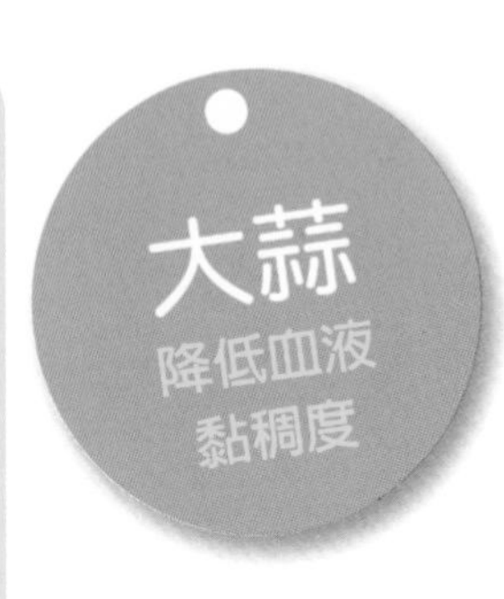

性味歸經：

性溫，味辛甘，歸脾、胃、肺經。

最佳用量：

生蒜每餐 2～3 瓣（8～10 克），
熟蒜 3～4 瓣（10～12 克）。

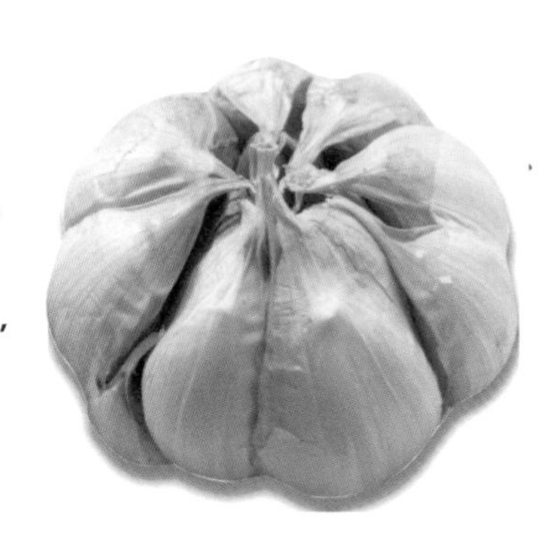

降脂營養素

蒜素、二烯丙基二硫化物

解密降脂功效

大蒜所含的蒜素及由蒜素轉變而成的二烯丙基二硫化物，可降低肝臟中膽固醇合成酶的作用，進而抑制膽固醇的形成，還具有抗氧化的作用，可預防血管內膽固醇的氧化，有效地防止動脈硬化。

這樣對抗併發症

大蒜中的蒜素能影響肝臟中糖原的合成，降低血糖水準，還有助於修復萎縮的胰島細胞，促進胰島素的分泌，恢復胰島素自身調節血糖的能力。

宜忌人群

- ✔ 心腦血管患者宜食
- ✔ 感冒患者宜食
- ✔ 胃酸缺少者宜食
- ✔ 鉛中毒者宜食

- ✖ 胃腸疾病患者忌食
- ✖ 眼病患者忌食
- ✖ 更年期婦女慎食

成分表（每100克可食部分）

營養素	含量	同類食物比較
熱量	126 大卡	高★★★
膽固醇	27.6 克	高★★★
蛋白質	4.5 克	中★★☆
脂肪	0.2 克	低★☆☆

降脂怎麼吃

大蒜宜切片食用。未切開的大蒜不含抗氧化成分——硫化物（即食物特有的辣味成分），要攝取該成分，需將蒜切片，擱置10～15分鐘，才能更好地發揮其降脂功效。

食用大蒜時，應與含維生素B_1多的食物，如黃豆、花生等同食，這樣可加強糖類代謝，促進葡萄糖的吸收及利用。

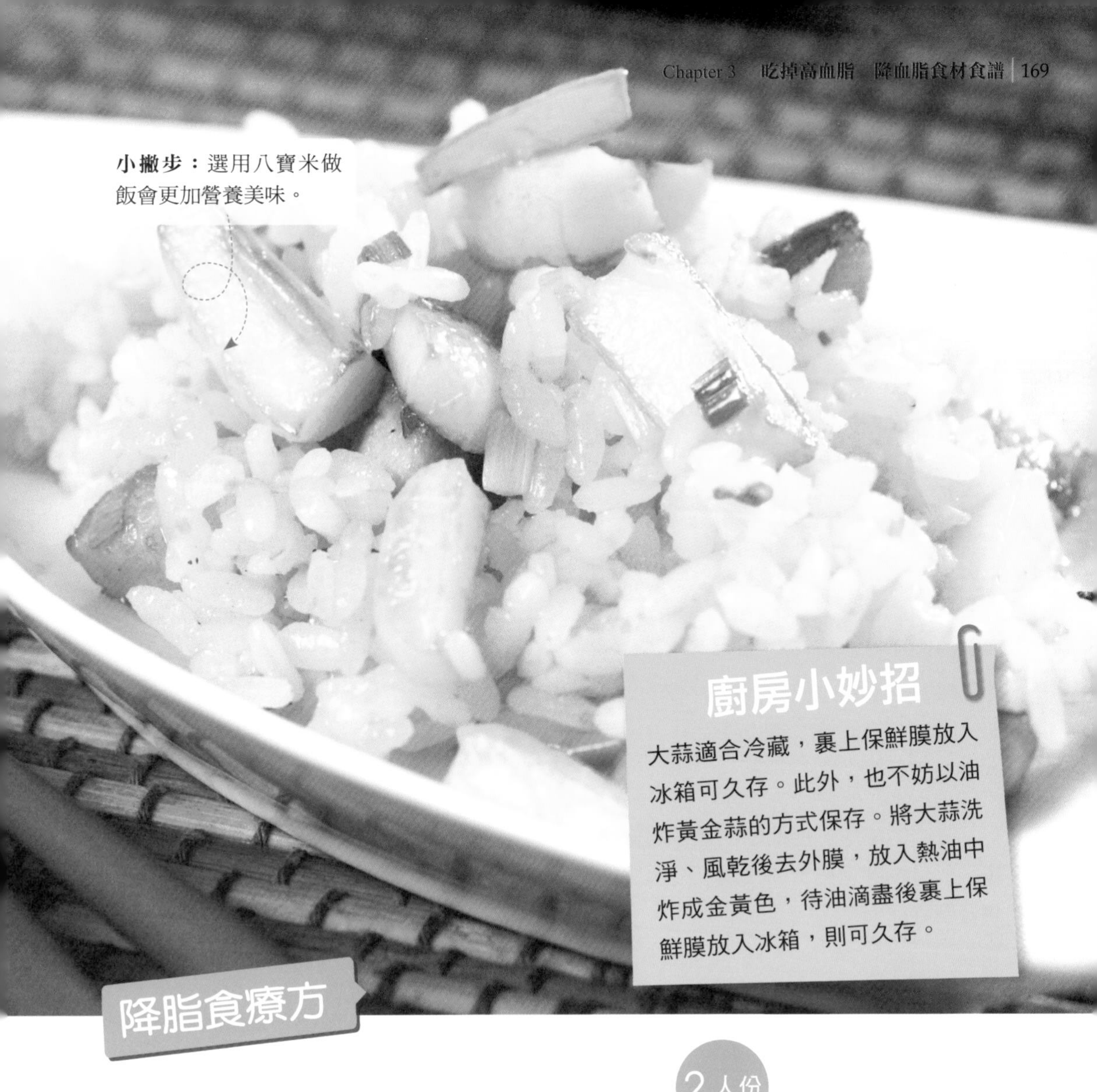

小撇步：選用八寶米做飯會更加營養美味。
廚房小妙招
大蒜適合冷藏，裹上保鮮膜放入冰箱可久存。此外，也不妨以油炸黃金蒜的方式保存。將大蒜洗淨、風乾後去外膜，放入熱油中炸成金黃色，待油滴盡後裹上保鮮膜放入冰箱，則可久存。
降脂食療方

蒜味飯　促進血液循環、防治動脈硬化

2人份

材料　白米100克，瘦豬肉、去皮大蒜瓣各50克，蔥花、鹽、雞精各適量，香油3克。

做法

1. 白米淘洗乾淨；瘦豬肉洗淨，切丁；大蒜瓣洗淨。
2. 將豬肉丁、白米和大蒜瓣一同倒入電鍋內，加適量水蒸至電鍋開關跳起，放入鹽、蔥花、雞精和香油拌勻即可。

降脂功效

瘦肉中含有維生素B_1，與大蒜中的蒜素結合，不僅可以使維生素B_1的析出量提高，延長維生素B_1在人體內的停留時間，還能促進血液循環，防治動脈硬化。

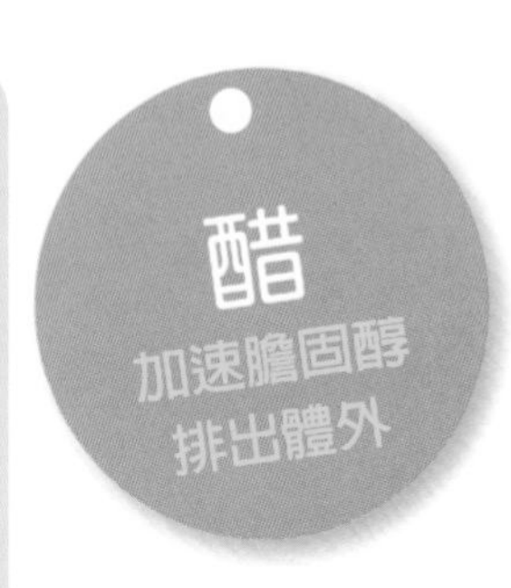

性味歸經：

性平，味酸甘，歸胃、肝經。

最佳用量：

每天宜食 20 ～ 40 克。

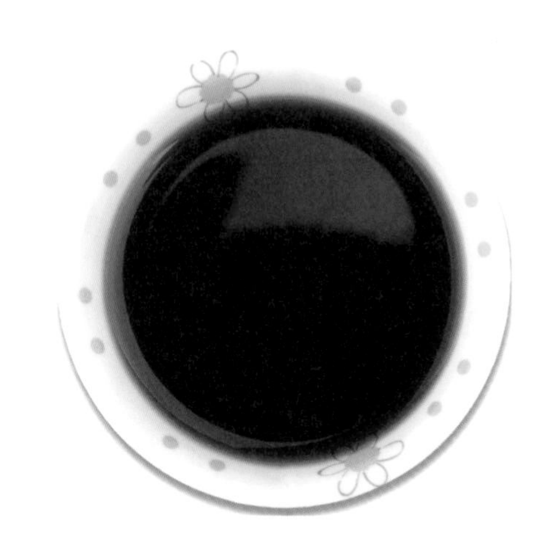

降脂營養素

醋酸

解密降脂功效

醋具有軟化血管的作用，可以降血脂，防止心腦血管疾病的發生。

這樣對抗併發症

醋中的醋酸可促進體內過多的脂肪燃燒，以及糖和蛋白質的代謝，防治高血脂併發肥胖症。

宜忌人群

- ✔ 一般人群均可食用
- ✖ 胃潰瘍、胃酸過多者不宜食用

成分表（每100克可食部分）

營養素	含量	同類食物比較
熱量	31 大卡	低★☆☆
膽固醇	—	低★☆☆
蛋白質	2.1 克	低★☆☆
脂肪	0.3 克	低★☆☆

降脂怎麼吃

不宜空腹喝醋，因為醋會刺激胃酸分泌過多，傷害胃壁。

醋無論怎麼烹調都有降低膽固醇的功效，安全可靠，高脂血症患者可以變化各種方法來食用。

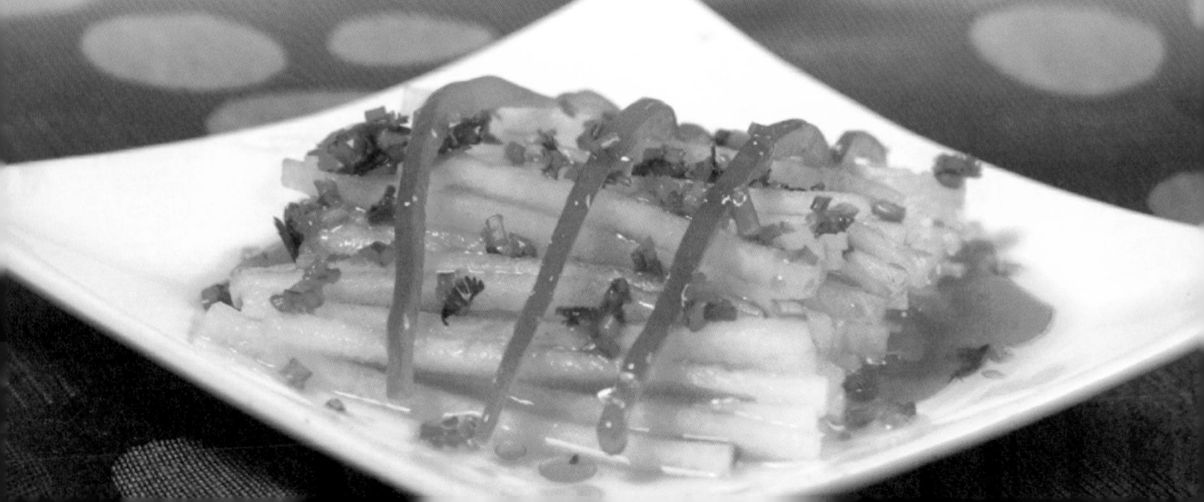

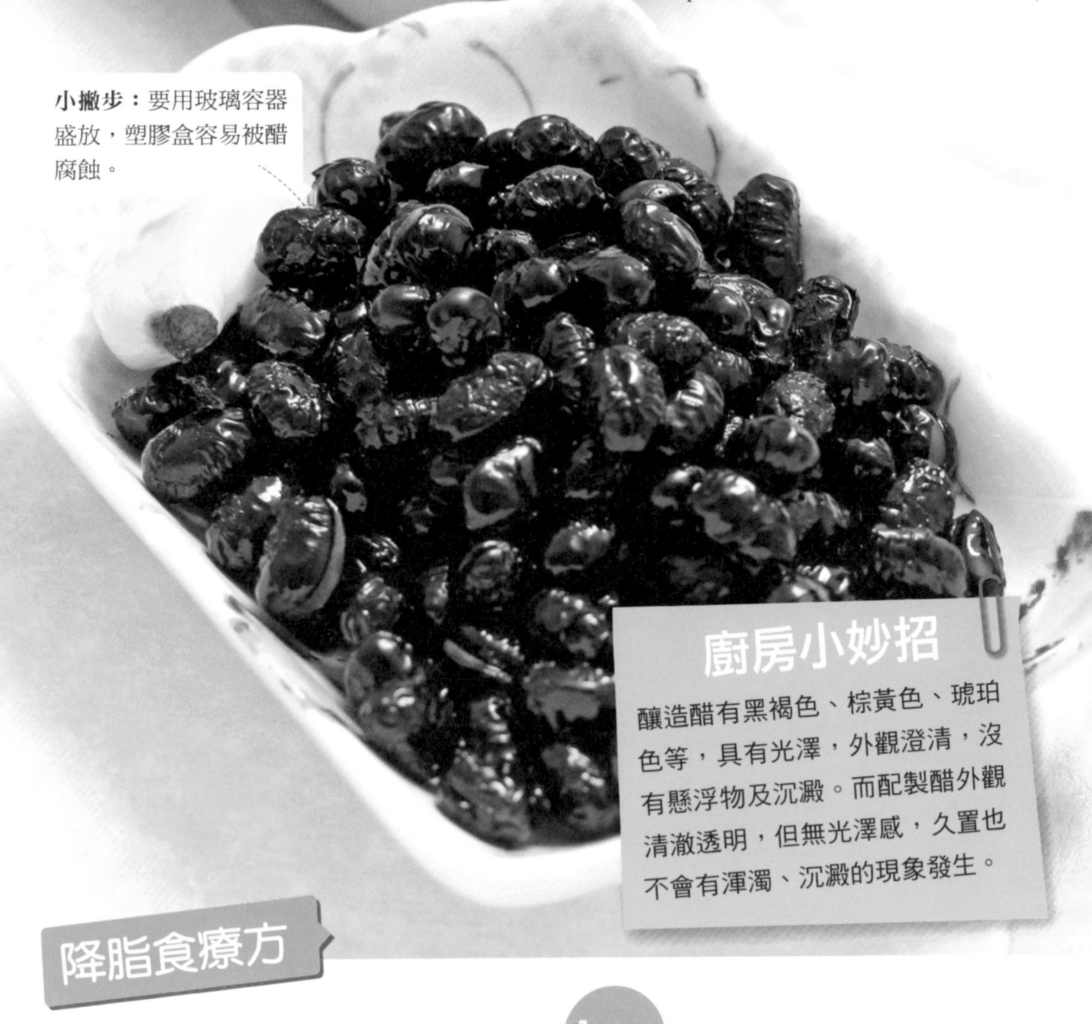

小撇步：要用玻璃容器盛放，塑膠盒容易被醋腐蝕。
廚房小妙招
釀造醋有黑褐色、棕黃色、琥珀色等，具有光澤，外觀澄清，沒有懸浮物及沉澱。而配製醋外觀清澈透明，但無光澤感，久置也不會有渾濁、沉澱的現象發生。

降脂食療方

醋泡黑豆 軟化血管、降血脂

1 人份

材料 黑豆 100 克，醋 20 克，蒜瓣 10 克。

做法

1. 將黑豆清洗乾淨，瀝乾水分備用。
2. 將黑豆放入平底鍋內，以中火炒乾黑豆的水分，轉小火炒至黑豆表皮裂開，關火待冷卻。
3. 取一無油無水的乾淨容器，放入冷卻的黑豆，倒入食醋（醋的分量以完全淹沒黑豆為準，多少可以根據自身喜好決定），在表面放入蒜瓣。
4. 將容器密封起來，放置陰涼處或冰箱冷藏保存 7 天後即可分次食用。

降脂功效

具有軟化血管、降血脂的作用，可以防止心腦血管疾病的發生。

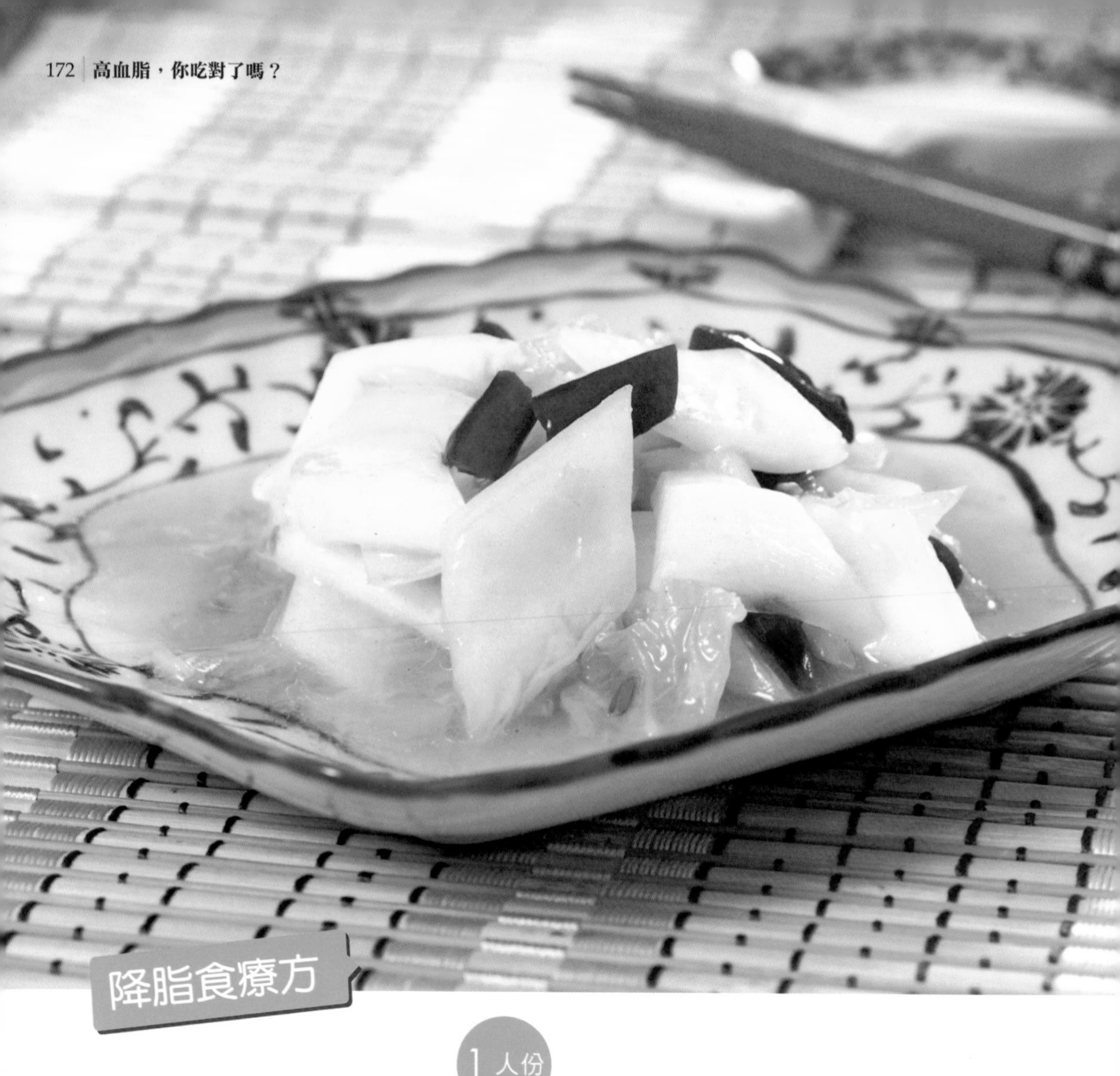

降脂食療方

醋溜白菜　降低血脂

1人份

材料　白菜500克，醋15克，蔥末、乾辣椒各5克，花椒、植物油、鹽各適量。

做法

❶ 白菜洗淨，切條。

❷ 小碗內放鹽、醋、蔥末、水調成料汁。

❸ 炒鍋置火上，倒油燒熱，將花椒入鍋先煸一下取出，再放入乾辣椒炸至呈褐紅色時，放入白菜，調入料汁，用大火炒熟即可。

降脂功效

白菜中所含蛋白質接近人體所需要的蛋白質，而脂肪含量極低，無機鹽（礦物質）和維生素含量豐富，和醋結合成菜，具有降血脂的效果。

藥膳飲品雙管齊下
清除血管垃圾

藥膳是藥材與食材相配伍而做成的美食，它是中國傳統的醫學知識與烹調經驗相結合的產物；它「寓醫於食」，既將藥物作為食物，又將食物賦以藥用，藥借食力，食助藥威，二者相輔相成，相得益彰；既具有較高的營養價值，又可防病治病、保健強身、延年益壽。高血脂患者在掌握合理飲食的同時，適當地選擇降脂藥膳飲品也非常重要。

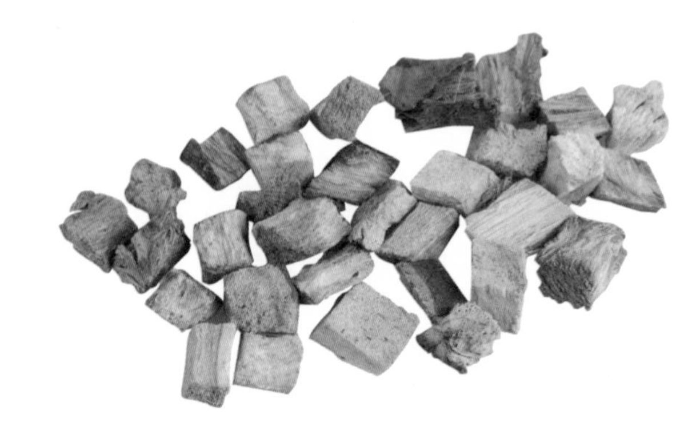

性味歸經

性涼，味甘辛，歸脾、胃經。

用法用量

煎湯，每日15～30克，或搗汁服用；通常情況下，每日用量不宜超過60克。

解密降脂功效

葛根所含的黃酮類化合物有降血脂的作用，能降低血清膽固醇、三酸甘油酯含量。對治療高血糖、高血脂有顯著療效。

此外，葛根還含有多種礦物質，如鐵、鈣、硒、鍺等微量元素，對降血脂也有很好的效果。

其他保健功效

❶解肌發表：用於發熱口渴，心煩不安等症。

❷升舉陽氣：治療麻疹透發不暢、腹瀉、痢疾等症。

補給須知

因葛根性涼，忌多服，否則易損傷胃氣，引起嘔吐。

宜忌人群

✔ 高血壓、高血脂、高血糖等心腦血管患者宜食

✔ 更年期婦女、易上火人群、常吸菸飲酒者等宜食

✘ 胃寒者以及夏季出汗較多、體表虛弱者慎用

降脂藥膳推薦

葛根粉粥　高血脂併發症

材料　葛根粉200克，小米300克。

做法

1 先將小米用清水浸泡一夜。

2 第二天早上把小米從水中撈出，和葛根粉放在一起。

3 鍋裡加入適量水，水燒熱後放入小米與葛根粉，文火煮成粥。

降脂功效

此粥營養機體，升舉陽氣。適用於心腦血管疾病，高血壓、糖尿病、腹瀉、痢疾等患者常食。

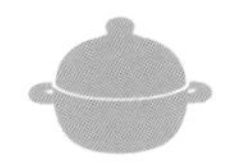

降脂飲品推薦

葛根茶　降低三酸甘油酯含量

材料　葛根 6 克。

泡法

將葛根放入保溫杯中，倒入沸水，蓋蓋子悶泡約 15 分鐘後即可飲用。

降脂功效

葛根所含的黃酮類化合物有降血脂的作用，能降低血清膽固醇、三酸甘油酯含量。

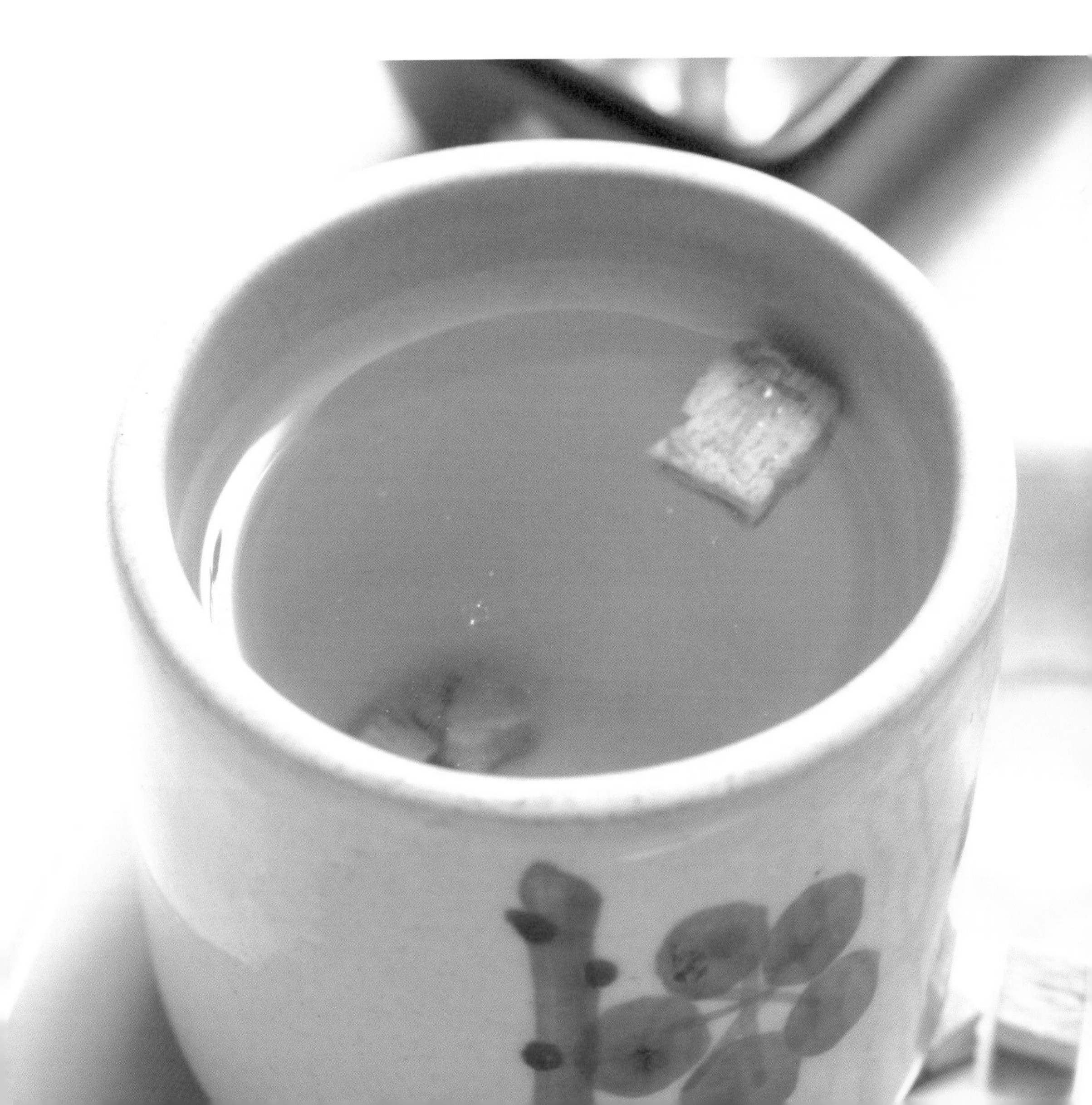

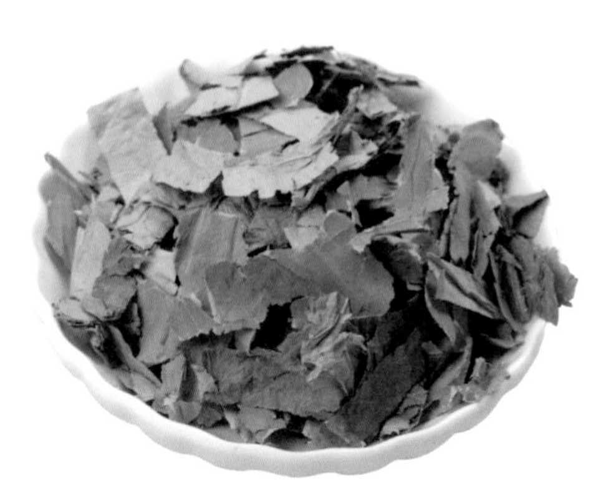

性味歸經

性平，味苦，歸肝、脾、胃經。

用法用量

乾荷葉6～10克（鮮荷葉15～30克）；或入丸、散。

解密降脂功效

荷葉含有荷葉鹼成分，服用後可在人體腸壁上形成一層脂肪隔離膜，有效阻止脂肪吸收，還具有擴張血管、清熱解暑、降血壓的作用。此外，荷葉中的黃酮、揮發油、有機酸、皂苷、甾體等成分也有降血脂的功效。

其他保健功效

❶清熱祛暑：適用於暑熱導致的頭昏腦漲、胸悶煩渴、小便短赤等症。

❷涼血止血：適用於吐血、咯血、便血、崩漏、產後惡露不淨、損傷瘀血。

補給須知

❶第一泡的濃茶效果更好。

❷空腹飲用效果更好（即飯前飲用）。

宜忌人群

✔ 暑熱煩渴、脾虛少食、腹瀉者宜食

✔ 吐血、便血、崩漏者宜食

✖ 體瘦氣血虛弱者慎服

降脂藥膳推薦

荷葉粥　降脂降壓、解暑

材料　新鮮荷葉1張，粳米100克，冰糖適量。

做法

1 取粳米煮粥，待粥熟後加適量冰糖攪勻。

2 趁熱將荷葉撕碎，覆蓋在粥面上。

3 待粥呈淡綠色後取出荷葉即可。

降脂功效

中老年人常喝荷葉粥對高血脂、高血壓及肥胖症有一定的療效。夏天喝荷葉粥還能解暑。

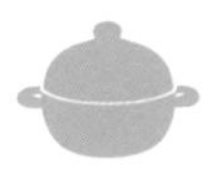

降脂飲品推薦

荷葉茶 活血益脾、降脂消腫

材料 鮮荷葉 30 克。

泡法

將鮮荷葉切碎並放入鍋中，倒入適量清水，用小火煮開即可。

降脂功效

這道茶可活血益脾、降脂消腫，適用於高血脂、高血壓和肥胖症等患者飲用。將其當做一般茶飲，每日可多次飲用。

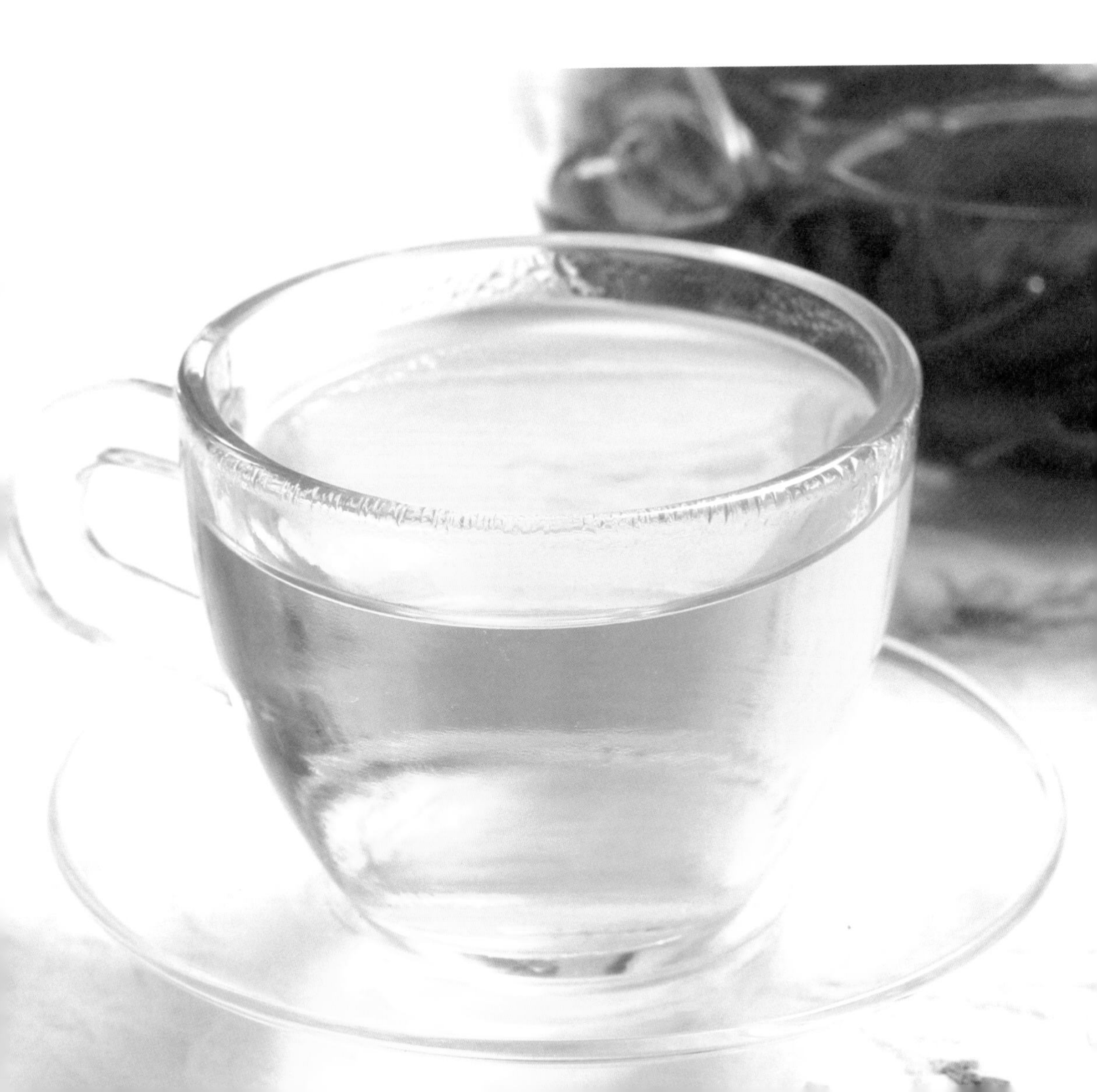

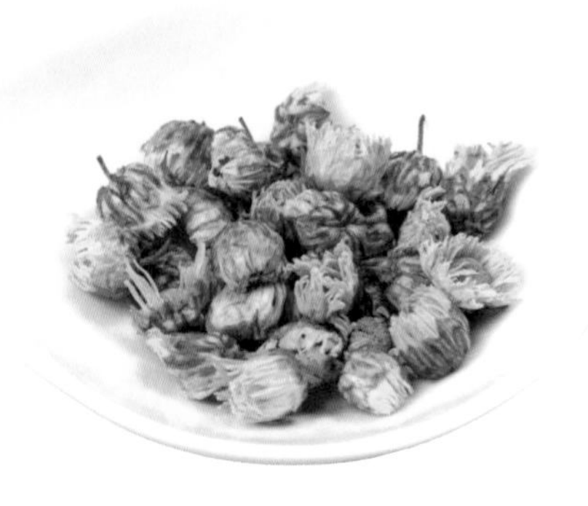

性味歸經

性微寒，味辛、甘、苦，歸肺、肝經。

用法用量

泡茶喝，低血壓者不能超過3朵。

解密降脂功效

能明顯擴張冠狀動脈，增加血流量，可緩解高脂血症患者血液循環不佳的症狀。

其他保健功效

菊花具有平肝明目、散風清熱、消咳止痛的功效，用於治療頭痛眩暈、目赤腫痛、風熱感冒、咳嗽等病症效果顯著。

補給須知

❶菊花茶中的微量脂肪有可能讓人體發寒，使免疫力下降，陽虛體質者不能長期大量飲用。

❷有過敏體質的人如果想喝菊花茶，應先泡一兩朵試試，如果沒問題再多泡。

❸服用菊花不當可能會引起拉肚子、嘔吐等症狀，而菊葉也有一定的毒性，直接服用生的葉梗或皮膚接觸後可能會引起瘙癢、腫痛、喉痛等症狀。

宜忌人群

✔ 風熱感冒者宜食
✔ 頭痛眩暈者宜食

✖ 菊花性涼，氣虛胃寒者不宜服用

降脂藥膳推薦

菊花粥　擴張血管、促進血液循環

材料　粳米 50 克，黃菊花 50 克，冰糖、水各適量。

做法

1 將黃菊花放入砂鍋中，加入適量水，大火煮開，後加蓋轉小火煮約 15 分鐘，過濾，取菊花水。

2 將粳米洗淨，放入砂鍋中，加入過濾後的菊花水，大火煮開後，轉為小火熬煮 4 分鐘，然後加入冰糖，繼續加蓋熬煮，約煮 10 分鐘即可。

降脂功效

菊花具有養肺陰、清肝火的功效，粳米可補益脾胃、養陰生津，二者結合可促進血液循環，對高脂血症患者有益。

降脂飲品推薦

普洱菊花茶 降血脂、促進血液循環

材料 熟普洱 5 克，菊花 5 克。

泡法

將熟普洱、菊花一起放入杯中，倒入沸水，蓋蓋子悶泡 3~5 分鐘後即可飲用。

降脂功效

可降血脂，同時改善患者血液循環狀況。

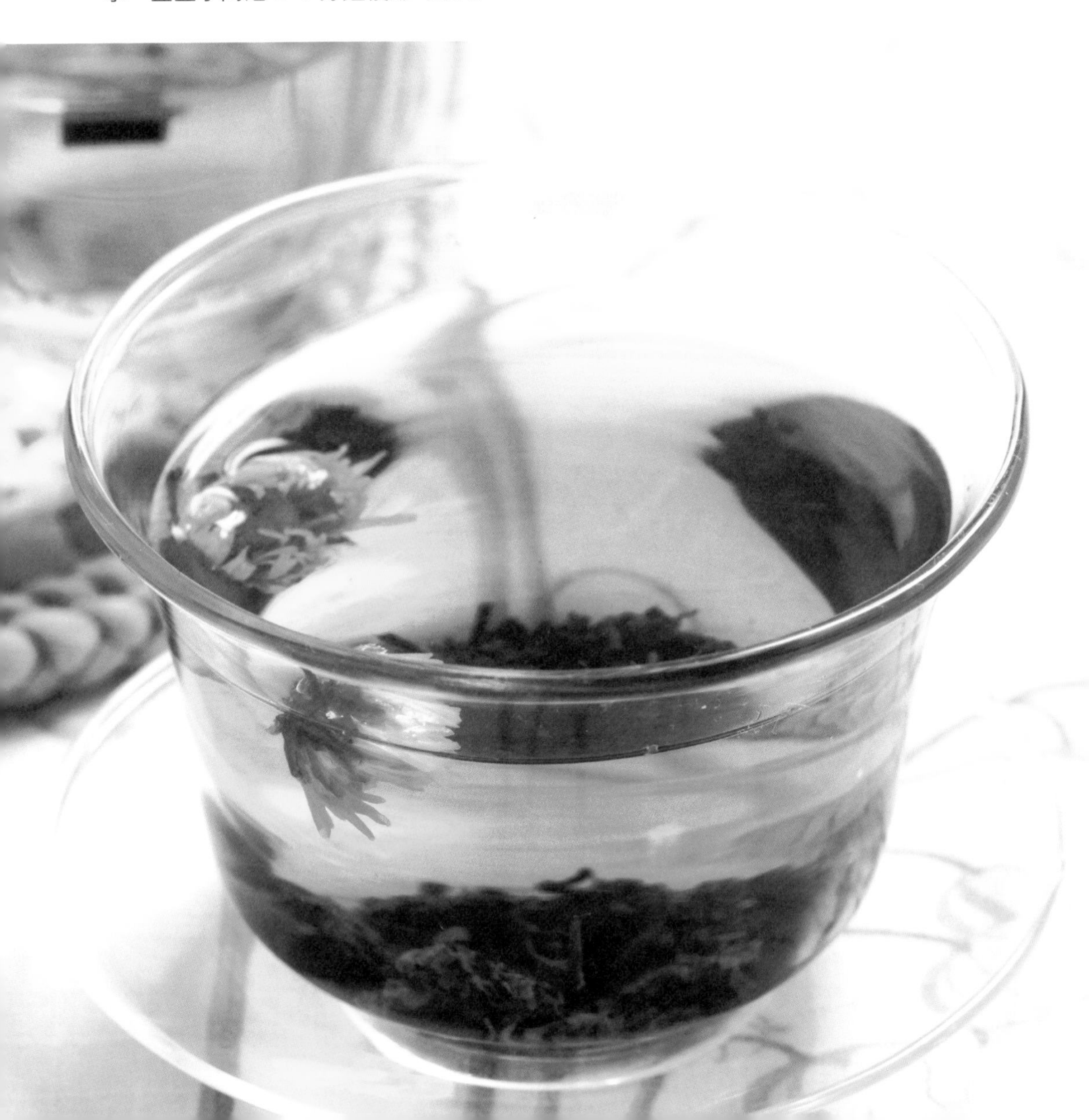

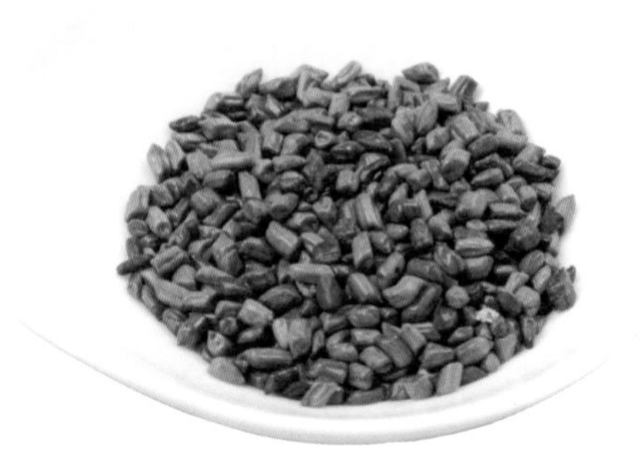

性味歸經

性微寒，味甘、苦，歸肝、大腸經。

用法用量

每次服用9～15克。

解密降脂功效

決明子中含蒽苷類物質，分解後產生大黃酸、大黃素、大黃酚、葡萄糖等，還含維生素A等成分，具有降血壓、降血脂的作用。

其他保健功效

決明子具有清肝火、祛風濕、益腎明目等功能，常飲決明子茶，可使大便通暢，眼不昏花。

補給須知

決明子主要含有大黃酚、大黃素等化合物，長期服用可能引起腸道病變，服用時應注意用量和服用時間。

宜忌人群

✔ 腎虛、便祕、體胖以及用眼較多者宜食

✕ 脾胃虛寒、脾虛泄瀉及低血壓者不宜服用

降脂藥膳推薦

菊花決明子粥　清肝明目、降壓通便

材料　菊花 10 克，決明子 10~15 克，粳米 50 克，冰糖適量。

做法

1. 先把決明子放入砂鍋內，炒至微有香氣後取出。
2. 待決明子冷後與菊花一起煎汁，去渣取汁。
3. 放入粳米煮粥。
4. 粥將熟時，加入冰糖，再煮 1~2 沸即可食用。

降脂功效

具有清肝明目、降壓通便的功效。適用於高血壓、高血脂以及習慣性便祕等。

降脂飲品推薦

決明子綠茶 去膩減肥、降血脂

材料 決明子 5 克，綠茶 3 克。

泡法

1 將決明子放入鍋中，上火炒乾。

2 將決明子、綠茶一起放入杯中，倒入沸水泡約 5 分鐘後飲用。

降脂功效

此飲品具有去膩減肥、降血脂的功效。

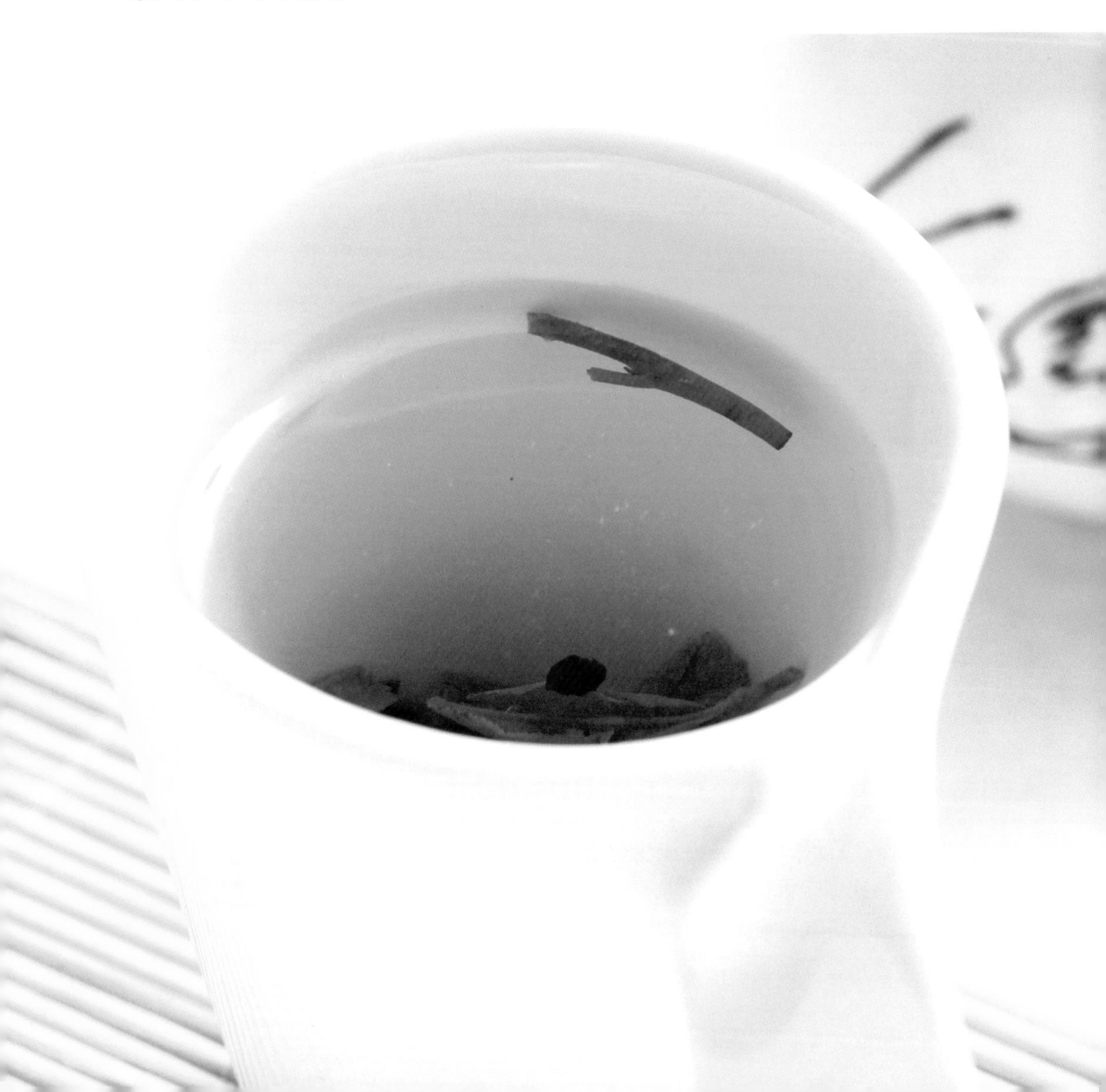

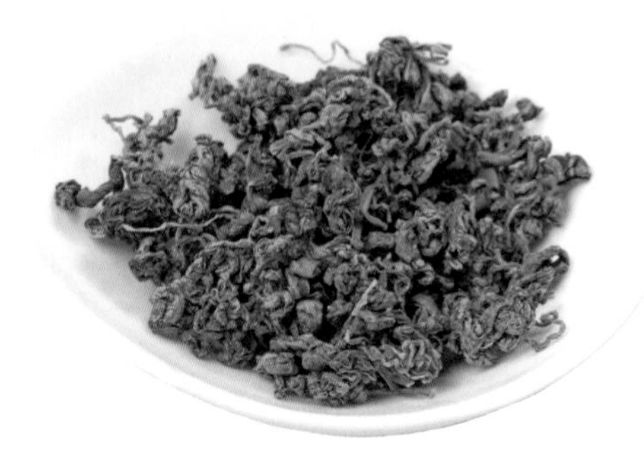

性味歸經

性涼，味苦、微甘，歸肺、脾、腎經。

用法用量

煎湯飲用，每次15~30克；研末內服，每次3~6克；或泡茶飲。

解密降脂功效

絞股藍含豐富的蘆丁等黃酮類物質，可降血脂。

其他保健功效

絞股藍能保護腎上腺和胸腺及內分泌器官不隨年齡的增長而萎縮，維持內分泌系統的機能，還具有調血壓、防治血栓、防治心血管疾病、促睡眠、緩衰老、防抗癌、提高免疫力的功效。

補給須知

❶初次飲用絞股藍茶時，最好先少量飲用，等身體適應後再循序漸進加量，直到找到自己最喜歡的濃度。

❷泡茶的水要燒開，因為絞股藍中所含的皂苷溶點較高，要在80℃以上的高溫下溶解。

❸服用後一旦出現噁心嘔吐、腹脹腹瀉（或便祕）、頭暈、眼花、耳鳴等症狀，要立即停用。

宜忌人群

- ✔ 體虛乏力、虛勞失精者宜食
- ✔ 白血球減少症、高脂血症者宜食
- ✔ 病毒性肝炎、慢性胃腸炎、慢性氣管炎者宜食

降脂藥膳推薦

絞股藍決明子槐花湯　降壓降脂

材料　絞股藍 15 克，決明子 30 克，槐花 10 克，水適量，蜂蜜少量。

做法

絞股藍、決明子、槐花加水煎煮30分鐘，去渣取汁，兌入少量蜂蜜，早晚兩次分服。

降脂功效

對高血壓病、高脂血症、動脈粥樣硬化症有效。

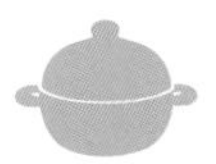

降脂飲品推薦

絞股藍苦瓜茶 消食降血脂

材料 絞股藍 6 克，苦瓜片（乾品）3 克。

泡法

將絞股藍、苦瓜片一起放入杯中，倒入沸水，蓋蓋子悶泡約 8 分鐘後即可飲用。

降脂功效

消食降血脂，還可以緩解風熱感冒。

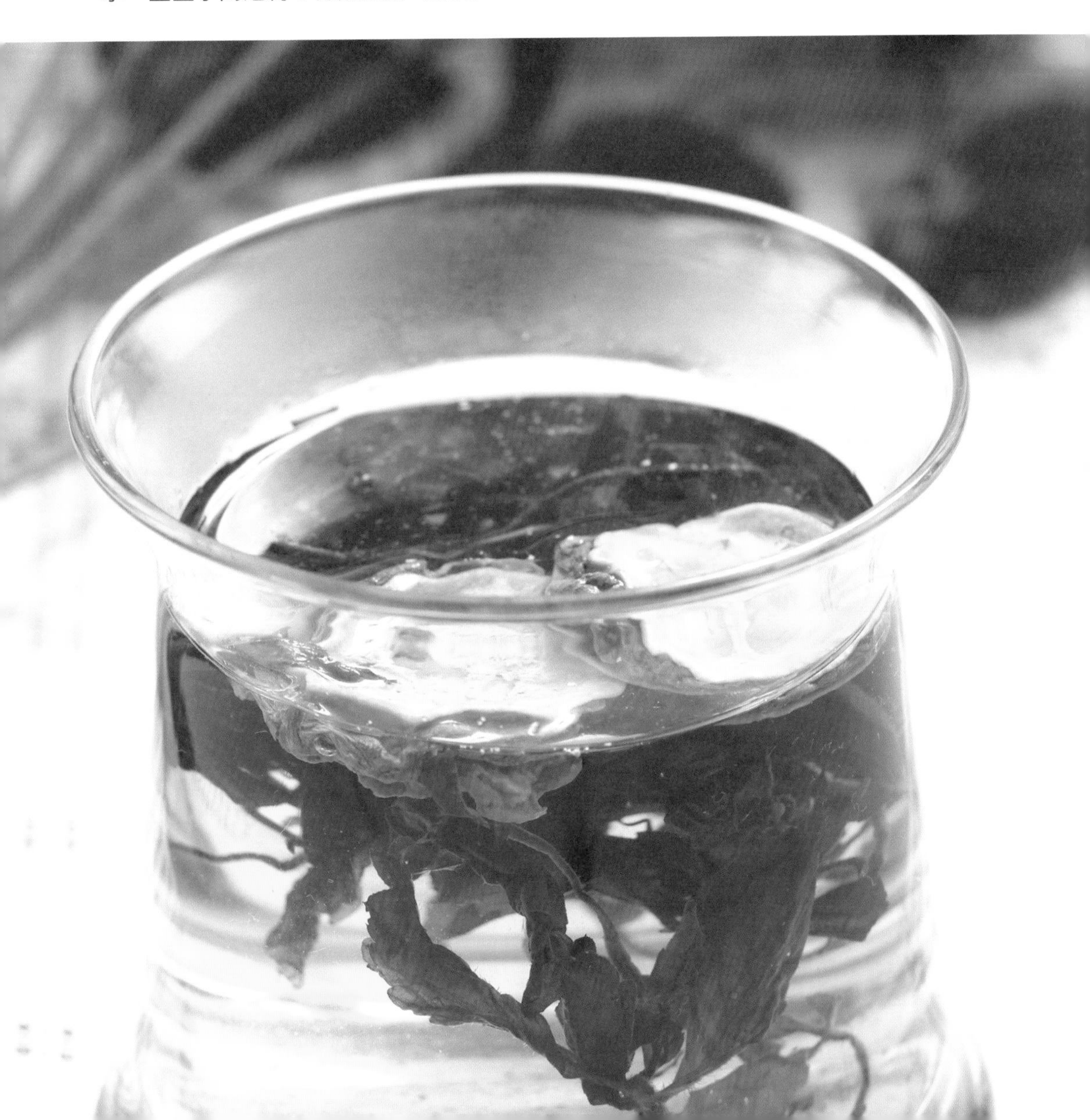

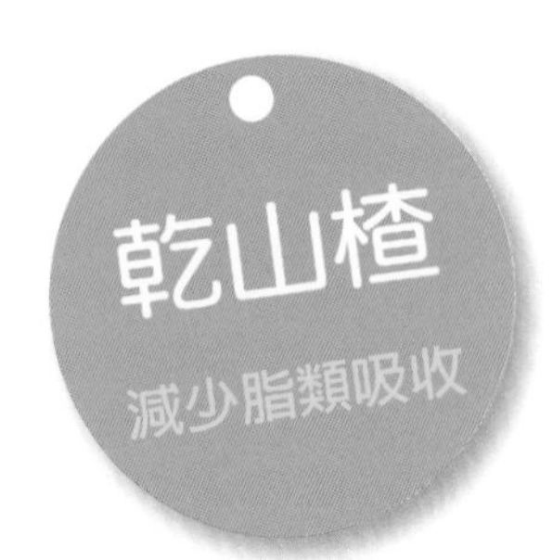

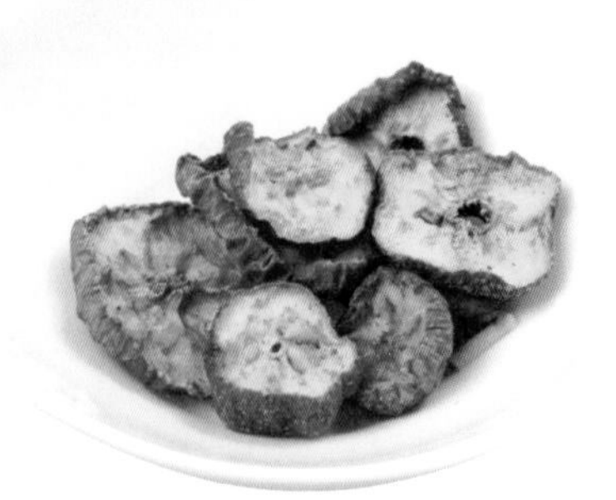

性味歸經

性微溫，味酸、甘，歸脾、胃、肝經。

用法用量

生食或水煎，每次10~30克。

解密降脂功效

乾山楂中的維生素和黃酮類化合物的含量較高，可防治心血管疾病，降低血壓和膽固醇含量。

其他保健功效

開胃消食，特別對消肉食積滯有很好的作用；活血化瘀，有助於解除局部瘀血狀態，對跌打損傷有輔助療效；對子宮有收縮作用，在孕婦臨產時有催生之效，並能促進產後子宮復原；山楂所含的黃酮類和維生素C、胡蘿蔔素等物質能阻斷並減少自由基的生成，能增強機體的免疫力，有防衰老、抗癌的作用；山楂還可平喘化痰、抑制細菌、治療腹痛腹瀉。

補給須知

❶食用山楂應有所節制，長時間貪食山楂或山楂片、山楂糕等，對牙齒不利。

❷食用後要注意即時漱口刷牙，預防牙齒的傷害。

❸糖尿病患者可適當食用山楂鮮果。

宜忌人群

- ✔ 跌打損傷者宜食
- ✔ 產婦宜食
- ✔ 癌症患者宜食
- ✘ 孕婦忌食
- ✘ 脾胃虛弱者不宜多食
- ✘ 糖尿病患者不宜食用

降脂藥膳推薦

山楂首烏湯　軟化血管、降血脂

材料　山楂、何首烏各 15 克。

做法

先將山楂、何首烏洗淨、切碎，一同入鍋，加水適量，浸泡2小時，再熬煮約1小時，去渣取湯。日服一劑，分2次溫服。

降脂功效

何首烏可阻止膽固醇在肝臟的積聚，山楂可加快脂肪性質食物的消化速度。二者合而為一，有減肥和清除血脂、降膽固醇的作用。

降脂飲品推薦

桑葉山楂降脂茶 降低脂類的吸收

材料 桑葉 3 克，乾山楂 6 克。

泡法

將桑葉、山楂一起放入杯中，倒入沸水，
蓋蓋子悶泡約 5 分鐘後即可飲用。

降脂功效

降低脂類在腸道的吸收性。

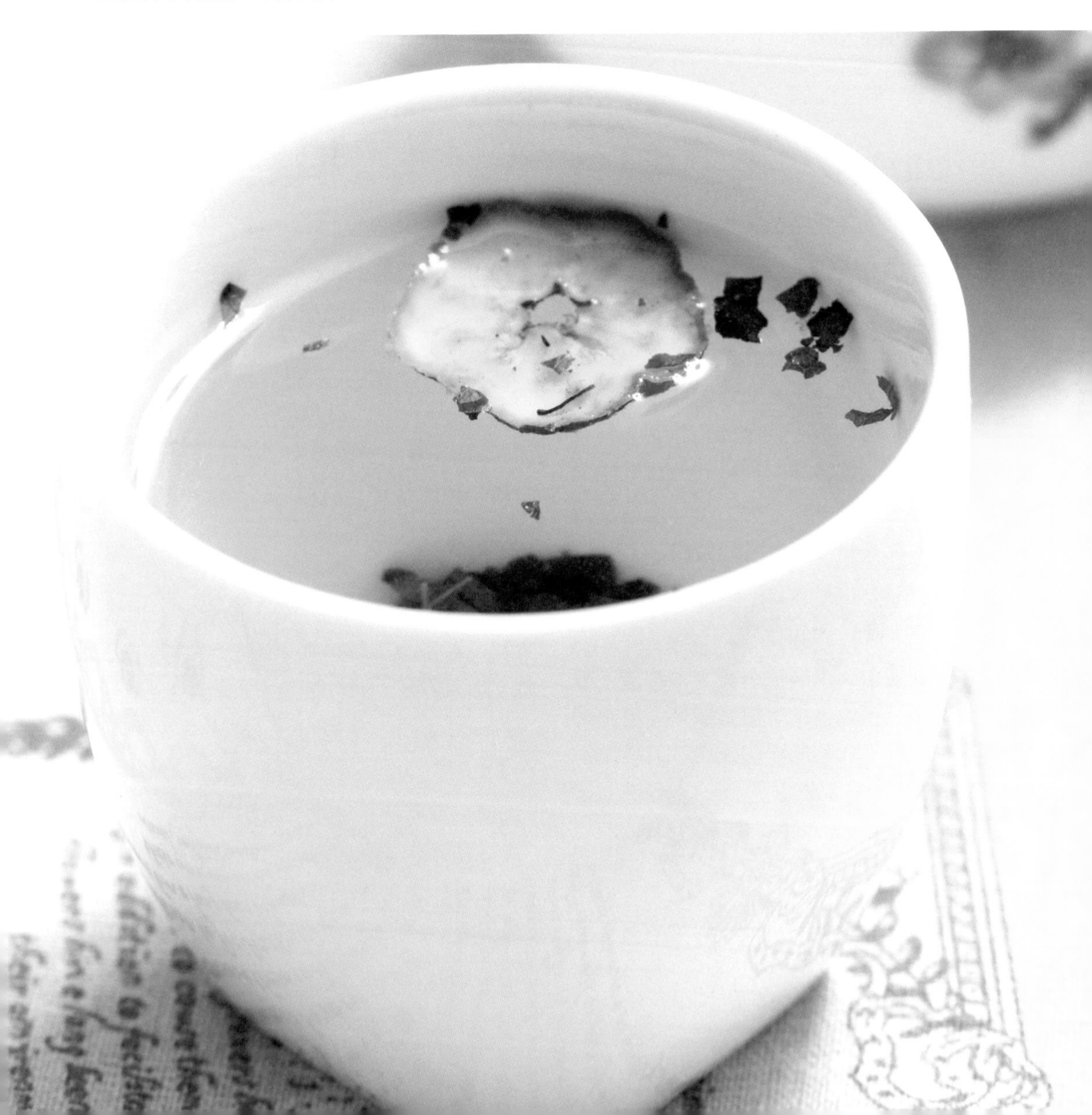

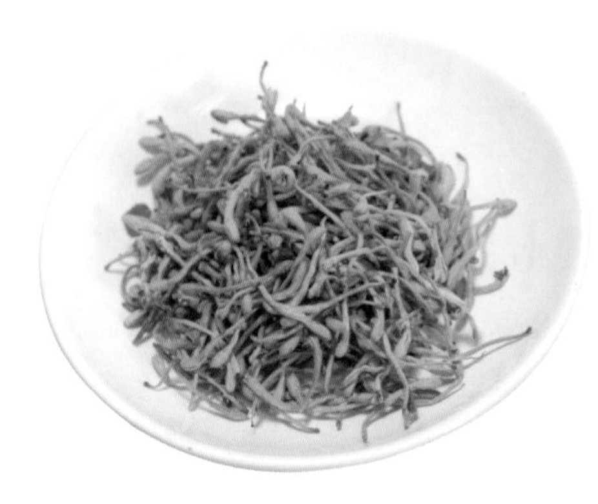

性味歸經

性寒，味甘，歸肺、胃、大腸經。

用法用量

熱水沖泡，代茶飲。金銀花用量不宜超過15克。

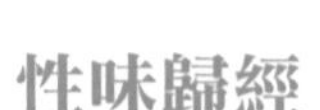

解密降脂功效

金銀花（忍冬）含有黃酮類物質，可降低血清總膽固醇及動脈硬化指數，提高「好膽固醇」的含量。此外，金銀花中的揮發油、有機酸（綠原酸、異綠原酸）以及微量元素等也有降血脂的功效。

其他保健功效

清熱解毒，疏散風熱：主治疔瘡、喉痺、丹毒、熱血毒痢、風熱感冒、暑熱等症。

補給須知

❶不可常吃，因為會使體質變虛。只在體內有火、感冒咳嗽時服用，不建議長期使用。

❷金銀花性味寒涼，會影響脾胃的運化，此味藥一般在暑天使用較為合適。

宜忌人群

✔ 濕疹患兒宜食
✔ 風熱感冒患者宜食

✘ 脾胃虛寒及氣虛瘡瘍膿清者忌服

降脂藥膳推薦

山楂銀花湯　降壓消脂、清熱健胃

材料　乾山楂片 15 克，金銀花 30 克，蜂蜜 4 匙，水適量。

做法

將山楂片洗淨，去核，放入砂鍋中，加水煮開，改用小火煨，加入銀花，共燉10分鐘。加入蜂蜜，調勻即可，去渣飲汁。

降脂功效

山楂有破氣散瘀之功，金銀花有清熱解毒之功效，二味同用，可降壓消脂、清熱健胃。適用於高血脂患者、風寒感冒患者。

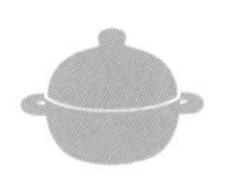

降脂飲品推薦

烏龍金銀花茶 分解脂肪

材料 烏龍茶 5 克，金銀花乾品 3 克，杭白菊 5 朵，羅漢果 1/4 個。

泡法

將所有材料一起放入杯中，沖入沸水，蓋蓋子悶泡約 8 分鐘後飲用。

降脂功效

烏龍茶含有的兒茶素與多酚類物質能分解脂肪，達到減脂瘦身的效果；金銀花可以減少腸道對膽固醇的吸收；杭白菊可促進機體正常代謝，減少脂肪沉積；羅漢果具有潤腸通便，消脂排毒的作用。

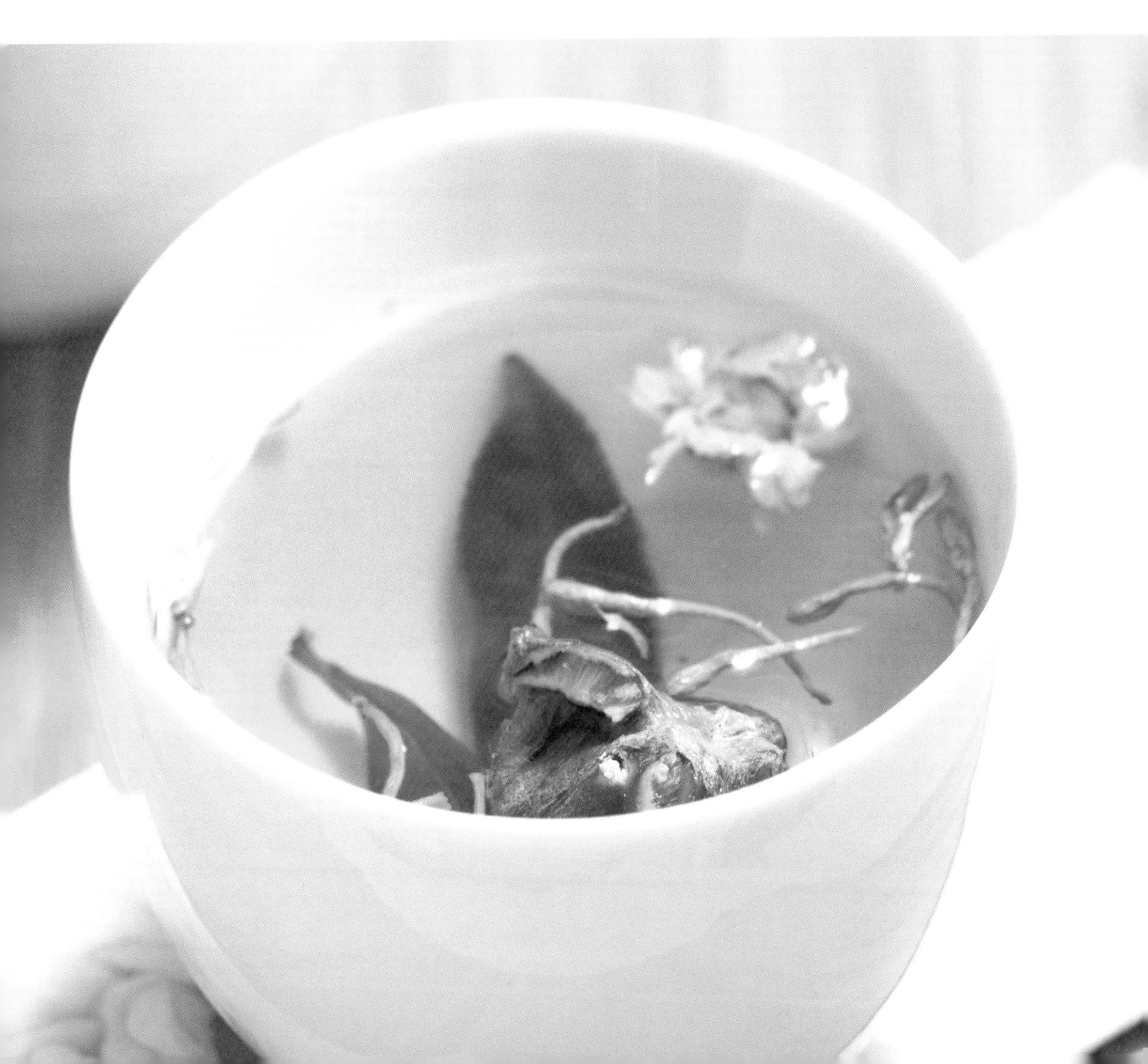

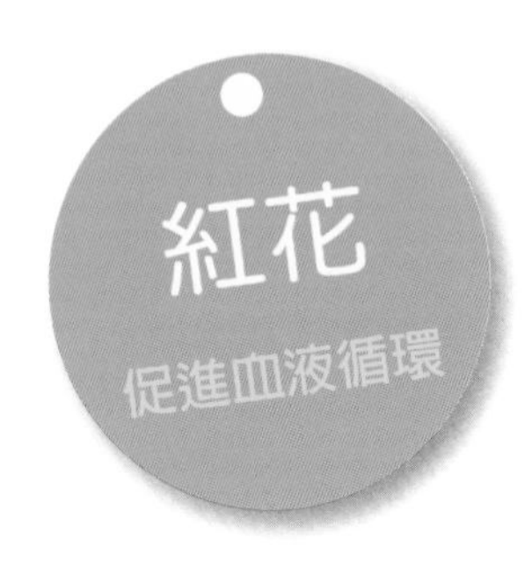

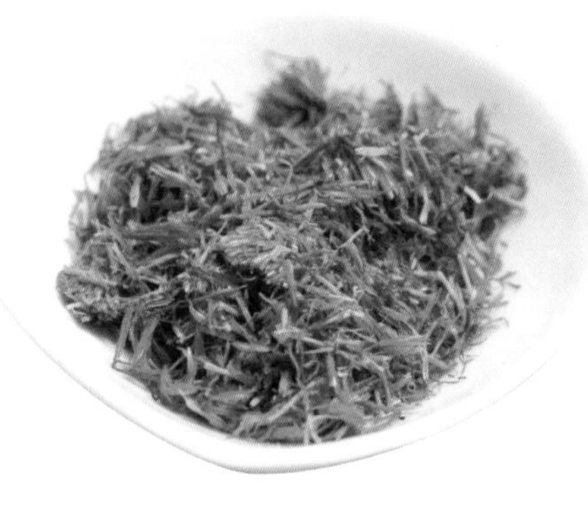

性味歸經

性溫，味辛，歸心、肝經。

用法用量

煎湯內服，常用量為3～10克。

解密降脂功效

紅花油中亞油酸含量高達70%～80%，具有降血脂、軟化和擴張動脈、防止動脈粥樣硬化、增加血液循環等功效。此外，紅花中的紅花苷、紅花黃色素、亞麻油等成分也有降血脂的功效。

其他保健功效

❶祛瘀止痛：適用於跌打損傷。

❷活血通經：主治月經不調、經閉、痛經、惡露不行、症瘕痞塊等。

補給須知

❶用於冠心病，可與川芎、丹參等同用。

❷用於跌打損傷瘀血腫痛，瘀血肋痛，癰腫及吐血而有瘀滯者，可與桃仁、乳香、沒藥（末藥）等同用。

❸紅花可以用來泡腳，有助於加速腳部血液循環。

❹紅花用量（煎服）不宜過大，否則容易引起中毒現象。

宜忌人群

✔ 跌打損傷者宜食
✔ 經閉、痛經者宜食

✖ 孕婦及月經過多者慎用
✖ 有潰瘍病及出血性疾病者應慎用

降脂藥膳推薦

紅花綠茶飲　降低血脂、活血化瘀

材料　紅花 5 克，綠茶 5 克。

做法

將紅花、綠茶放入有蓋杯中，用沸水沖泡。當茶頻頻飲服，一般可沖泡3~5次。

降脂功效

本方對高脂血症併發肥胖症、冠心病者療效尤其顯著。

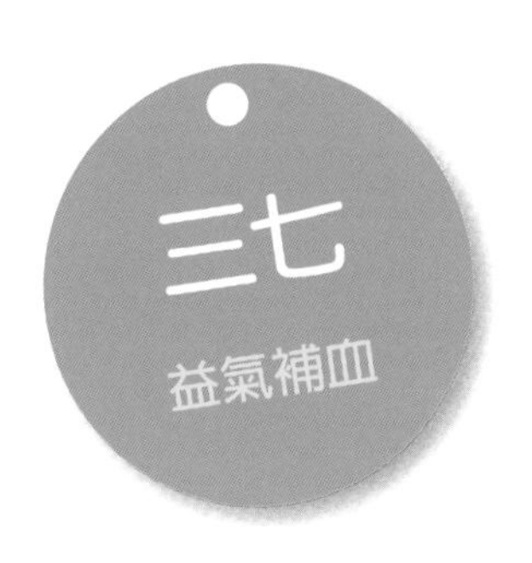

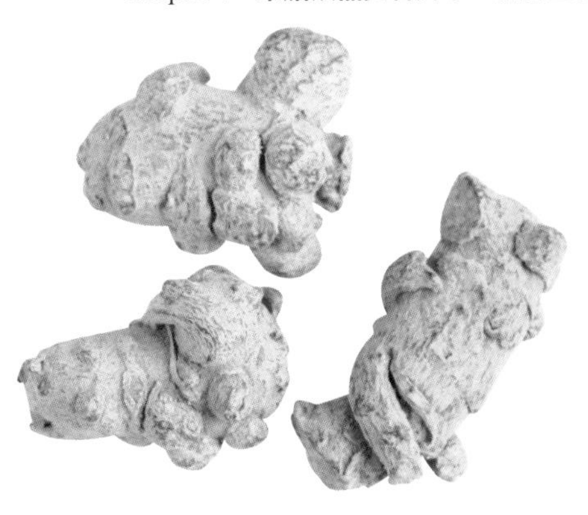

性味歸經

性溫，味甘、微苦，歸肝、胃經。

用法用量

三七粉末6克，每日分3次，飯前用溫開水沖服。1～2月為一療程。

解密降脂功效

三七皂苷具有抗心腦缺血、抗心律不整、抗血小板聚集、抗血栓形成的作用，並能降低血清中膽固醇和三酸甘油酯的含量，提高血清中好膽固醇的比值。此外，三七中的三七素、黃酮、揮發油、氨基酸、醣類等也有降血脂的功效。

其他保健功效

❶散瘀止血，消腫定痛：適用於各種內、外出血，胸腹刺痛，跌撲腫痛。

❷活血散瘀：有效抗血小板聚集，抗血栓的形成。

補給須知

❶對三七過敏的人群不宜服用。

❷不可過量服用三七粉。

宜忌人群

✔ 冠心病患者宜食
✔ 高膽固醇血症患者宜食
✔ 女性血崩宜食

✖ 血虛、血熱出血者禁用
✖ 對三七過敏者禁用
✖ 孕婦、兒童禁用
✖ 經期禁用

降脂藥膳推薦

三七蒸雞 補益氣血

材料 三七15克，雞1隻，生薑、鹽、黃酒各適量。

做法

雞除去毛與腸雜，洗淨切塊。三七蒸透切片，與雞一併放入盆中，加水和生薑、鹽、黃酒等，上籠蒸至雞爛熟，佐餐食用。

降脂功效

此方具有補益氣血的功效。適合血管硬化、陰血不足的高血脂患者食用。

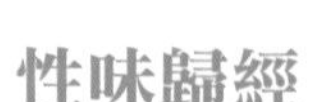

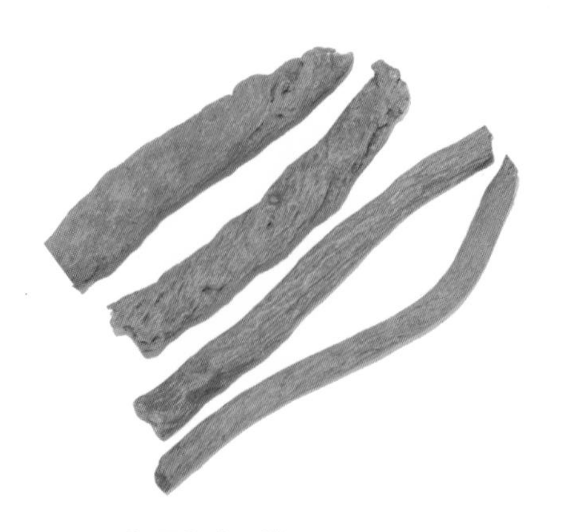

性味歸經

性微寒，味苦辛，歸肝、膽經。

用法用量

取3～10克，砂鍋煎湯服，每日2次。也可做成丸、片、散劑。

解密降脂功效

柴胡中的皂苷可增加膽汁中膽酸、膽色素，使膽固醇濃度降低，具有直接降血脂的作用。此外，柴胡中的甾醇、揮發油、多醣、黃酮、多元醇、植物甾醇、脂肪酸等成分也有降血脂的功效。

其他保健功效

❶疏散退熱：適用於感冒發熱、瘧疾。

❷升陽舒肝：適用於肝鬱氣滯所致的胸肋脹痛、脫肛、子宮脫落、月經不調。

補給須知

大葉柴胡的乾燥根莖表面密生環節，有毒，不可當柴胡用。

宜忌人群

✔ 感冒發熱、瘧疾患者宜食

✔ 肝鬱氣滯、胸肋脹痛患者宜食

✔ 脫肛、子宮脫落、月經不調患者宜食

✖ 肝陽上亢，肝風內動，陰虛火旺及氣機上逆者忌用或慎用

降脂藥膳推薦

柴胡降脂粥　降膽固醇、降三酸甘油酯

材料　柴胡12克，白芍12克，澤瀉22克，茯苓30克，粳米100克，水適量。

做法

先將柴胡、白芍、澤瀉，洗淨煎取濃汁。茯苓與粳米洗淨放入鍋中，加入備好的藥汁，並加水適量，煮成粥。

降脂功效

可有效降低血清膽固醇和三酸甘油酯水平。同時適用於兩脅脹滿、情志不暢、煩躁易怒的患者。

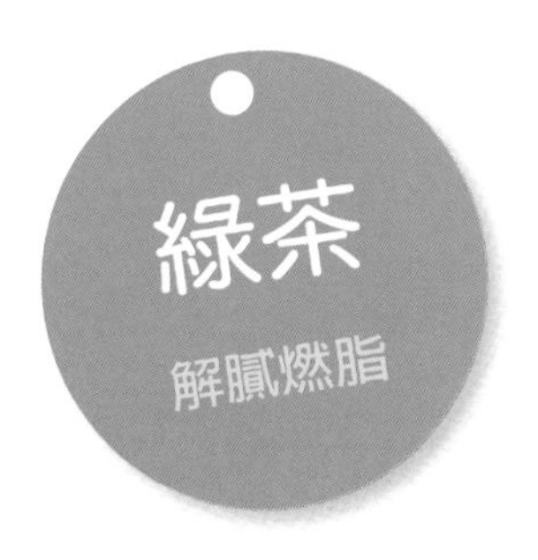

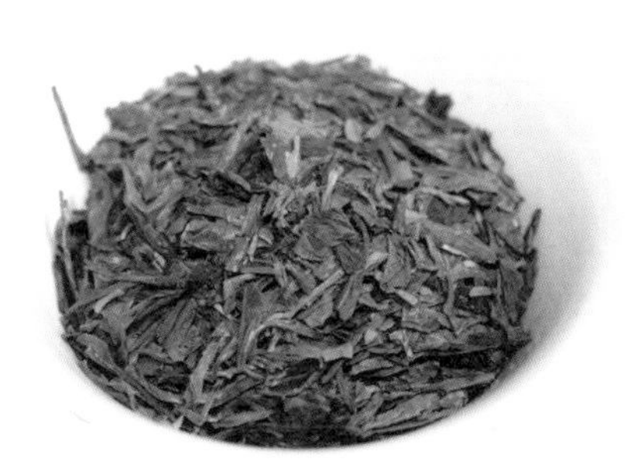

降脂營養素

兒茶素、β-胡蘿蔔素、維生素C、維生素E、咖啡因、膳食纖維

解密降脂功效

❶兒茶素的作用極佳。兒茶素是綠茶的苦味成分，能有效維持血液暢通，降低血液中膽固醇和中性脂肪的含量。

❷綠茶中的咖啡因能促進脂肪的燃燒。咖啡因在降低膽固醇的同時，還可以使血壓、血糖以及體重一併降下來，此外還有燃燒脂肪減肥的功效。

❸茶葉中含大量的纖維素和抗氧化維生素，食用茶葉能降低膽固醇，有效預防動脈硬化。

其他保健功效

提神醒腦、防癌抗癌、預防蛀牙、消炎殺菌、改善便祕。

降脂怎麼吃

❶取綠茶3克，以100～200毫升，60～80℃的熱水沖泡，可以攝取到100毫克左右的兒茶素。

❷沖泡綠茶時要注意，水溫不可超過80℃。沖泡1～2次後即可換掉茶葉，因為第三次沖泡時兒茶素含量已經極微。

宜忌人群

✔ 高血脂、高血壓、冠心病、動脈硬化、糖尿病患者宜飲綠茶

✔ 食用大量油膩食品者，可以飲淡綠茶來解膩

✔ 綠茶是電腦族抗輻射，吸菸者減輕尼古丁傷害的首選佳品

✘ 患有發熱、腎功能不全、習慣性便祕、消化道潰瘍、失眠等症者

✘ 孕婦、哺乳期婦女、兒童以及低血糖患者忌飲綠茶

✘ 女性經期不宜飲綠茶以及其他濃茶

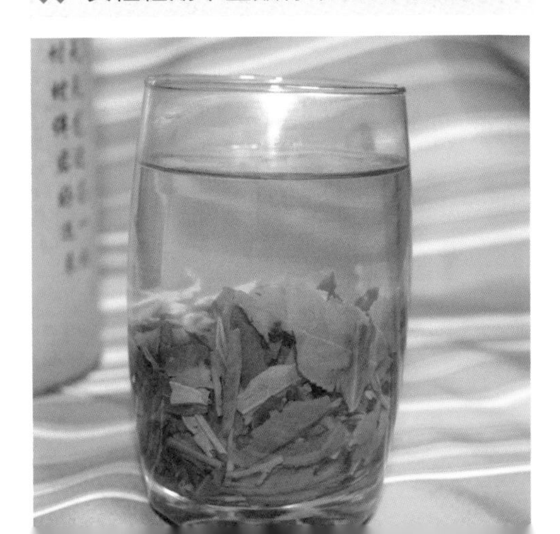

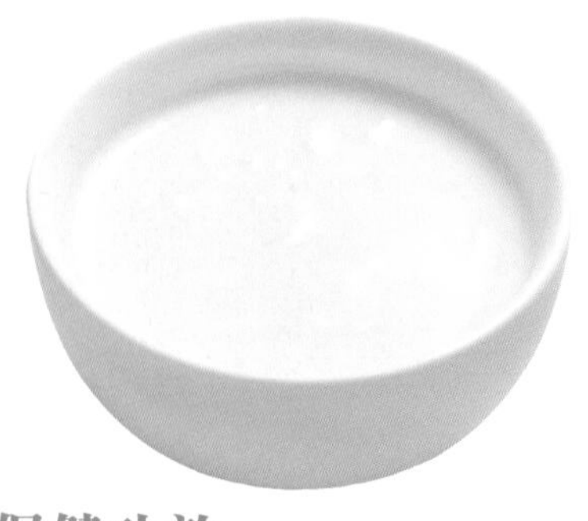

最佳用量

除嬰幼兒外，各類人群均建議每天飲用1～2杯優格（125～250毫升）。

飲用最佳時間

晚飯後半小時至一小時飲用最佳，有利於調節腸道菌群平衡。飯後不宜立即飲優格，否則易造成體重上升。

降脂營養素

乳酸菌、蛋白質

解密降脂功效

❶優格中所含的乳酸菌能抑制膽固醇的合成，經常食用能有效降低膽固醇的含量。

❷優格中的蛋白質有保護血管的作用，是維持血管彈性不可缺少的物質。

❸優格中的乳酸鈣極易被人體吸收，具有降低血清膽固醇的作用。

其他保健功效

保持體內菌群平衡，減肥，提高免疫力，促進腸道的消化吸收功能。

降脂怎麼吃

❶優格可放入45℃左右的溫水中緩慢加熱後飲用。優格經過溫熱，不會殺死其中所含的乳酸菌。

❷優格不宜與氯黴素、紅黴素等抗生素同服，否則優格中的乳酸菌易受破壞。

❸優格不能空腹喝，喝完優格後要立即漱口。未能即時吃完的優格，宜置於冰箱中冷藏。

宜忌人群

✔ 動脈硬化、高血壓、骨質疏鬆患者宜食

✔ 兒童、青年、中年人、老年人腸道功能弱，常飲優格能改善腸道功能

✖ 做過胃腸道手術後的病人

✖ 腹瀉或其他腸道疾病患者

✖ 對牛奶過敏者

✖ 糖尿病患者

高脂血症及併發症
飲食智慧

高血脂是導致動脈粥樣硬化心腦血管疾病和代謝疾病的主要因素之一，高血脂患者必須透過各種治療方法，來防止血脂的升高，以達到預防和控制其併發症的目的。其中飲食療法是治療的基礎。

高膽固醇血症

病情瞭解

高膽固醇血症，會使膽固醇在其他組織沉澱。例如，吞噬了膽固醇的巨噬細胞會引起肌腱處出現結節性腫脹（以跟腱和手伸肌腱受累為多見），稱肌腱黃色瘤，若眼瞼處發生類似的膽固醇沉澱，則稱為扁平狀黃色瘤。

飲食原則

❶控制總熱量，男性每天攝入主食300克，女性200克，以全麥麵包、燕麥、小米、馬鈴薯、南瓜為佳，不宜吃油炸食品和各類甜點。

❷限制膽固醇的攝入，膽固醇攝取量每天應控制在200毫克以下。少吃動物腦、肝、腎以及蟹黃、魚卵、皮蛋等含膽固醇高的食物，蛋黃每週不超過1個。

❸減少飽和脂肪酸的攝入，少吃動物性脂肪，尤其注意隱藏的動物性脂肪，如香腸、排骨等肉類及肉製品中的動物性脂肪。

❹增加不飽和脂肪酸的攝入，食用油應以植物油為主，可選擇花生油、葵花子油、大豆油、橄欖油等，每天攝入量應小於20克，每週可吃兩次魚。

❺補充優質蛋白，多吃瘦肉、禽肉、魚、蝦、豆類及豆製品等。

❻多攝入富含高膳食纖維的食物，每天攝入量宜大於25克，富含膳食纖維的食物有玉米、小米、燕麥、菠菜、青江菜、空心菜、黑木耳、蘋果、橘子、蒟蒻等。

❼多吃有降膽固醇作用的食物，如大豆及其製品、洋蔥、大蒜、香菇、黑木耳、海帶、山藥等。

❽盡量少飲用酒及含糖高的飲料，補充水分可以茶水或白開水為主。

食物危險等級

食物	危險等級
油炸食品	高★★★
甜點	高★★★
含糖高的飲料	高★★★
動物腦、脊髓、內臟	高★★★
魷魚	高★★★
墨魚	高★★★
魚卵	高★★★

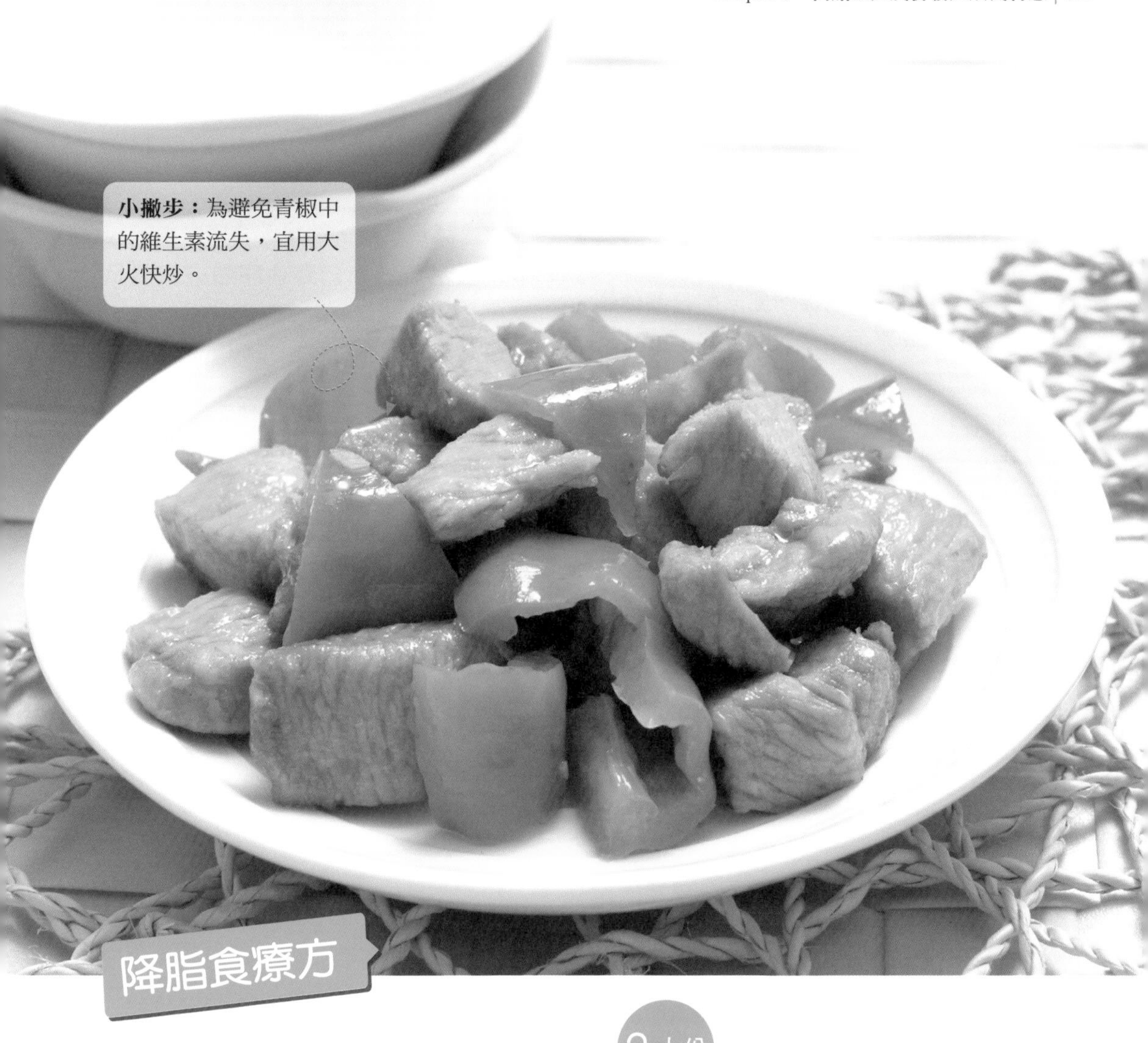

小撇步：為避免青椒中的維生素流失，宜用大火快炒。

降脂食療方

雞肉炒青椒 降血脂降膽固醇

2人份

材料 雞胸肉50克，青椒75克，鹽4克，太白水粉、植物油各5克，生抽、料酒、蒜末各3克。

做法

❶ 雞肉洗淨，切成小塊，然後用鹽、生抽、太白水粉、料酒醃15分鐘左右；青椒洗淨，去籽，切塊。

❷ 鍋置火上，倒入植物油，爆香蒜末，加入雞肉炒至八成熟，倒入青椒、鹽炒熟即可。

降脂功效

青椒中含有豐富的維生素，對高脂血症患者有益。

高三酸甘油酯血症

病情瞭解

高三酸甘油酯血症，僅三酸甘油酯值高，通常在常規血脂檢查時被發現，嚴重的會引起胰臟炎、疹性黃色瘤及脂血症性視網膜炎。在一些病例中，還會引起乳糜血症，並表現為反覆腹痛、噁心、嘔吐及胰臟炎等。疹性黃色瘤是直徑為1~3公釐，並高出皮面的黃色丘疹，可見於身體任何部位，但以背部、胸部及近端肢體為常見。

飲食原則

❶限制總熱量的攝入，體重超重或肥胖者，應透過限制主食攝入的辦法來達到減肥目的，一般應吃八分飽。

❷限制脂肪的攝入量，在控制總熱量攝入量的前提下，脂肪的熱能比不必限制得過低，可占熱量的25%~30%，但應注意勿過多攝入動物性脂肪。每天脂肪總攝入量大約50克，食用油不宜超過20克。

❸控制膽固醇的攝入量，膽固醇每天攝入量應控制在300毫克以下。食物選擇控制上可比高膽固醇血症患者略為寬鬆。

❹碳水化合物在總熱量中以占50%~60%為宜，盡量避免食用白糖、水果糖和含糖較多的糕點及罐頭等食品。

❺可多攝取富含ω-3脂肪酸的魚類，如秋刀魚、鮭魚、花鯖魚、鰻魚、白鯧魚等。

❻多吃蔬菜、水果、粗糧等含膳食纖維較多的食品，有益於降血脂和增加飽足感。

❼多吃具有降脂作用的食物，如豆類、牛奶、紫菜、海帶、黑木耳、香菇、櫻桃、葡萄等。

❽忌飲酒，喝酒會使三酸甘油酯的水平更高。

食物危險等級

食物	危險等級
肥肉	高★★★
油炸食品	高★★★
甜食	高★★★
酒	高★★★
白糖、紅糖	高★★★
水果糖、蜂蜜	高★★★
動物性油脂	高★★★

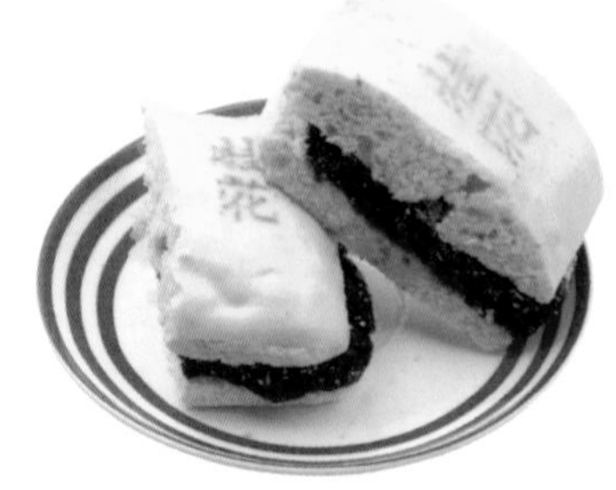

高三酸甘油酯血症患者盡量避免食用白糖、水果糖和含糖較多的糕點及罐頭等食品。

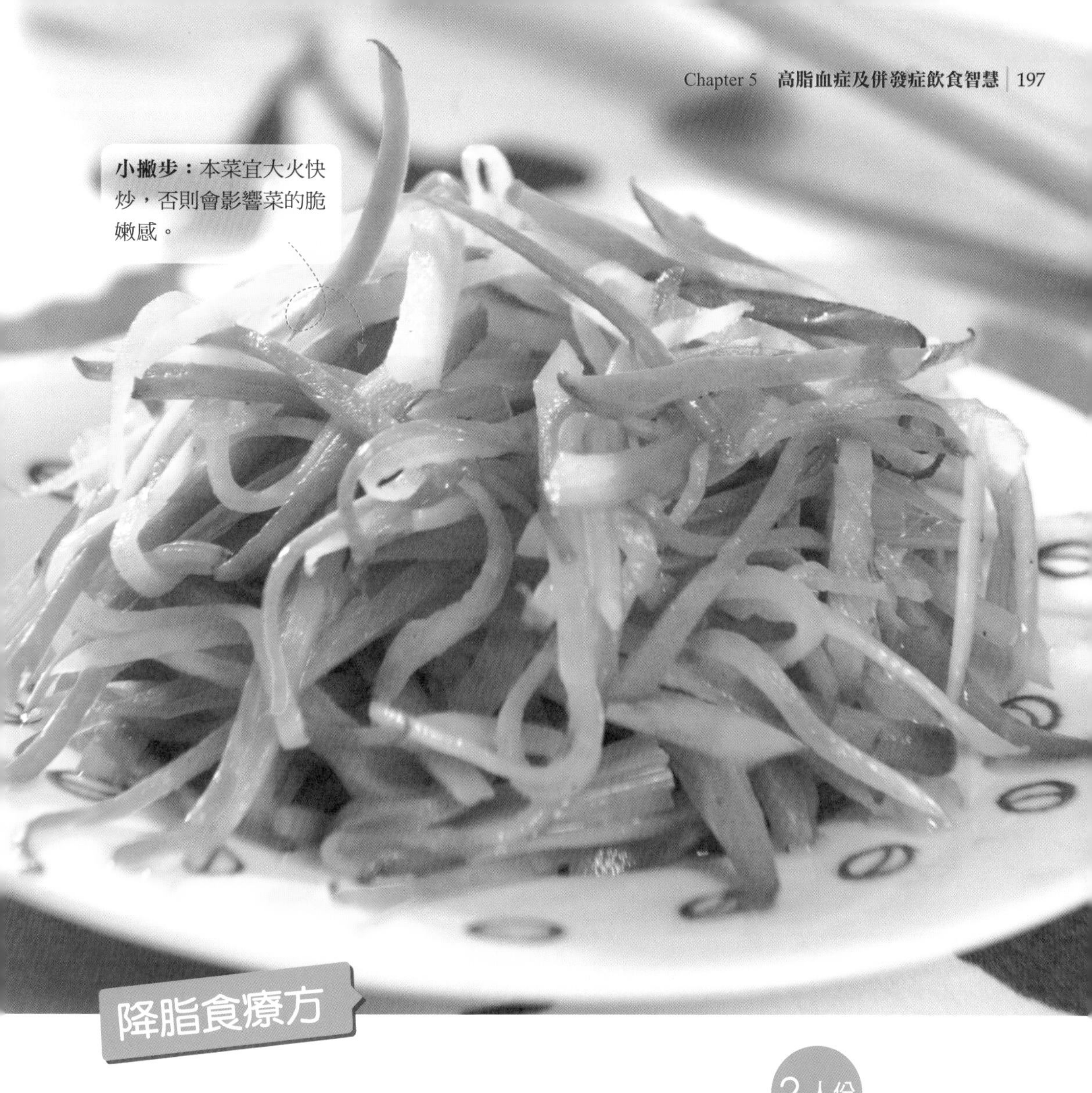

小撇步：本菜宜大火快炒，否則會影響菜的脆嫩感。

降脂食療方

素炒三絲 降血脂降膽固醇、預防腦血管出血

2人份

材料 洋蔥、胡蘿蔔、芹菜各 50 克，植物油 10 克，鹽 1 克，醋 4 克，蔥花 5 克。

做法

1. 將洋蔥、胡蘿蔔、芹菜分別洗淨切絲。
2. 鍋置火上，倒入植物油燒熱，放入蔥花爆香，再倒入洋蔥絲、胡蘿蔔絲、芹菜絲翻炒至熟，加入鹽、醋翻炒均勻即可。

降脂功效

本菜可有效降低血脂、降低血清膽固醇濃度、預防腦血管出血。

混合型高脂血症

病情瞭解

混合型高脂血症，即體內的膽固醇和三酸甘油酯兩者都高，本病患者中肥胖和高血壓較多見，一般無黃色瘤，偶可見非特異性瞼黃瘤。患有此病的患者要主動接受低脂肪和低碳水化合物飲食治療。

飲食原則

❶控制進食量以減輕體重。

❷適當限制膽固醇的攝入量，每天總攝入量少於200毫克。

❸應忌食或少吃含膽固醇高的高蛋白食物，如動物腦、脊髓、內臟、蛋黃（每顆雞蛋蛋黃含250~300毫克膽固醇）、貝殼類（如蛤蜊、螺等）、軟體類（如魷魚、墨魚等）和魚卵。

❹適量攝食膽固醇含量不太高的高蛋白食物，如瘦豬肉、牛肉、鴨肉、雞肉、魚類和奶類。

❺限制動物性脂肪，適當增加植物油，如烹調不用動物油，攝入橄欖油、玉米油、菜籽油等，控制在每天20克以內。

❻適當增加豆類及其製品的攝入，可增加蛋白質尤其是大豆蛋白的攝入。

❼一定要戒酒。

❽忌食甜食。

食物危險等級

食物	危險等級
肥肉	高★★★
油炸食品	高★★★
甜食	高★★★
動物腦、脊髓、內臟	高★★★
酒	高★★★
糖果	高★★★
動物油	高★★★
魚卵	高★★★

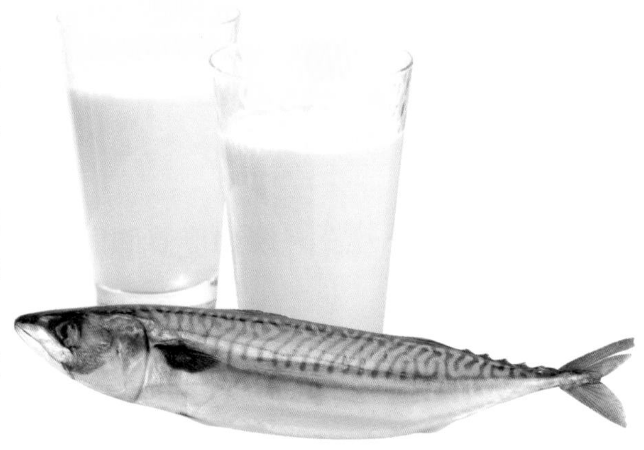

混合型高脂血症患者適量攝食膽固醇含量不太高的高蛋白食物，如瘦豬肉、牛肉、鴨肉、雞肉、魚類和奶類。

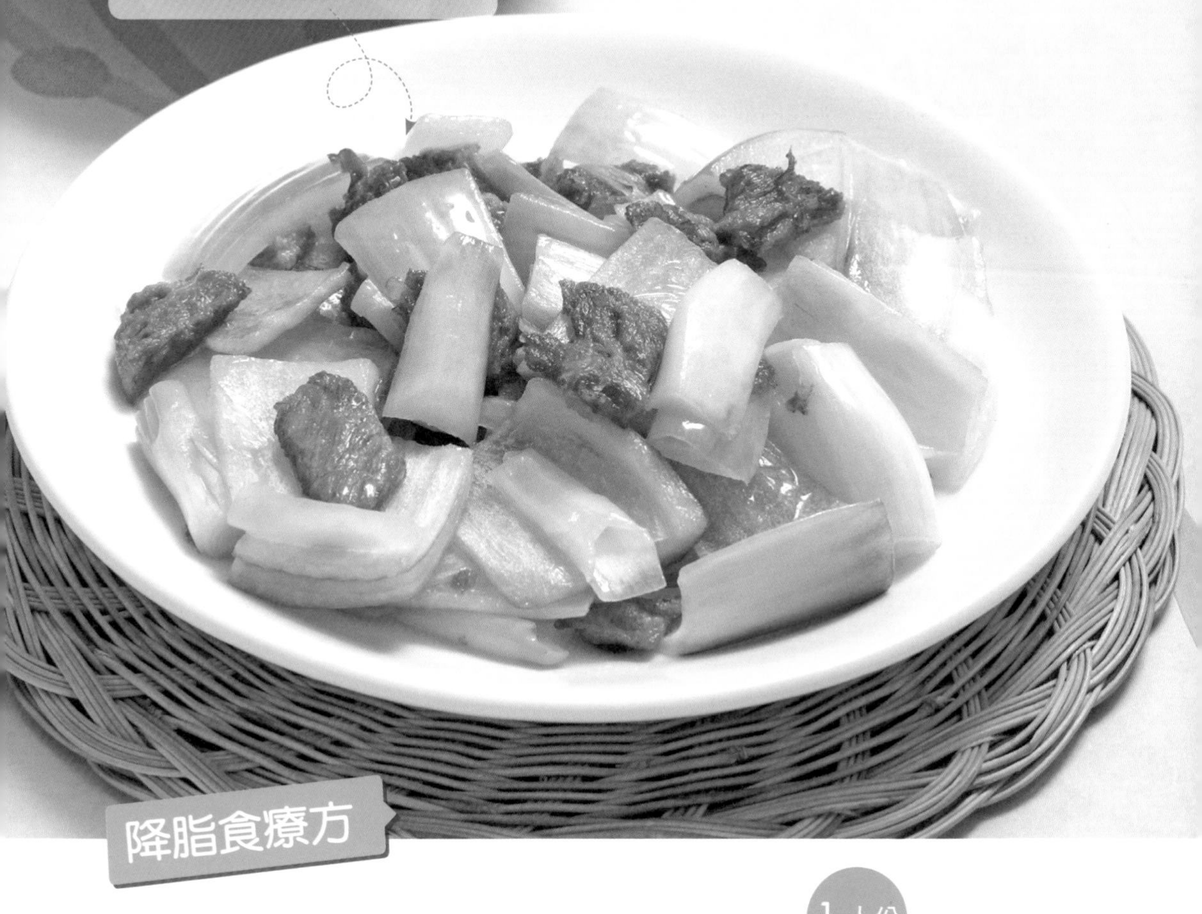

小撇步：先把洋蔥去皮，從中間剖開，先在冷水中浸泡二十分鐘左右，切的時候就不會刺激眼睛了。

降脂食療方

肉片炒洋蔥 控制膽固醇和脂肪過量吸收

1 人份

材料 瘦豬肉 25 克，洋蔥 100 克，植物油、太白水粉各 5 克，鹽 2 克。

做法

❶ 豬肉洗淨，切片，放入碗中，加太白水粉上漿。

❷ 洋蔥洗淨，剝去外皮，切塊。

❸ 鍋置火上，倒油燒熱，放入豬肉滑散，放入洋蔥翻炒至熟，加鹽調味即可。

降脂功效

瘦肉和洋蔥搭配，能防止人體過量吸收肉中的膽固醇和脂肪。

低高密度脂蛋白血症

病情瞭解

低高密度脂蛋白血症，即血液中血清高密度脂蛋白膽固醇（即好膽固醇）含量降低，小於0.9毫莫耳/升。低水準的高密度脂蛋白與冠心病發病率的上升有關聯，此外，肥胖、少活動的生活方式、吸菸、糖尿病及一些藥物等因素亦會引起高密度脂蛋白水準的下降。

飲食原則

❶控制總熱量和碳水化合物的攝入量。

❷每週增加食用魚的次數。魚類所含的飽和脂肪較低，特別是富含大量ω-3的深海魚類，能降低血清黏度，降低血膽固醇和三酸甘油酯的水準。

❸增加含煙酸和色胺酸豐富的食物的攝入量，以使「好膽固醇」水準提高。富含煙酸的食物有肝、腎、牛肉、羊肉、豬肉、魚、花生、黃豆、麥麩、米糠、小米等，含量中等的有豆類、堅果類、白米、小麥等，而玉米、蔬菜、水果、蛋、奶中含量較低。

❹食用大量的蔬菜，因其富含可溶性膳食纖維，有利於降低膽固醇。

❺適當補充肉類，單純性低高密度脂蛋白血症患者常見於長期素食者中。

❻每天吃半頭蒜，喝3杯不加糖的橘子汁，可幫助降低血膽固醇。

❼少喝咖啡、茶、可樂等含咖啡因的飲料，並禁服含有咖啡因的藥物，否則會增高體內的膽固醇水準。

❽烹調油多選用橄欖油，可有效提升高密度脂蛋白水準。

食物危險等級

食物	危險等級
肥肉	高★★★
油炸食品	高★★★
甜食	高★★★
動物內臟、腦髓	高★★★
咖啡	高★★★
可樂	高★★★
巧克力	高★★★

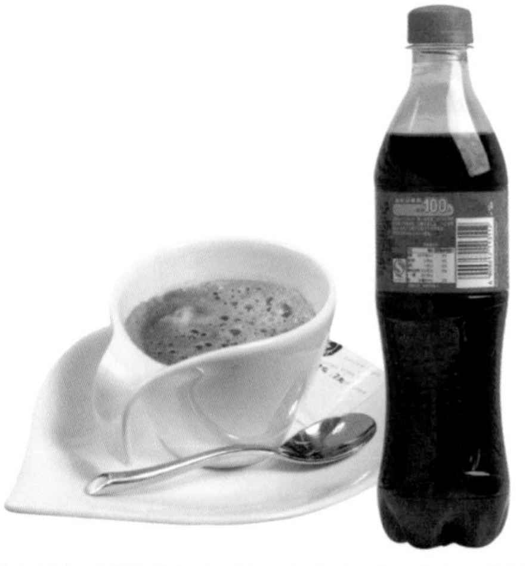

低高密度脂蛋白血症要少喝咖啡、茶、可樂等含咖啡因的飲料，並禁服含有咖啡因的藥物。

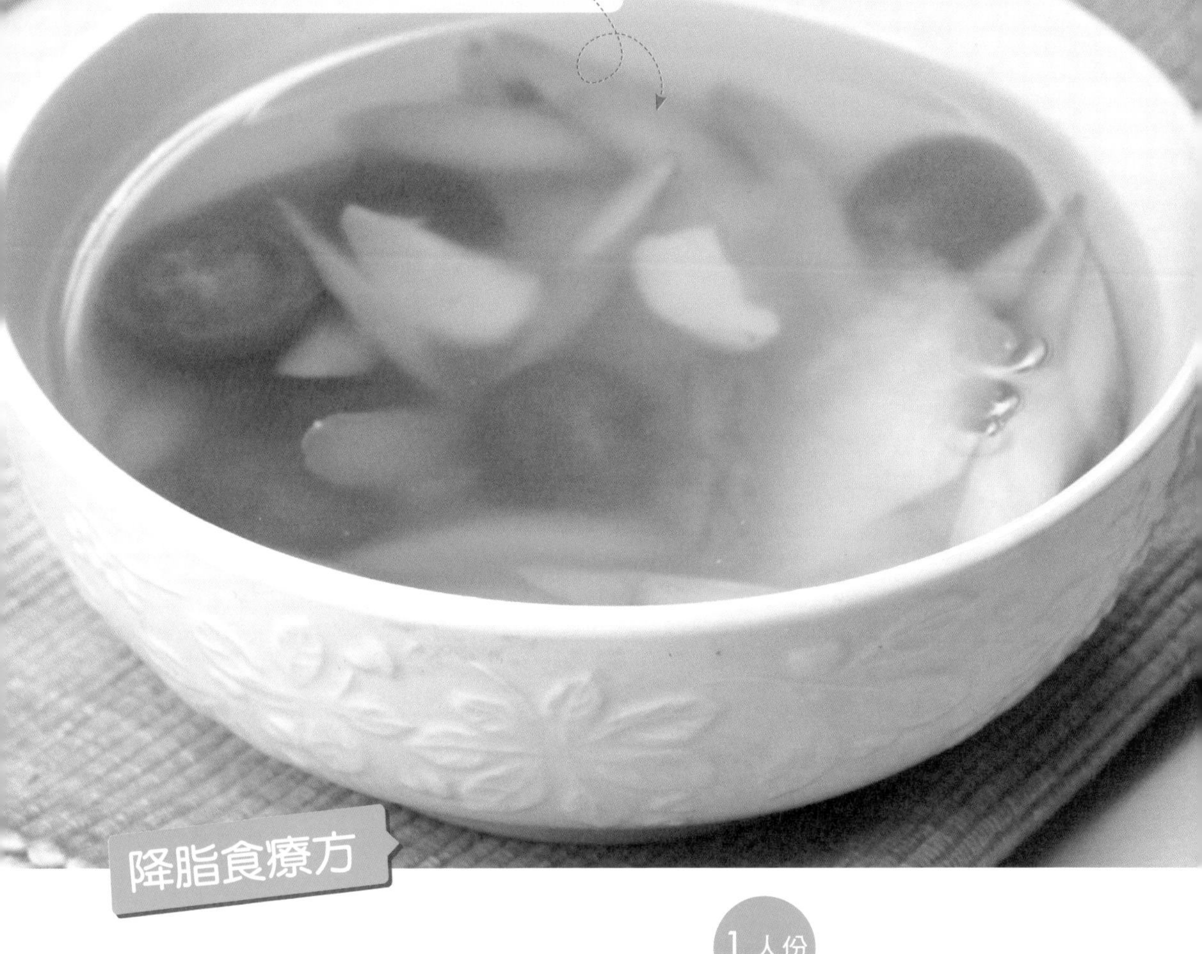

小撇步：底部直徑為1公分左右、上下均勻、長度為20公分左右、頂部花苞還未開的蘆筍最嫩最好吃。掐一掐蘆筍的根部，如果掐的時候能掐出水來，代表蘆筍很鮮嫩。
降脂食療方

百合蘆筍湯 降壓降脂、清心安神

1 人份

材料 鮮百合 10 克，蘆筍 50 克，鹽 1 克。

做法

1. 百合掰成瓣，撕去內膜，用鹽揉捏後洗淨。
2. 蘆筍洗淨，切段。
3. 將百合放入清水中煮至七成熟，加入蘆筍稍煮即可。

降脂功效

蘆筍有降壓降脂作用，百合也有清心安神、清熱解暑的功效，這兩者搭配，降脂作用更加明顯，是高脂血症病人的好選擇。

高血脂併發糖尿病

病情瞭解

糖尿病患者常伴有脂代謝紊亂，其中三酸甘油酯的增高最明顯。血脂異常會加重糖尿病的症狀，所以糖尿病患者治療時的關鍵是調整血糖，並配合調節血脂。尤其是非胰島素依賴型的糖尿病患者，其血清中「好膽固醇」水準明顯降低，可能會減弱「好膽固醇」從周圍組織吸取多餘膽固醇的能力，造成人體組織中膽固醇的大量聚積，最後導致糖尿病患者發生動脈粥樣硬化。

飲食原則

❶限制富含飽和脂肪酸的動物性脂肪的攝入，如豬、牛、羊等動物性脂肪，而用富含不飽和脂肪酸的植物油，如橄欖油、菜籽油、花生油、玉米油、芝麻油等代替動物油，但通常每日攝入油量不應超過25克。

❷降低膳食中膽固醇（蛋黃、動物內臟、魚卵等）的含量，每天攝入量應低於300毫克。通常一顆雞蛋含有250毫克的膽固醇，因此建議該病患者每週食用雞蛋的數量不要超過3顆。

❸增加粗糧和蔬菜的攝入，以補充膳食纖維。膳食纖維攝入量每天應大於25克，以降低有害血脂累積。

❹烹飪時宜選用焙燒、蒸、煮、烤或燉等方式。

❺最好不喝酒或喝少量低度酒，如50克葡萄酒。

❻要經常食用具有調脂作用的食物，如香菇、大蒜、豆類食物、綠茶、芹菜、大蔥、洋蔥、海產品等。

❼盡量避免吃含單醣和雙醣多的食物，如糖果、點心和飲料等，而應食用含多醣類的食物（如米、麵、蔬菜、水果等），可防止餐後血糖激增。

食物危險等級

食物	危險等級
肥肉	高★★★
油條	高★★★
巧克力	高★★★
奶油蛋糕	高★★★
湯圓	高★★★
濃茶	中★★☆
生蠔	中★★☆

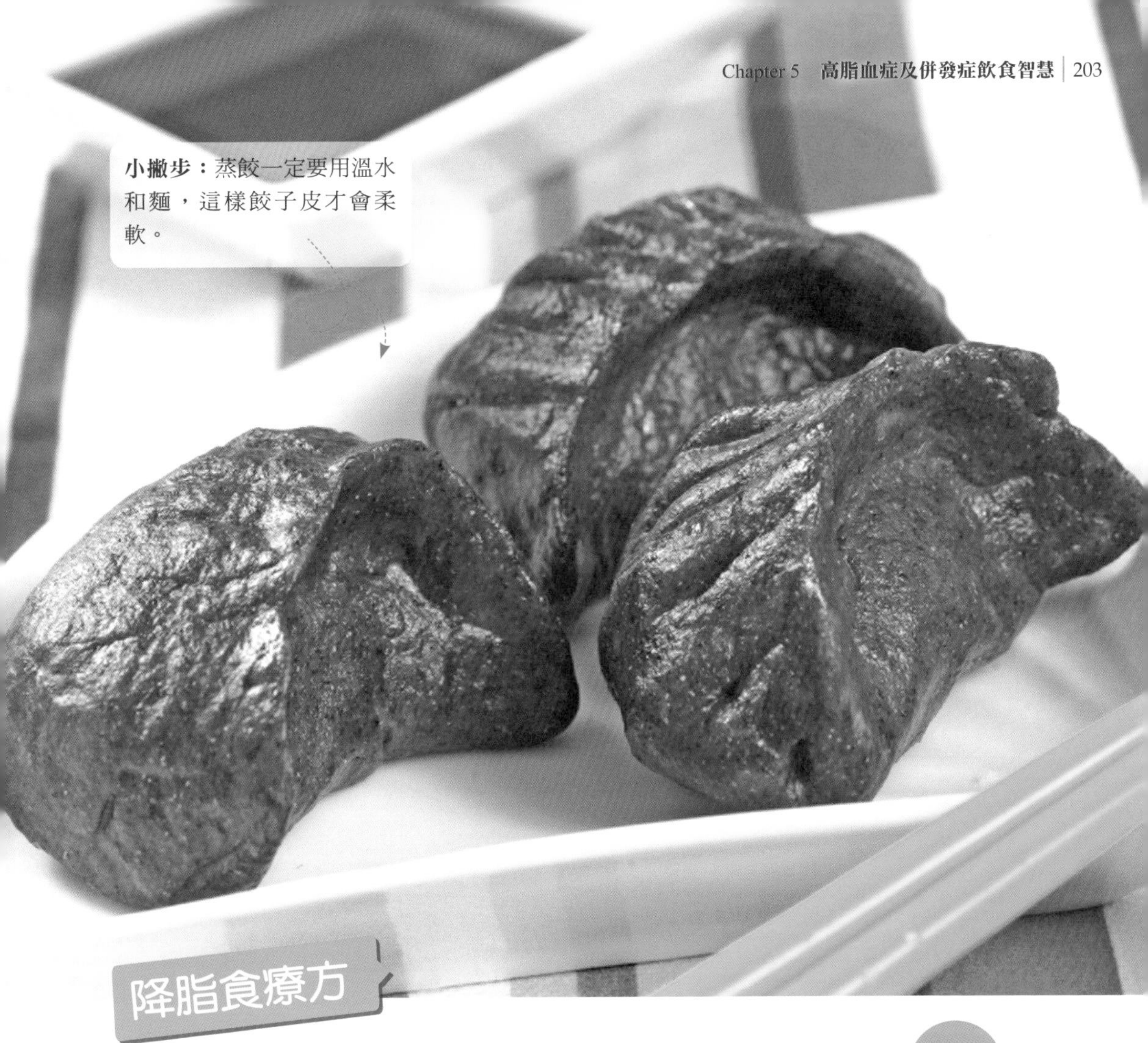

小撇步：蒸餃一定要用溫水和麵，這樣餃子皮才會柔軟。
降脂食療方

素餡蕎麥蒸餃 降血脂降膽固醇、預防腦血管出血

3 人份

材料 蕎麥粉 200 克、韭菜 100 克、雞蛋 1 個（約 60 克）、蝦仁 10 克，薑末、鹽、香油、植物油各適量。

做法

1. 雞蛋打入碗內，打散，用植物油煎成蛋餅，鏟碎；韭菜擇洗乾淨，切末；蝦仁洗淨，切末。
2. 將碎雞蛋、蝦仁、韭菜末、薑末放入盆中，加鹽、香油拌勻，調成餡。
3. 蕎麥粉放入盆內，用溫水和成軟硬適中的麵團，桿成餃子皮，包入餡，收邊捏緊，做成餃子生胚，放入燒沸的蒸鍋，中火蒸 20 分鐘即可。

降脂功效

有降低血脂和膽固醇、軟化血管、保護視力和預防腦血管出血的作用。

高血脂併發高血壓

病情瞭解

高血壓和高血脂兩者常合併存在，血膽固醇水準與血壓成正比，血壓較高的人，趨向有較高的血膽固醇水準。因此，伴有血脂代謝紊亂的高血壓病人選擇降壓藥時，應充分考慮降壓藥對血脂的影響，盡可能選擇能降脂的降壓藥。

飲食原則

❶節制飲食，控制食物攝入量，避免進餐過飽，將體重控制在正常範圍內。

❷限制熱量攝入，增加優質蛋白的攝入，減少富含脂肪和膽固醇的食物攝入量，一日飲食中蛋白質、脂肪、糖類的攝入比例為5：3：2。可適當多吃魚類、豆製品、瘦肉類等富含優質蛋白、低膽固醇、低飽和脂肪酸的食物。

❸低鹽飲食。限制食鹽的攝入量，輕度併發症患者每天可攝取2~5克，中度高血壓患者可攝取1~2克，重度患者應採取無鹽膳食。

❹多吃蔬菜、水果和粗糧，保證膳食纖維、維生素、礦物質的攝入，尤其是鉀和鈣的攝入量。鉀有助於排除體內多餘的鈉，控制血壓。含鉀豐富的食物有紅棗、蘋果、空心菜、豆類及糙米等；鈣則能有效降低血脂，防止血栓，通過強化動脈來降壓，含鈣豐富的食物有芹菜、花椰菜、紫菜、白菜以及豆製品等。

❺飲食要清淡，多食植物油，少食動物油，盡量選擇豆油、玉米油、菜籽油等烹飪菜餚，忌食油脂過高的油炸食品。

❻避免辛辣刺激性的食物，嚴格控制飲酒，絕對禁止酗酒。

❼最好選擇涼拌、蒸、煮等比較清淡的烹飪方法。

食物危險等級

食物	危險等級
肥肉	高★★★
油條、油炸糕點	高★★★
奶油蛋糕	高★★★
黑棗、芋頭、甘蔗、芒果	高★★★
動物皮、豬腳、動物內臟、蛋黃	高★★★
魚卵、蟹黃	高★★★
臘腸及鹽醃、煙燻肉食	高★★★

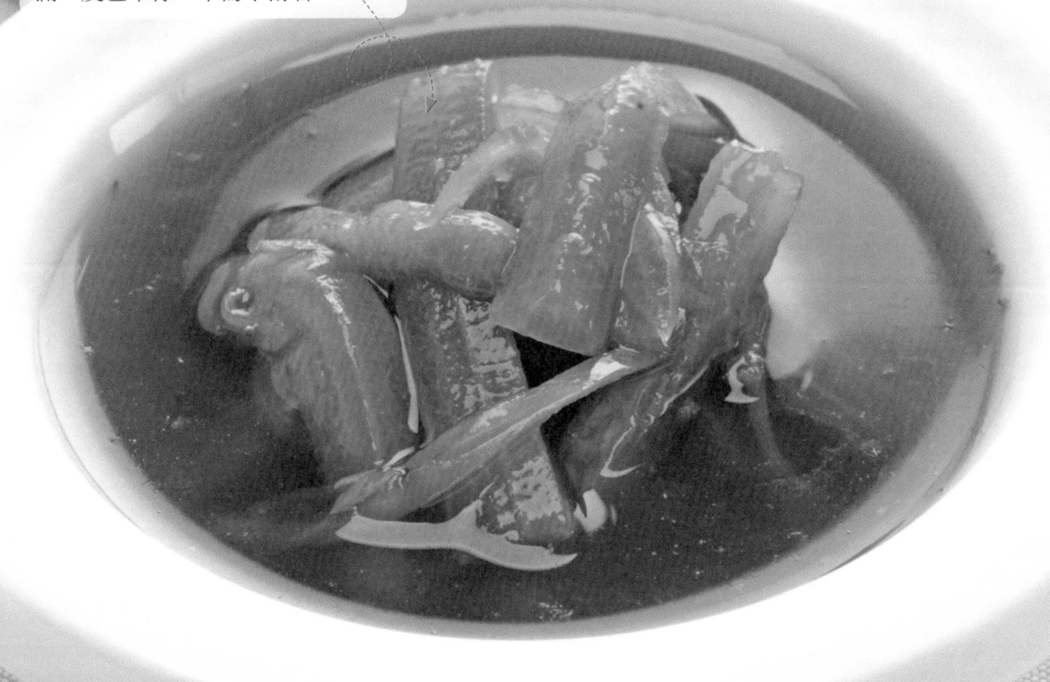
小撇步：購買絲瓜時應挑選瓜形挺直、大小適中、表面無皺、水嫩飽滿、皮色翠綠、不蔫不傷者。

降脂食療方

3 人份

洋蔥絲瓜 降脂降壓

材料 絲瓜 300 克，洋蔥 100 克，植物油 15 克，薑片、鹽各 3 克，白糖、太白水粉少許，胡椒粉、香油各少許。

做法

❶ 將絲瓜洗淨，去蒂，去皮，切條；洋蔥洗淨，去老皮，切絲。

❷ 鍋置火上，倒入植物油燒熱，用薑片熗鍋，放入絲瓜和洋蔥，加適量水燒至絲瓜熟透，加入鹽、白糖、胡椒粉調味，用太白水粉勾芡，淋入香油即可。

降脂功效

此菜散瘀去風，清涼解毒，通絡止痛，可降血壓、降血脂，對高血脂、高血壓患者有輔助食療作用。

高血脂併發肥胖症

病情瞭解

肥胖症是一種脂肪代謝異常和蓄積過多，造成人體超重的病理狀態，是影響生活品質和壽命的疾病，而血脂異常是肥胖症的重要危險因素之一。

飲食原則

❶每餐不宜過飽，以八分飽為宜。

❷控制總熱量的攝入，每天熱量的攝入量控制在1200~1600大卡，保證每天攝入的總熱量低於消耗量。

❸限制脂肪、糖類，尤其要控制飽和脂肪酸、單醣和雙醣的攝入，忌食或控制食用各類糖果、甜飲料、糕點、炸薯條、油條等油炸食品以及花生、核桃、松子、芝麻、腰果等堅果。

❹多吃蔬菜和水果，保證維生素、礦物質和膳食纖維的攝入量，如蘿蔔、豆芽、竹筍、冬瓜、黃瓜、番茄、白菜、高麗菜、胡蘿蔔、芹菜、蘋果、梨、葡萄等。

❺少吃零食，不吃宵夜，白米、饅頭、麵包、麵條等米麵類主食應控制用量，多吃糙米、薏仁等粗糧。

❻適當攝入含優質蛋白質的食物，如魚類、瘦肉、豆類等。

❼減少動物性脂肪的攝入，增加植物脂肪的攝取，日常飲食多用植物油，最好選用中鏈脂肪酸含量高的油。

食物危險等級

食物	危險等級
肥肉	高★★★
油炸食品	高★★★
含糖多的糕點	高★★★
奶油	高★★★
禽類、動物內臟、香腸	高★★★
魚卵、蟹黃	高★★★
黃油、鹹菜、咖啡、蔗糖、巧克力	高★★★

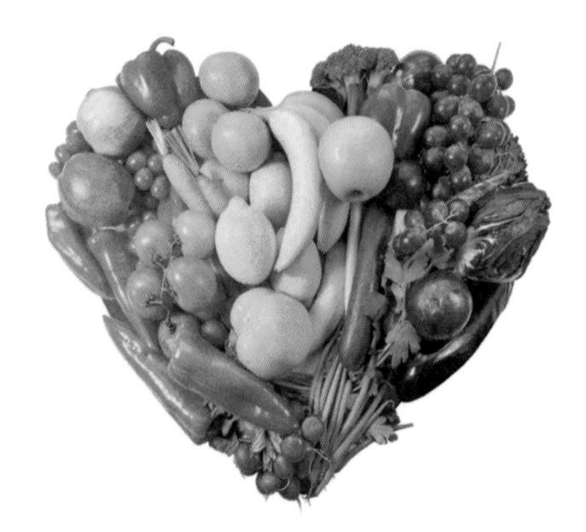

高血脂併發肥胖症患者要多吃蔬菜和水果，保證維生素、礦物質和膳食纖維的攝取量。

小撇步：有加生抽，鹽可以不放。

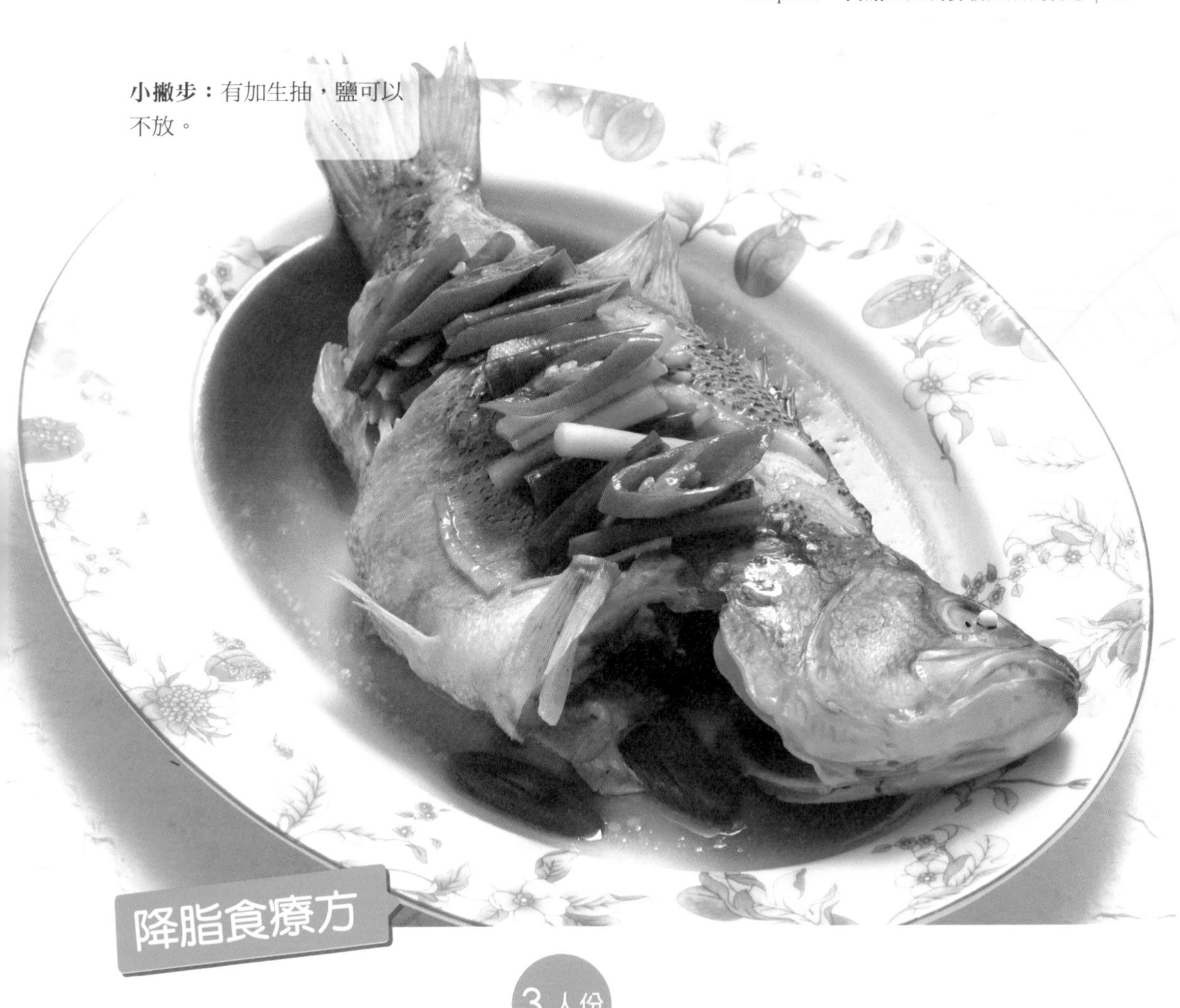

降脂食療方

清蒸鱸魚 降脂減肥

3 人份

材料 鱸魚 500 克，生薑 30 克，蔥、紅椒（小）、料酒、生抽各適量，橄欖油 5 克，鹽少許。

做法

1. 鱸魚去內臟、魚鰓、魚鱗，清洗乾淨，兩面劃上十字花刀；生薑一半切片一半切絲；紅椒切斜片，蔥一半切段，一半切絲。
2. 魚身兩面抹上少量料酒和鹽，醃 20 分鐘，鋪上蔥段和薑絲放入盤子中入開水鍋中大火蒸 8 分鐘，關火後虛蒸 5 分鐘，出鍋，倒出盤子裡的湯汁（留用）。
3. 炒鍋置火上倒入橄欖油燒熱，倒入薑絲、紅椒絲、蔥絲爆香，淋入蒸魚湯汁、生抽小火燒開淋在魚身上即可。

降脂功效

用橄欖油代替其他油脂調汁，對高脂血症患者有益。

高血脂併發脂肪肝

病情瞭解

脂肪肝患者中可見各種類型的高脂血症，最常見的是高三酸甘油酯血症，患者有時還伴有肥胖和糖尿病。一般來說，不伴有肥胖和糖尿病的高膽固醇血症對脂肪肝的影響遠遠低於高三酸甘油酯血症。當肥胖、糖尿病和高血脂等因素並存時，極易誘發脂肪性肝炎、肝硬化。

飲食原則

❶應該盡量避免食用脂肪含量高的食物，如肥肉、黃油等；烹調時要多用植物油，如玉米油、橄欖油等。

❷限制富含膽固醇食物的攝入量，如動物內臟、蛋黃、魷魚、蟹黃等食物，每天總膽固醇的攝入含量不超過300毫克。

❸每天補充足夠的蛋白質，適量食用牛奶、蛋白、瘦肉類、魚蝦類及豆製品等食物。

❹應適當減少碳水化合物的攝入量，不要吃太多糖和甜食，每餐七八分飽，多吃粗糧。

❺要增加膳食纖維的攝入量，每天30~50克，因為膳食纖維可以促進脂肪和膽固醇從體內排出。

❻應多食用富含各種維生素和微量元素的食物，如新鮮蔬菜、水果、菌藻類食物等。

❼忌用對肝臟有害或有刺激性的食物，如酒類、芥末、咖哩、辣椒等，以保護肝臟。

❽飲食宜清淡，不宜過鹹，一般每天的食鹽攝入量以4~6克為宜。

食物危險等級

食物	危險等級
肥肉	高★★★
油炸食物	高★★★
巧克力	高★★★
奶油蛋糕	高★★★
葡萄乾、水果罐頭、蜜餞	高★★★
豬腦、臘肉、臘腸、火腿、香腸、牛髓、雞皮、豬牛排	高★★★
魚卵、蟹黃、生蠔	高★★★

小撇步：可以淋入少量芥末油味道更佳，但有眼疾者慎用。

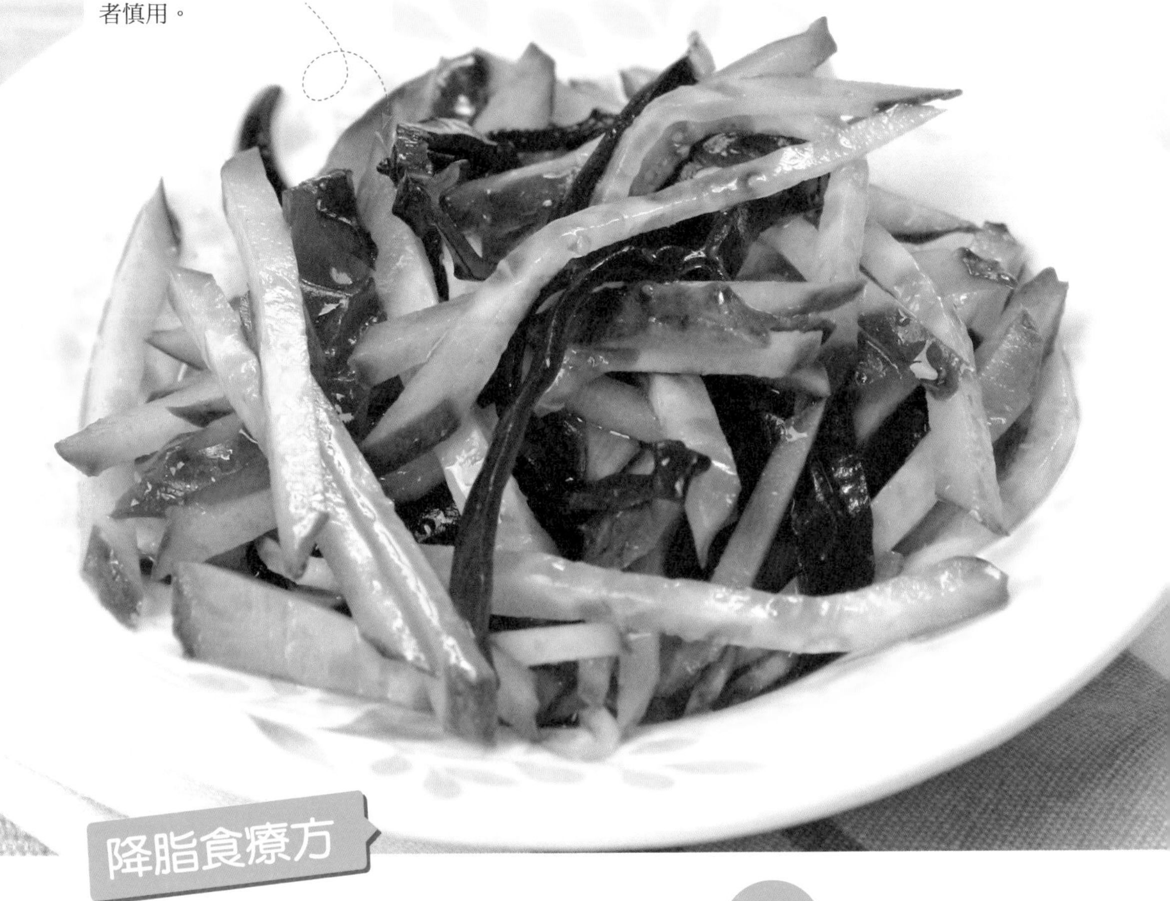

降脂食療方

木耳拌黃瓜　去脂減肥、防治高血壓

3人份

材料　水發黑木耳、黃瓜各100克，陳醋、白糖、鹽、辣椒油各適量。

做法

1. 水發木耳擇洗乾淨，入沸水中汆燙，撈出，瀝乾水分，放涼，切絲；黃瓜洗淨，去蒂，切絲。
2. 取小碗，放入陳醋、白糖、鹽和辣椒油攪拌均勻，兌成調味汁。
3. 取盤，放入黃瓜絲和木耳絲，淋入調味汁拌勻即可。

降脂功效

木耳所含膳食纖維能促進胃腸蠕動，減少人體對食物內脂肪的吸收，可去脂減肥，防治高血壓；核酸類物質可降低血液中的膽固醇和三酸甘油酯，防止動脈硬化。

高血脂併發動脈硬化

病情瞭解

如果血脂過多，容易造成「血稠」，血脂在血管壁上沉積，逐漸形成像黏稠的米粥一樣的小斑塊，這就是「動脈粥樣硬化」。如果「斑塊」不斷增多、增厚，就會逐漸堵塞血管，使血流變慢，嚴重時造成梗阻。如果動脈粥樣硬化發生在腎臟，就可能會引起腎衰竭；如果發生在心臟，就可能引起冠心病。

飲食原則

❶嚴格限制膽固醇和脂肪的攝入量，膽固醇控制在200毫克以下，少吃蛋黃、動物腦髓、內臟及其他膽固醇含量高的食物。

❷不宜進食過多的糖類，以免糖類在體內轉化為脂肪儲存起來。

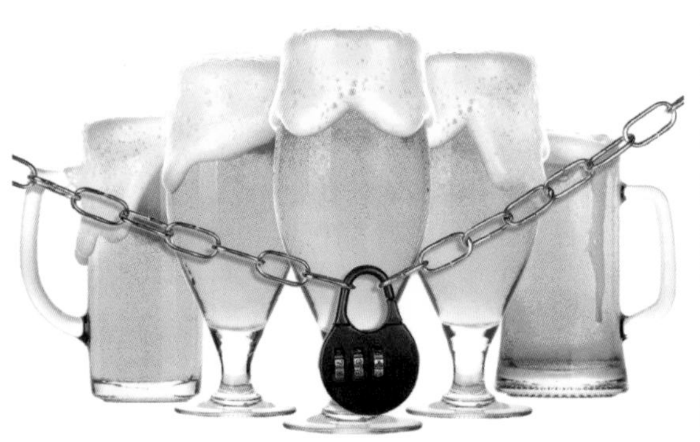

高血脂併發動脈硬化應絕對禁酒，以防對心血管形成不良影響，使血脂異常併發動脈硬化的病情惡化。

❸暴飲暴食會使胃腸紊亂，增加心臟負擔，誘發血管痙攣，嚴重影響血脂異常併發動脈硬化患者的病情，因此，應少食多餐，饑飽適度。

❹飲食宜清淡，多吃富含維生素的新鮮蔬菜和水果，可促進脂質代謝。

❺多吃富含谷甾醇的食物，如豆類及豆製品等，能抑制小腸吸收膽固醇。

❻可適量飲茶，能促進血液循環，預防血栓形成，減輕動脈硬化。

❼絕對禁酒，以防對心血管形成不良影響，使血脂異常併發動脈硬化的病情惡化。

食物危險等級

食物	危險等級
油炸食物	高★★★
甜點	高★★★
人參	高★★★
肥肉、臘肉、臘腸、火腿、香腸、豬腰、內臟	高★★★
魚卵、蟹黃、貝類、蝦米、魷魚	高★★★
濃茶、咖啡、白酒、動物油	高★★★
果糖、蔗糖、蜂蜜及蛋黃	高★★★

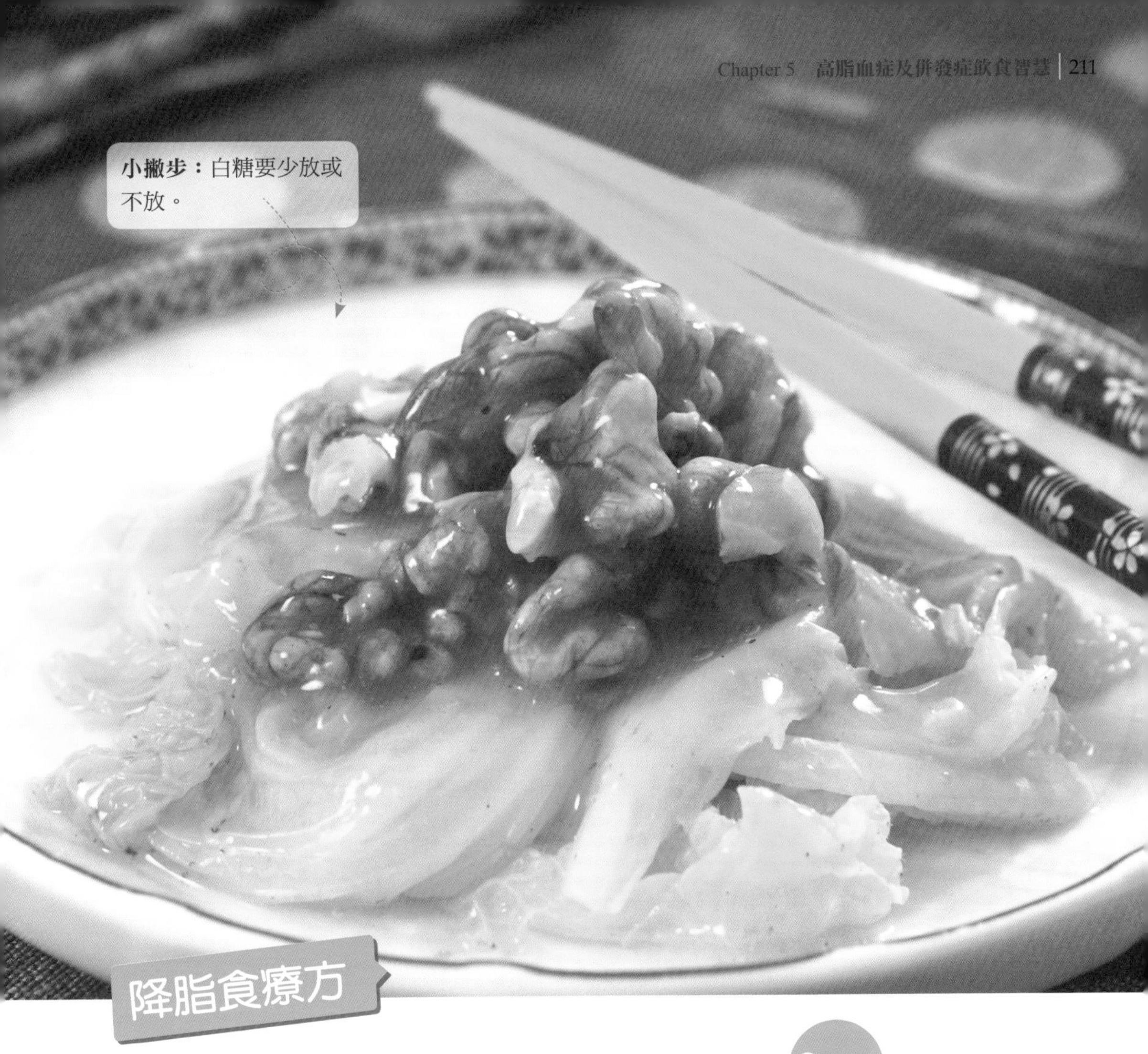

降脂食療方

核桃仁白菜 軟化血管、防治動脈硬化

2 人份

材料 大白菜 200 克，核桃仁 20 克，南瓜蓉、高湯、鹽、白糖、料酒、太白水粉各適量。

做法

1. 大白菜洗淨，撕成片，汆軟，瀝乾水分；核桃仁剁成小塊。
2. 鍋置火上，倒入適量高湯，放入南瓜蓉和核桃仁，用鹽、白糖和料酒調味，燒至開鍋並煮出香味，將汆過水的白菜燒至入味，用太白水粉勾芡即可。

降脂功效

核桃仁含有不飽和脂肪酸，有軟化血管、降低膽固醇的作用，可防治動脈硬化和心腦血管疾病；大白菜中含有微量元素鋅，具有生血功能，可促進傷口的癒合。

高血脂併發冠心病

病情瞭解

有研究發現，低密度脂蛋白水準（或總膽固醇水準）與冠心病的發病率直接相關。在患有冠心病的人群中，若再次發生心血管事件，多半也是低密度脂蛋白水準升高所致。所以說，高血脂患者膽固醇水平過高，易引發動脈粥樣硬化和冠心病。

飲食原則

❶應避免進食過多的脂肪和甜食，烹飪時應用植物油，不要用動物油。

❷口味清淡，少吃鹽，並增加鈣的攝入量；要多吃蔬菜和水果。

❸每週吃1~2次青魚、白帶魚、鮪魚、鱈魚等海魚，海魚中富含的EPA和DHA有明顯的降血脂作用，還能防止冠狀動脈痙攣和動脈粥樣硬化，對冠心病和動脈粥樣硬化的一級、二級預防具有較為重要的意義。

❹要常吃些海帶、紫菜等海藻類食物，藥理研究證明，海藻中的固醇類化合物具有降血脂的功效，並能明顯地降低膽固醇含量，阻礙人體對膽固醇的吸收，對降血脂、預防動脈硬化、防治冠心病是非常有好處的。

❺多飲用脫脂牛奶或優格。牛奶含有豐富的鈣和乳清酸，可以降低食物中膽固醇的吸收率，達到減緩冠心病發展的目的。另外，牛奶含有的鈣對心肌有保護作用。

❻如果喜歡喝茶，可以適量喝些綠茶。綠茶能降低血液中膽固醇的水準，減輕動脈硬化程度，增強微血管壁的彈性，是防治冠心病極好的飲料。

食物危險等級

食物	危險等級
油炸食品	高★★★
甜點	高★★★
動物油	高★★★
肥肉、動物內臟、臘肉、臘腸、火腿、香腸	高★★★
巧克力、糖果、霜淇淋、全脂奶粉、乳製品、蛋黃	高★★★
濃茶、咖啡、酒、含有添加劑的果汁	高★★★
魚卵、蟹黃、生蠔	高★★★

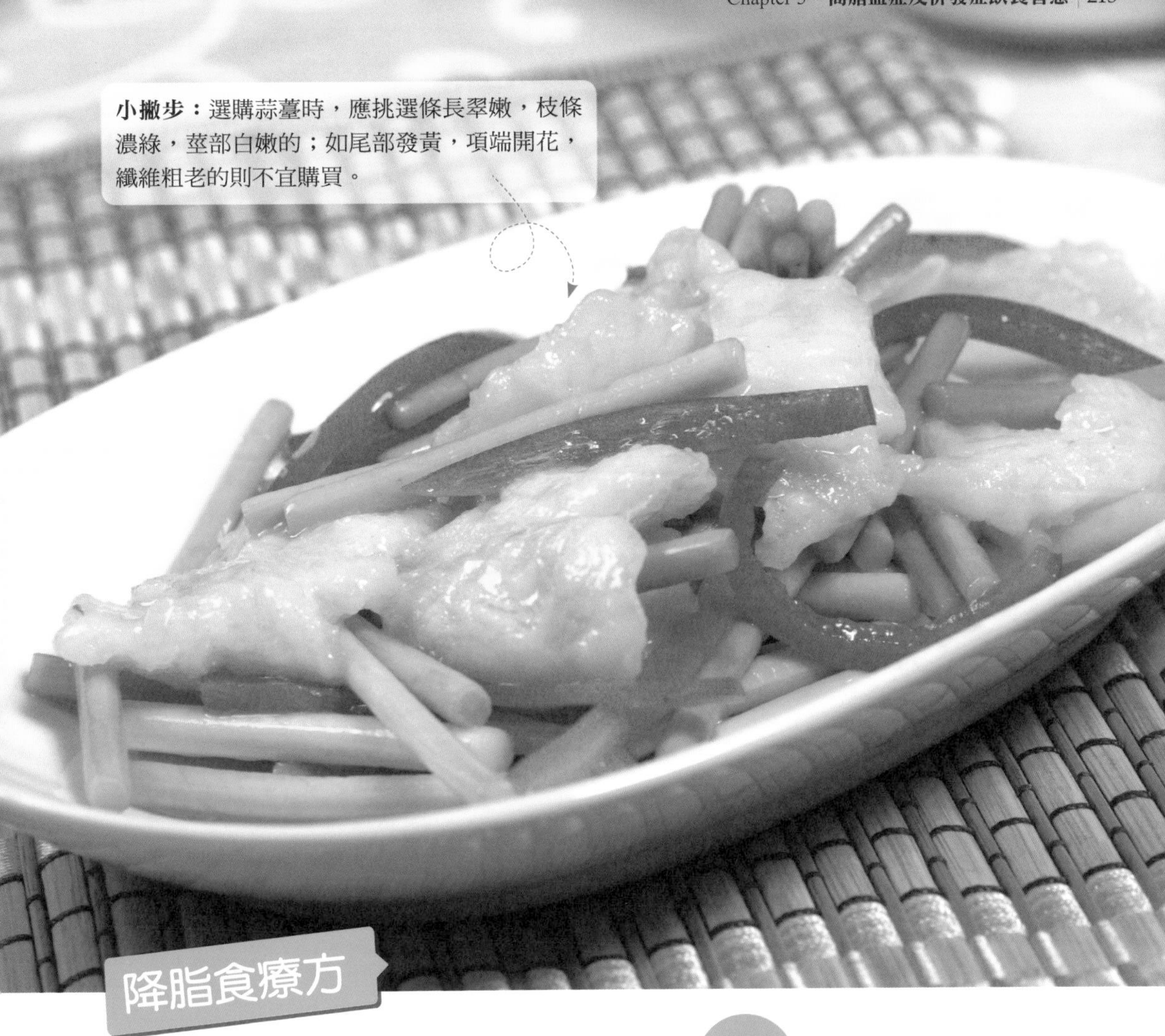

小撇步：選購蒜薹時，應挑選條長翠嫩，枝條濃綠，莖部白嫩的；如尾部發黃，項端開花，纖維粗老的則不宜購買。
降脂食療方

蒜薹炒魚片 降血脂、預防冠心病

3 人份

材料 魚肉 300 克，蒜薹 200 克，鹽、蔥花、薑末、紅辣椒絲、五香粉、料酒、植物油各適量。

做法

1. 魚肉切片，加鹽、五香粉、料酒拌勻醃 20 分鐘。蒜薹 200 克，洗淨切段備用。
2. 鍋中放油燒熱後，倒入魚片輕輕翻炒至魚片八成熟盛出；原鍋留油開大中火，炒香蔥花、薑末、紅辣椒絲；加蒜薹翻炒半分鐘，炒至蒜薹軟熟，汁將乾即可。

降脂功效

蒜薹中的粗纖維可預防便祕，其含有的維生素C有明顯的降血脂及預防冠心病和動脈粥樣硬化的作用，並可防止血栓的形成。

高血脂合併心肌梗塞

病情瞭解

血脂異常是心肌梗塞和腦血栓的重要危險因素，心腦血管病以缺血性（包括冠心病和腦血栓）為主，其病理基礎是動脈粥樣硬化。血脂異常是引發動脈粥樣硬化的主要危險因素之一，其中，低密度脂蛋白膽固醇水準升高是心肌梗塞的「元兇」，腦血栓的「幫兇」。當前，血脂異常的首要治療目標是降低低密度脂蛋白膽固醇水準。

飲食原則

❶以清淡、易消化、無刺激及低鈉飲食為主，血脂異常合併心肌梗塞患者每日食鹽攝入量要控制在6克以下。

❷選擇低脂、低膽固醇飲食。每日膽固醇總攝入量應控制在200毫克以內，應以花生油、芝麻油、豆油、菜籽油、玉米油為烹調用油，並避免食用過多的動物性脂肪及含膽固醇高的動物內臟，可以適當吃些豆類及豆製品。

❸飲食宜低熱量，少量多餐，每餐不可過飽，尤其晚餐應盡量少吃，以減輕心臟負擔。

❹膳食營養要均衡。在限制熱量的同時，應注意補充蛋白質，以保證營養的供給。

❺避免過冷、過熱、過黏和刺激性食物，如辣椒、濃茶、濃咖啡、冷飲等。

❻可適量飲用紅葡萄酒，飲酒量以每日不超過20克為宜，但忌飲烈性酒。

❼注意鈉、鉀平衡，適當增加鎂的攝入，有利於防止並減輕併發症。

❽控制糖類的攝入，主食量不要太多，每餐不宜超過100克。

食物危險等級

食物	危險等級
油炸食品	高★★★
糕點	高★★★
質硬不易消化的主食	高★★★
魚卵、蟹黃、貝類、魷魚	高★★★
肥肉、動物內臟、臘肉、臘腸、火腿、香腸	高★★★
濃茶、咖啡、酒、有添加劑的加工果汁、蛋黃、奶油、黃油	高★★★
蔥、蒜、辣椒	高★★★

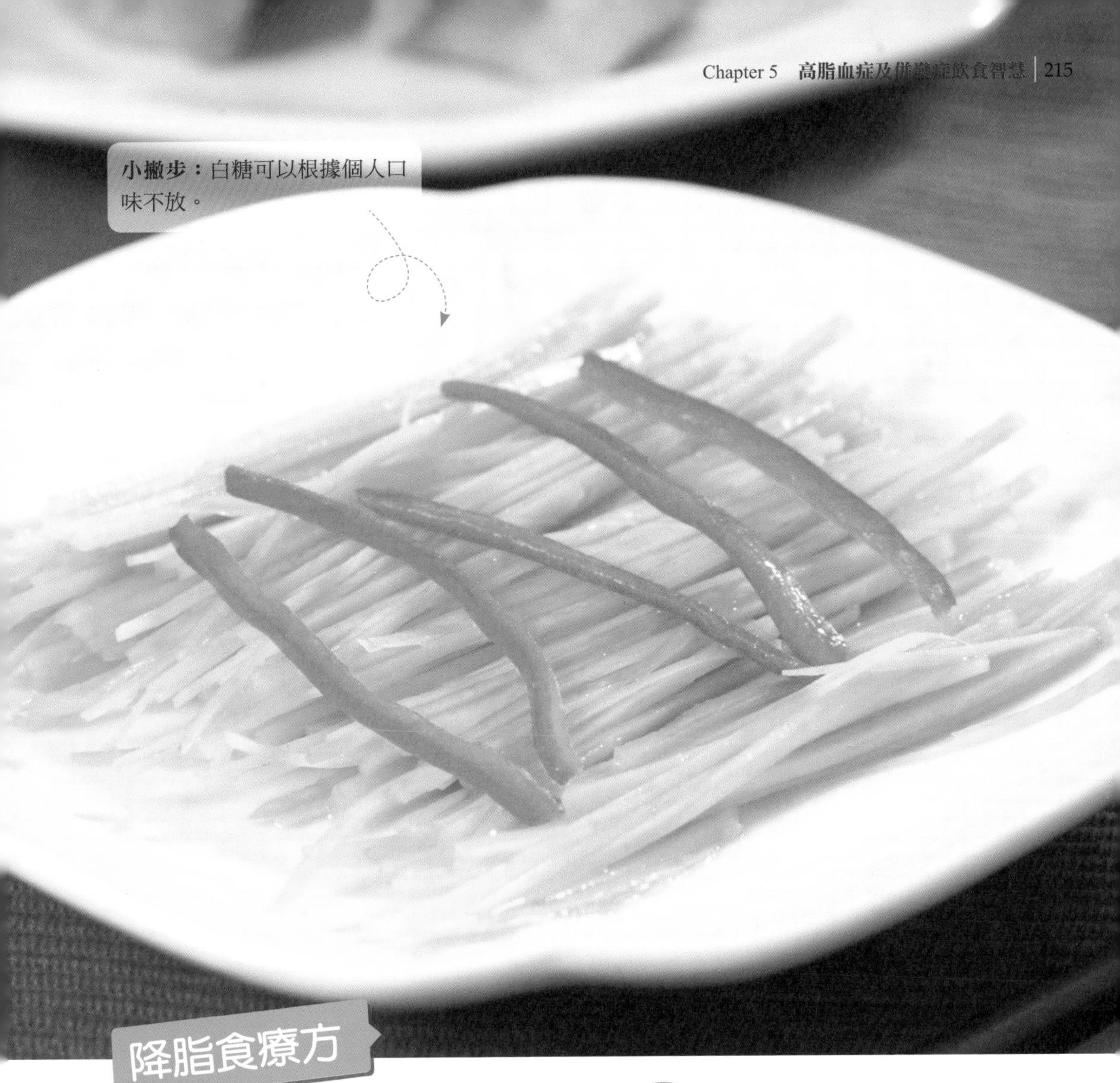

小撇步：白糖可以根據個人口味不放。

降脂食療方

涼拌大頭菜 降壓、降膽固醇

2 人份

材料 鮮蕪菁（大頭菜）200 克、紅辣椒 2 個，鹽、白糖、香油各適量。

做法

❶ 蕪菁去皮，洗淨，切絲，撒鹽，醃 10 分鐘；紅辣椒洗淨，去蒂除籽，切細絲，備用。

❷ 倒出從蕪菁絲中醃出的汁水，加入紅辣椒絲、白糖拌勻，再醃 10 分鐘，加入香油拌勻即可。

降脂功效

做這道菜時加點醋，既清脆爽口，增進食慾，還能促進營養素的吸收利用，降低血壓和血清膽固醇。

高血脂合併心力衰竭

病情瞭解

心力衰竭的主要特徵是：呼吸困難和乏力引起運動耐力下降，或者體液瀦留引起肺瘀血、外周水腫，血脂異常是心力衰竭的重要危險因素。

飲食原則

❶避免含鉀高的食物攝入，如柳丁、香蕉、番茄、馬鈴薯等，以防加重心衰。

❷宜選食含澱粉及多醣類的食物，避免過多食用蔗糖及甜點心等，以預防脹氣、肥胖及三酸甘油酯升高。

❸宜少食多餐，每日可分4~5餐進食，並選用營養豐富且容易消化的食品，如瘦肉、魚、牛奶、蛋類等。

❹限制食鹽用量。輕度心力衰竭者，其每日食鹽用量應限制在5克左右；中度心力衰竭者應限制在2克左右；重度心力衰竭者限制在1克左右。

❺對蛋白質的攝入量不必限制過嚴，每天每公斤體重以攝入1克為宜。

❻對於一般患者，水的攝入量限為每日1000~1500毫升（夏季可為2000~3000毫升），但嚴重心力衰竭時，應將水的攝入量限制為500~1000毫升。

❼少喝濃茶、酒和咖啡等刺激性飲品。

食物危險等級

食物	危險等級
加鹼及鹽的麵食及餅乾等	高★★★
油炸食物	高★★★
烙餅等較硬的主食	高★★★
含鹽罐頭食品、腸類、鹹肉、臘肉、肉鬆	高★★★
鹹菜、醬菜、榨菜及部分含鈉高的蔬菜，如菠菜、芹菜等	高★★★
鹹魚、醃燻魚、罐頭魚及部分含鈉高的海魚	高★★★
豆腐乳、鹹蛋、皮蛋、乳酪	高★★★

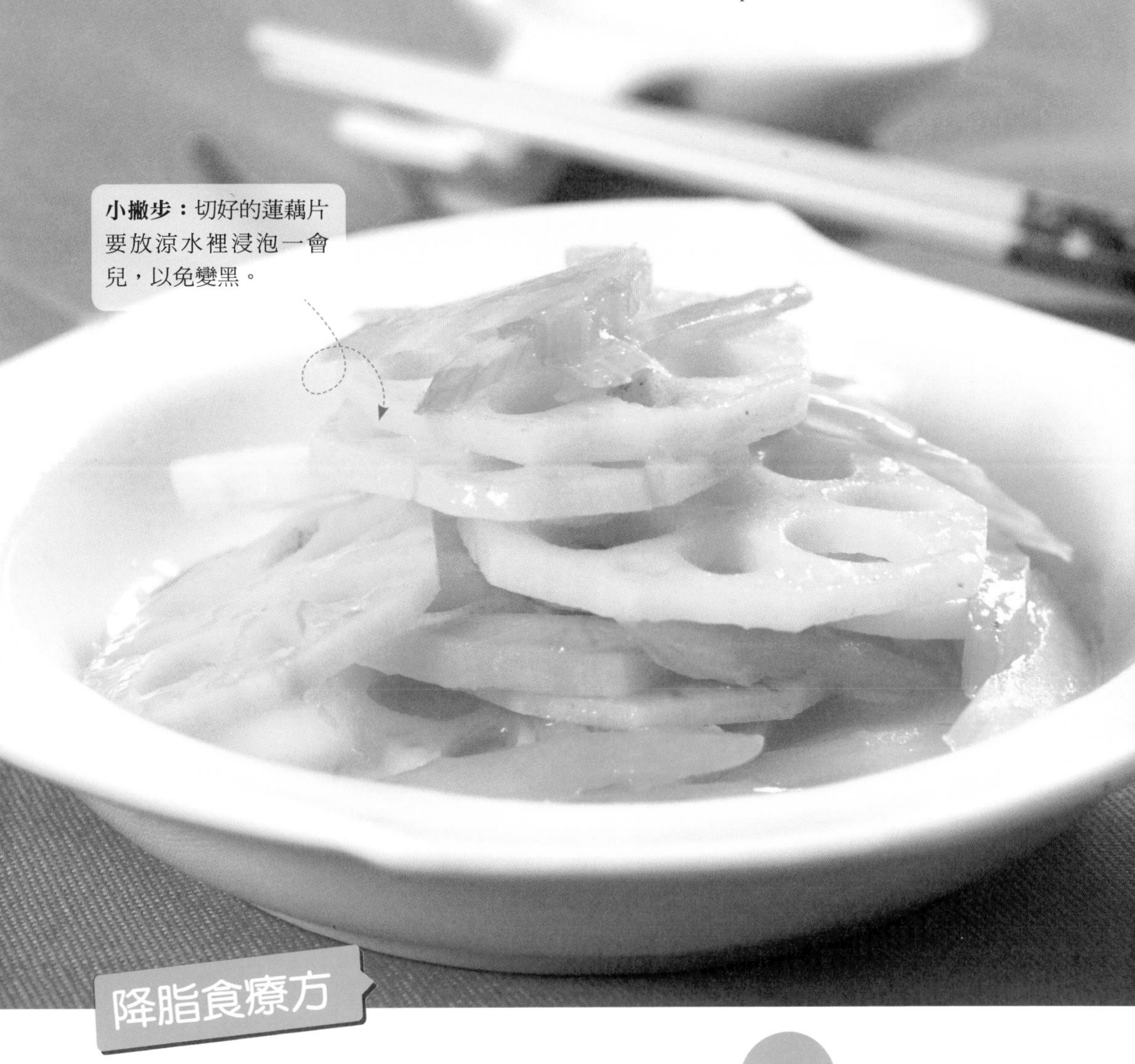
小撇步：切好的蓮藕片要放涼水裡浸泡一會兒，以免變黑。
降脂食療方

涼拌蓮藕片 降脂降膽固醇、強心涼血

2 人份

材料 蓮藕 300 克，植物油、白醋、花椒、鹽各適量。

做法

1. 蓮藕去皮洗淨，切片，汆燙，過涼，瀝乾。
2. 鍋置火上，倒植物油燒熱，放入花椒炸出香味，撈出花椒不用，將花椒油倒在蓮藕片上，再加入白醋、鹽拌勻即可。

降脂功效

這道菜具有降血脂、降低膽固醇濃度、強心涼血的功效。

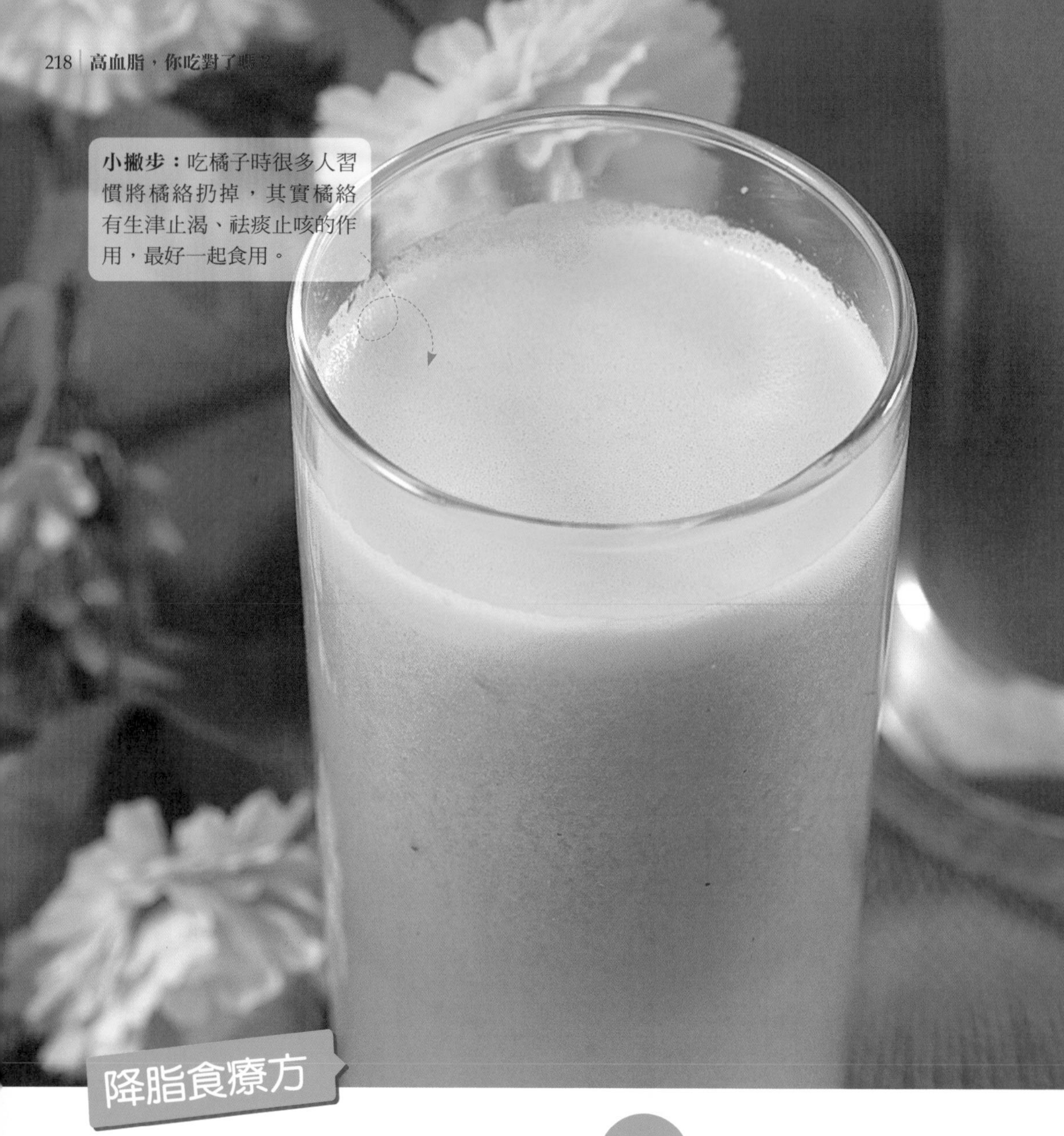

小撇步：吃橘子時很多人習慣將橘絡扔掉，其實橘絡有生津止渴、祛痰止咳的作用，最好一起食用。

降脂食療方

新鮮橘子汁 降血脂、降膽固醇

2人份

材料 橘子250克，蜂蜜適量。

做法

❶ 橘子洗淨，去皮除籽，切塊。

❷ 橘子塊放入果汁機中打成汁。

❸ 將榨好的橘子汁倒入杯中，加入適量蜂蜜調勻即可。

降脂功效

可有效降低血脂、降低血清膽固醇濃度。

運動療法

血液越動越暢快

運動防治高血脂簡便易行，高血脂患者在運動時一定要選擇最適合自己的運動方式、運動強度、運動時間，瞭解做降脂運動時的注意事項等等。

運動調理的原則

為了達到安全有效的運動降脂目的，高血脂患者在運動鍛鍊時應銘記以下五大運動原則：

1.掌握運動量

運動量不適當，則可能達不到預期的效果，或容易發生意外情況。如果運動後感覺全身輕鬆，並伴有輕微出汗，代表此運動強度對控制血脂最為有利。通常以運動後的心率水準來衡量運動量的大小。適宜的運動強度一般是運動後的心率控制在個人最大心率的50%～60%，相當於170減去年齡得出的差值。老年人及心功能差的病人運動強度要個人化。

不同年齡的高血脂患者 運動後的心率控制範圍
40 歲左右的高血脂患者運動後的心率應控制在 130 次 / 分
50 歲左右的高血脂患者運動後的心率應控制在 125 次 / 分
60 歲以上的高血脂患者運動後的心率控制在 110 次 / 分以內為宜。

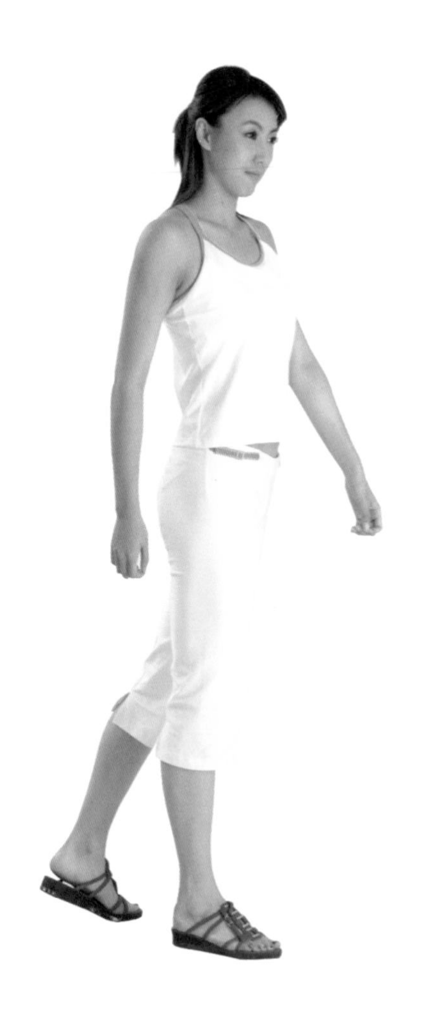

散步作為一項有氧運動，能預防動脈粥樣硬化。

2.選擇最佳的運動方式

有氧運動是最適合高血脂患者的運動方式，如散步、慢跑、游泳、跳繩、健身操、太極拳、騎自行車等。有氧運動能降低低密度脂蛋白含量，升高高密度脂蛋白含量，有利於預防動脈粥樣硬化的發生和發展。

3.運動持續時間

每次的運動時間應控制在30～40分鐘。並且在運動開始之前，先進行5～10分鐘的預備活動，使脈搏緩慢升至適宜範圍，然後開始運動20～30分鐘。為避免立即停止運動後出現心臟缺血或自律神經不平衡等症狀，高血脂患者在運動終止前要有5～10分鐘的減速期。

4.運動頻率

對於體質較強的中青年人，可以安排每週運動3次或隔日一次，每次持續40～60分鐘，同時可以選擇運動量較大的項目，如游泳、跳繩、中快速跑等。

對於體質虛弱的老年高血脂患者來說，由於機體代謝水準降低，運動疲勞後可能需要很長時間才能恢復，因此老年人的運動頻率可視情況增減。

在運動時，最好選擇運動量較小的專案，如散步、健身操、慢跑等，每週4～5次，每次持續20～30分鐘。

症狀嚴重的老年高血脂患者在進行鍛鍊時，身邊最好有家屬陪伴，以保證安全。

5.選擇最佳的運動時間

大多數人都認為清晨和傍晚是運動的最佳時機，但研究表明，日出前和傍晚為汙染高峰期，最合適的運動時間為上午10點左右，下午3點左右以及吃過晚飯的一個小時以後。

中青年高血脂患者受上班、工作、家務等客觀因素的影響，運動可以安排在晚飯後進行。老年高血脂患者，時間比較充裕，在上下午或者晚飯後均可。

6.適宜的運動場地

高血脂患者在運動時最好選擇有樹木、綠地或水邊的地方，這些地方空氣清新，負離子多，有益於身心健康，是運動鍛鍊的最好場所。

高血脂患者運動時需要注意什麼

1. 注意自身感受，若出現嚴重的呼吸困難、胸悶、頭暈目眩、面色蒼白等現象，必須馬上停止運動，臥床休息。
2. 健康人、患有高血脂而無其他合併症狀的人應保持中等強度運動量，即每天達到慢跑3～5公里的運動量。
3. 合併有輕度高血壓、肥胖、糖尿病和無症狀性冠心病的患者應自行掌握運動量，以鍛鍊時不發生明顯的身體不適為宜，必要時可在醫生的指導下進行。高血脂伴糖尿病患者，為避免運動時發生各種意外情況，可自備一些糖果，防止過度運動帶來的低血糖。合併有重度高血壓、心臟病、糖尿病的患者，應禁止運動。
4. 運動要持之以恆，貴在堅持。

有氧運動最適合高血脂患者

有氧運動又稱有氧健身運動或有氧代謝運動，是最適合高血脂患者的運動方式。

有氧運動的功效

有氧運動可以有效地降血脂

專家為證實有氧運動的降脂功效，讓高血脂小白鼠每天進行游泳、慢跑等運動，6～8週後發現，小白鼠的血脂明顯下降，動脈硬化得到了抑制。

有氧運動可以使血液中的好膽固醇水準升高，壞膽固醇水準下降，促進脂肪代謝，避免了脂肪在體內的沉積，達到降血脂的目的。

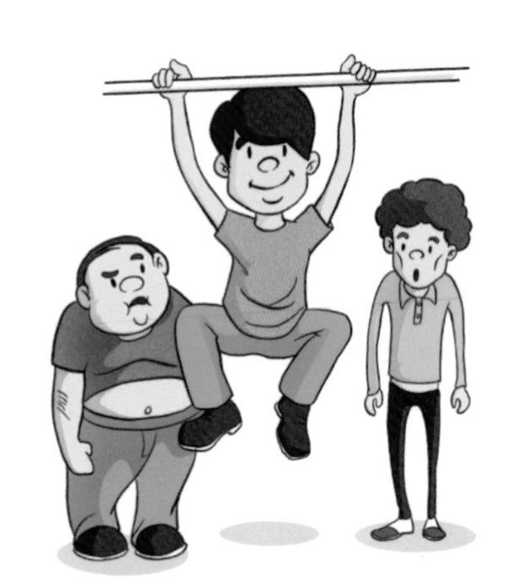

有氧運動搭配飲食控制，能夠有效地降低血脂。

最消耗脂肪

運動都能消耗脂肪，但最能消耗脂肪的運動形式是中小強度的運動，如走路、慢跑或游泳等有氧運動，其熱量消耗可以是靜坐的幾倍到十幾倍。

預防高血壓和糖尿病

有氧運動能增強肺活量，使血壓降低並控制在一定範圍內，調整脂肪代謝，防止動脈硬化；還可以加強骨骼肌肉的脂代謝和糖代謝，穩定血糖和胰島素的水準。

溫和的有氧運動最佳

有氧運動	無氧運動
有氧舞蹈	快跑
快走	舉重
慢跑	舉啞鈴
游泳	伏地挺身
爬樓梯	排球
體操	足球
跳舞	保持不動或需屏息的運動

選擇最適合自己的運動方式

衡量標準	運動選擇	注意事項	運動目的
爬幾層樓梯「氣喘如牛」	游泳、伸展運動	●運動前，先量血壓 ●運動不能過於激烈，不可操之過急 ●保證營養均衡，一天可以吃2000～3000大卡熱量的食物	消耗脂肪，強化肌肉骨骼
臀部脂肪堆積	打球、游泳、騎馬	●運動前先熱身 ●營養均衡，適度攝食，少吃宵夜，不過食脂肪含量高的食物	強化肌肉力量，消耗脂肪
看起來瘦弱，脂肪多，臟器功能弱，體力不佳	散步、爬樓梯、跳繩、游泳等	避免暴飲暴食，低脂高蛋白飲食，少吃甜食	燃燒脂肪
瘦弱，脂肪少，肌肉力量不強，體力不佳	跳繩、游泳	高蛋白飲食，多攝取維生素	增進內臟功能，增強肌肉力

注意：無論採取哪種方式鍛鍊都要做到循序漸進、持之以恆。

運動多久有效？

每天運動30～60分鐘效果最好，假如運動時間少於30分鐘，只能消耗血中的糖，無法改善血脂。運動貴在堅持，因為運動的前幾天只能減少血中的糖，運動一週以後，肌肉脂肪分解酶的活性才會增強，血液中好膽固醇的含量才會上升，三酸甘油酯的含量降低，待運動達到一個月後壞膽固醇及總膽固醇就會開始下降。

6 大降脂有氧運動

有氧運動是低強度、長時間、週期性、全身大肌肉的運動，不僅可以鍛鍊腳部的力量和增強心肺功能，而且可以達到減肥降脂的功效。

散步

散步的好處有哪些

散步簡便易行，不僅能緩解大腦的緊張狀態，促進血液循環，改善心肺功能，還能提高攝氧效果。另外，散步還能增加高密度脂蛋白膽固醇，降低低密度脂蛋白膽固醇，即有效的降血脂，預防動脈硬化和冠心病的發生。

效果倍增的訣竅

每次散步30分鐘，或每日至少走3公里，並以輕微出汗的速度進行。剛開始走10分鐘即可，一兩週後，可延長半小時，並逐漸增加散步的速度。

根據個人情況，一天的運動量可以分成3次進行，每週至少散步5次以上。

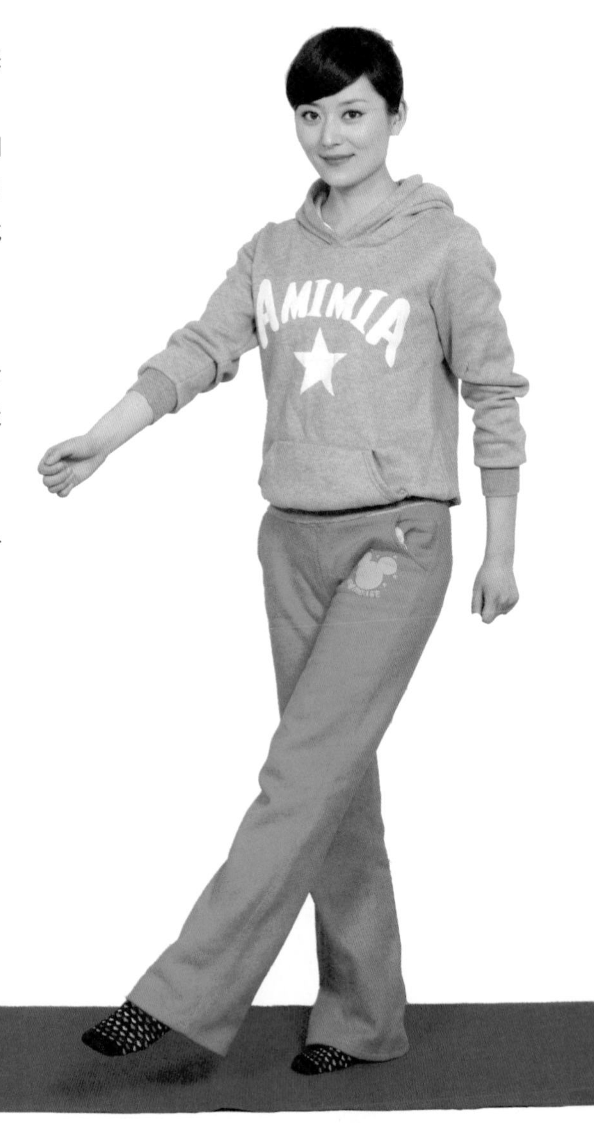

正確有效的散步姿勢：兩手臂甩開，步伐適中，步態穩定，速度由慢到快，呼吸自然，防止跌倒。

高血脂併發症患者如何散步

❶高血脂合併肥胖者，散步時間增加至一個半小時，有利於體內多餘脂肪的燃燒，達到減輕體重的目的。

❷合併高血壓患者，散步時，盡量使腳掌著地、挺胸，避免彎腰駝背，否則會使胸部受到壓迫，影響心臟的正常功能。為避免血壓升高，行走時不要太快，以中慢速為宜。因早晨人體血壓最高，所以，患者忌早晨散步，晚飯後散步最佳。

❸合併冠心病患者，患者應根據自己的年齡、病情、體力情況、個人愛好及運動基礎來選擇運動種類及強度。一般以慢速行走為宜，每天2～3次，每次30分鐘。動作幅度不宜過大，像拉單杠引體向上、俯臥撐等需要屏氣、突然用力的運動，競爭性較強或易導致情緒緊張激動的運動方式都不適合冠心病病人。

❹合併糖尿病患者，用慢速(60～70步/分鐘）或中速(80～90步/分鐘）散步，每次30～60分鐘，可用於一般保健。另外，雨中散步最好，因為雨天空氣比晴天空氣清新，散步對於降血糖、降血壓更有益。

散步注意事項

❶宜選擇安靜、空氣清新的公園。

❷避免單獨運動或到偏僻人少的地方，以免出現意外不能即時獲得幫助。

❸一旦出現胸悶、心慌、頭暈等狀況，就應該停下來休息。

❹動作幅度不宜過大，避免憋氣、突然用力的運動；在運動中要特別注意預防意外跌傷碰傷，注意保暖，預防感冒。

養成散步的好習慣

❶搭公車或捷運時，提前一站下車行走。

❷以爬樓梯代替坐電梯。

❸去住所附近的超市購物時，盡可能多選擇步行。

❹假日多出去健行或登山。

慢跑

慢跑的好處有哪些

慢跑簡單易行，健身效果顯著，不僅能降低血脂，而且可以防治高血壓、冠心病、肥胖症、神經衰弱、關節炎等病症。

對於腦力勞動者來說，慢跑是身心舒緩的極好方式，不僅可以將體重控制在一定範圍內，防止肥胖，同時又能鍛鍊下肢肌肉，安全地、最大限度地增強心肺功能，還可以消除長時間用腦所帶來的疲勞感，增強身體素質。

效果倍增的訣竅

慢跑者要根據自己的實際情況量力而行，快慢程度根據年齡與體質安排。

❶初跑者，以50公尺/分鐘開始，每次不少於10分鐘。（每增加一級運動量，都要先適應1～2週的時間。）

❷進行1～2週後，將速度增加至100～150公尺/分鐘，每次不少於30分鐘。

❸慢跑過程中將脈搏維持在每分鐘170或180次減去年齡的範圍內。例如，60歲的人慢跑心率在每分鐘180-60=120次。高血脂合併高血壓等慢性病患者，特別注意不可快跑，跑步的距離也可短些。

❹宜選擇安靜、空氣清新的公園。

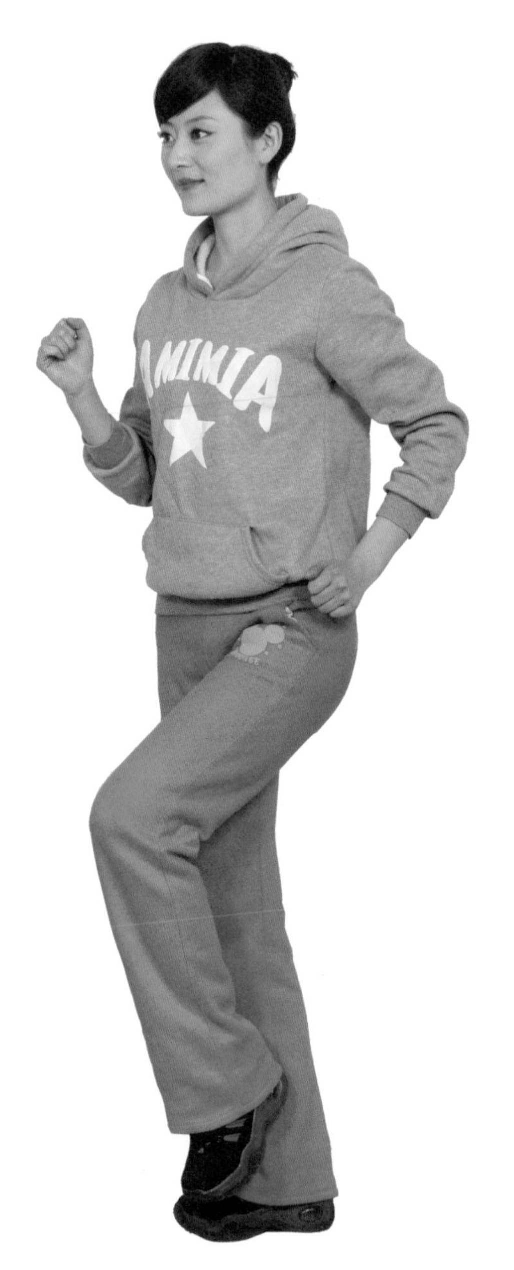

正確有效的慢跑姿勢：全身自然放鬆，動作協調有節奏，呼吸深長，不憋氣，兩步一呼、兩步一吸，步伐輕快，雙臂自然擺動。

慢跑注意事項

1. 慢跑無論什麼時候開始，都有效果。需量力而行，循序漸進，開始時距離不能太長，速度更不能太快，急於求成往往是欲速則不達。
2. 慢跑後略有疲勞感是正常的。如果經過一夜休息後，仍感四肢乏力、精神不振，代表運動量過大，需減少運動量，甚至休息。
3. 每週至少跑3次以上，否則將達不到預期的效果。
4. 應選擇平坦的路面，不要穿皮鞋和塑膠底鞋，如果在柏油路或水泥路面上跑，最好穿厚底膠鞋。
5. 在公路上，應注意安全，盡量選擇人行道。慢跑中也可交叉進行散步，跑步完成後可緩步慢行，或做肢體伸展、體操等。
6. 老年人、心臟功能有明顯損害、體質較差者，需要在醫生指導下進行，並且運動時身邊必須有家屬陪伴。

登山

登山的好處有哪些

登山是一項延年益壽的運動，可以稱得上是「心血管體操」。它可以增加心跳、心排血量，改善各器官功能。此外，登山也可以增加肺活量，改善心肺功能；改善骨組織的血液供應，預防骨質疏鬆；還可以改善胃腸的消化功能，刺激腸的蠕動，對改善便祕極為有效。

一個體重70公斤的人，以每小時2公里的速度在70度的坡度上攀登30分鐘，所消耗的熱量約為500大卡，相當於以每分鐘50公尺的速度在游泳池裡遊40分鐘，或者在健身房連續做仰臥起坐訓練40分鐘。所以說，登山是戶外活動中最能降脂減肥的一項運動。

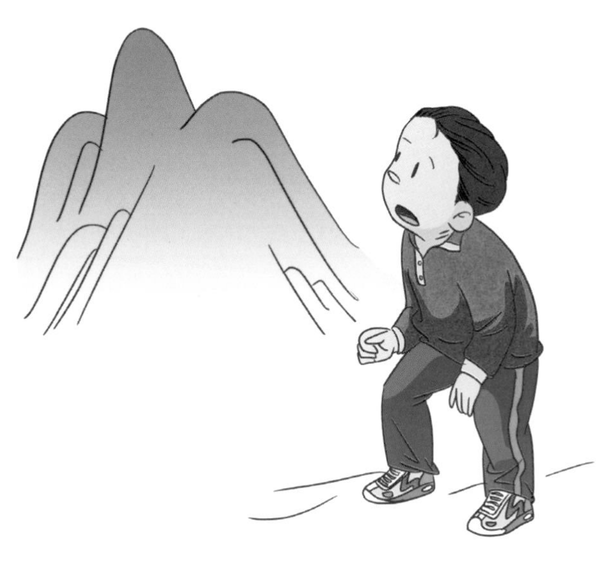

正確有效的登山姿勢：深呼吸，採用小頻幅與中頻幅上行。

效果倍增的訣竅

❶心率要超過正常心率的50%或60%。

❷登山過程中要出汗，但不宜大汗淋漓。

❸運動後有疲勞的感覺才有效。

如果在登山過程中，身體狀況完全符合以上三點，那麼降血脂的功效就會倍增。

登山注意事項

❶最好選擇坡不太陡的沙土地山體，若選擇混合土或太硬的石面路對膝關節有一定的傷害。

❷上坡15～25度時，對人體的消耗增加3～5倍。

❸強度以汗出為止，不宜大汗淋漓。

❹登山運動以每週2～3次為宜，登山時間最好選在下午。

游泳

游泳的好處有哪些

游泳可以有效地消耗人體熱量，運動和生理學者測試表明：若在水中游100公尺，可以消耗100大卡熱量，相當於陸地跑400公尺，或騎自行車1000公尺。長期游泳，能增強心臟的收縮力，使血管壁厚度增加、彈性加大，脈搏的輸出血量也會隨之增加，鍛鍊出一顆強而有力的心臟。

此外，游泳時水的浮力、阻力和壓力對人體是一項經濟實惠的全身按摩，還能發揮健美形體的作用。

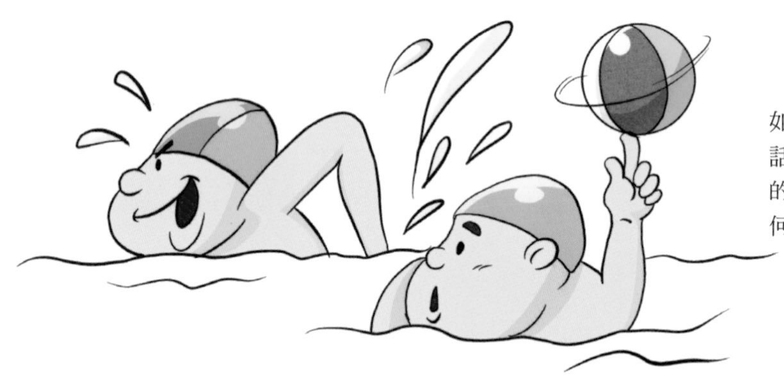

如果游泳方法得當的話，對高脂血症患者的健康改善要超過任何一種運動。

效果倍增的訣竅

❶游泳時宜將心率保持在最大心率的80%左右。可以用這樣的方式測量：遊一段時間後，對著錶數脈搏在6秒內跳多少次，後面加個「0」就是1分鐘的心率。

❷盡量減少休息時間，直到下一個來回比上一個減少10秒時，才可稍作休息。

❸快速短距離遊，這樣能更大限度地消耗熱量。

❹每次游泳的時間應控制在40分鐘以上，為了避免透支體力，最好隔一天游一次。

游泳注意事項

❶飯前飯後、劇烈運動後、月經期禁止游泳。

❷在不熟悉的水域，以及未做暖身的前提下禁止游泳。

跳繩

跳繩的好處有哪些

❶消耗熱量大，跳20分鐘就能消耗300卡熱量。

❷不需要特別的道具和場所。

❸能提高爆發力和耐力。

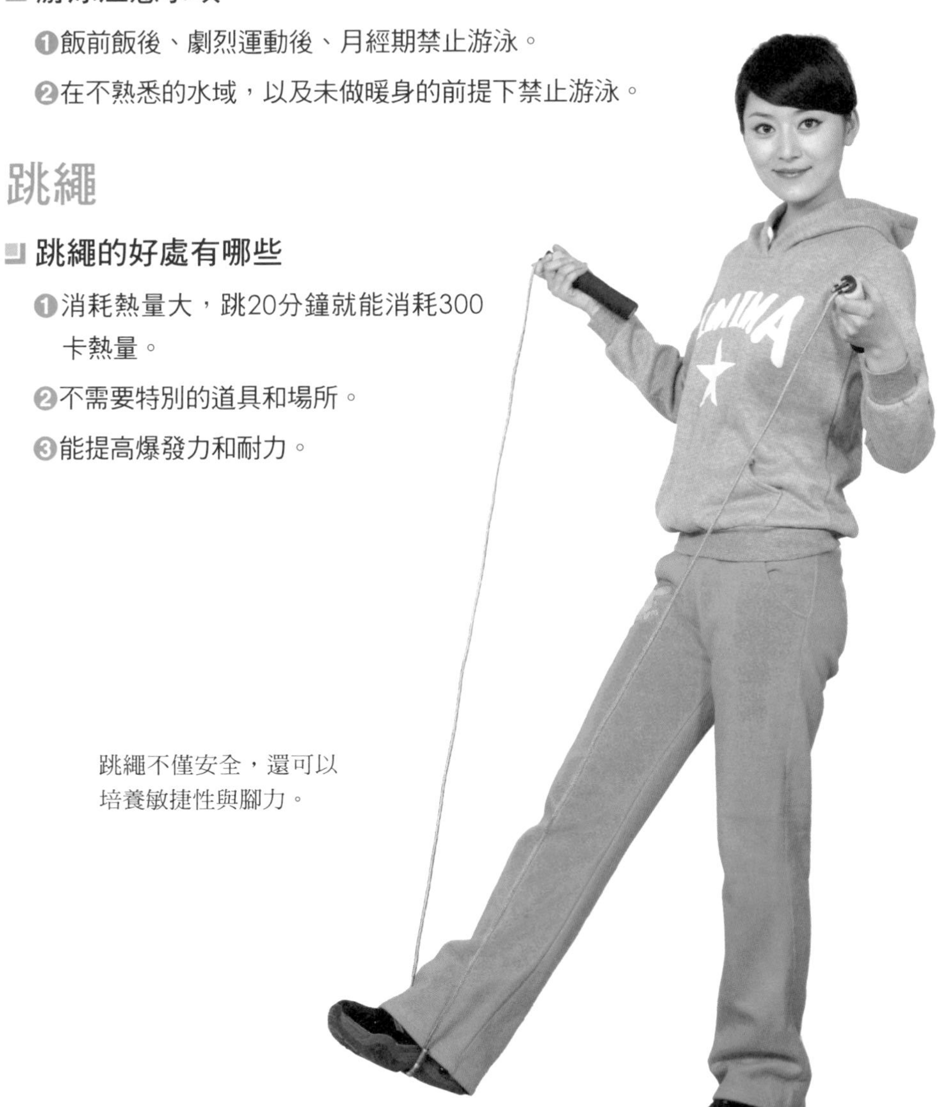

跳繩不僅安全，還可以培養敏捷性與腳力。

效果倍增的訣竅

❶繩子打在地板上的部分不要太多。

❷跳繩時要用前腳掌起跳和落地，不要用全腳或腳跟落地，以免腦部受到震動。

❸躍起時，不要極度彎曲身體，要保持自然彎曲的姿勢，保持呼吸自然、有節奏。

跳繩應注意的事項

❶跳繩者應穿質地軟、重量輕的高筒鞋，避免腳踝受傷。

❷繩子軟硬、粗細適中。初學者通常宜用硬繩，熟練後可改為軟繩。

❸選擇軟硬適中的草坪、木質地板和泥土地的場地較好，切莫在硬性水泥地上跳繩，以免損傷關節，並易引起頭昏。

❹體重過重和中年人宜採用雙腳同時起落，同時上躍也不要太高，以免關節因過於負重而受傷。需要注意的是過度肥胖者不宜跳。

❺跳繩時需放鬆肌肉和關節，要做活動手腕、肩臂、腳踝等暖身動作。跳時腳尖和腳跟需用力協調，避免全腳掌著地，否則易引起損傷。

❻飯前和飯後半小時跳最佳，連續快節奏跳，最好不要超過10分鐘；跳一會歇一會，每次可跳30分鐘。

推薦給初學者一套跳繩的漸進計畫

初學時，不要跳得太快；一開始時，原地跳3分鐘；3個月後，可連續跳上10分鐘；半年後，每天可「系列跳」（如每次連跳3分鐘，每天跳5次），最後每天能達到連跳半小時，就相當於慢跑90分鐘所消耗的熱量。

若想達到降血脂的功效，至少每分鐘跳100次，理想心跳速度約為150次/分鐘。動作嫻熟後，可達到每分鐘跳140下，只需跳6分鐘，所消耗的熱量就相當於慢跑30分鐘。若身體允許時，跳繩後再進行慢跑，會使你的肺活量越來越大。

劇烈跳繩時，不可立即停下來，停下來時最好先放慢跳繩的速度，讓血液循環恢復正常後，再停止跳的動作。停下來以後，必須做一些伸展、緩和的動作，有利於臟腑功能的調節。

競走

慢步競走的好處有哪些

減少中性脂肪和膽固醇

慢步競走為有氧運動，這種持續的運動安全、穩定，對降低體內的中性脂肪和壞膽固醇，升高好膽固醇的作用超強，更是燃燒內臟脂肪的「大功臣」，降脂、減肥，功不可沒。

高血脂患者只要調整好競走的時間及速度，就找到了降脂的福音！

效果倍增的訣竅

慢步競走要確保正確的姿勢（參見下圖），最佳速度以輕微出汗為準。競走剛開始時，是消化肌肉的糖類作為熱量，進行20分鐘以後，就以消化脂肪來提供機體熱量。建議常運動的人，每次走20分鐘；不常運動的人，開始競走時間以10分鐘為宜，每週走1～2次，之後再慢慢增加時間及次數。最佳目標：每天走30～60分鐘，每週至少走3次。

正確的競走姿勢

眼睛平視
下巴抬高
行走時用力
收緊小腹
步伐盡量大
以腳跟落地，並以腳尖踏出步伐

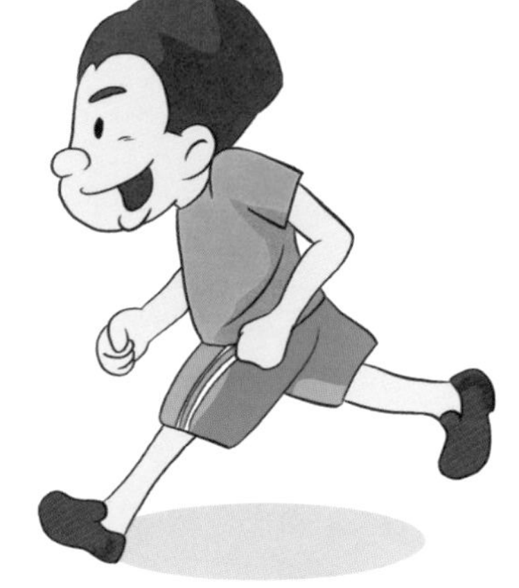

腰痛、膝蓋痛、肥胖的人，特別推薦

以水中慢步最好，因水的浮力有助腰及膝蓋減輕身體承受的重量，比騎自行車和步行的負擔要輕很多。

幫助效果上升的關鍵點

❶1次20分鐘以上
❷1日30～60分鐘
❸以輕微出汗的速度進行

運動也要量力而行

禁止運動的高血脂患者

高血脂患者合併下列疾病時禁止運動：

❶急性心肌梗塞

❷不穩定型心絞痛

❸充血性心力衰竭

❹嚴重的室性和室上性心律不整

❺重度高血壓

❻嚴重糖尿病

❼肝、腎功能不全

盡量減少運動的高血脂患者

高血脂患者合併下列疾病時應盡量減少運動量，並在醫療監護下進行運動：

❶頻發室性早搏和心房顫動

❷室壁瘤

❸肥厚型梗阻性心肌病、擴張型心肌病和明顯的心臟肥大

❹未能控制的糖尿病

❺甲狀腺功能亢進

❻肝、腎功能損害

高血脂患者合併完全性房室傳導阻滯、左束支傳導阻滯、安裝固定頻率起搏器、勞力型心絞痛、嚴重貧血、嚴重肥胖以及應用洋地黃或β-受體阻滯劑等藥物時，也應該謹慎地進行運動。

隨時都能做的降脂運動

運動並不需要在專門的健身房完成，僅一小塊空地就能幫你實現健身計畫，如公車、廚房、上班路上等等，只要你想運動隨時隨地都可以。

在家

擦玻璃時

將兩手手掌壓住抹布，上下運動，兩腿可以隨勢彎曲，也可以踮起腳尖，然後左右大幅度地移動身體。

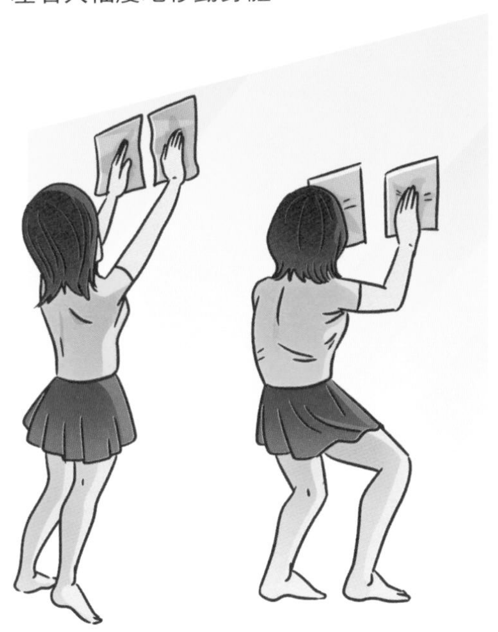

洗碗、切菜時

可以左右腳交替著單腳站立。

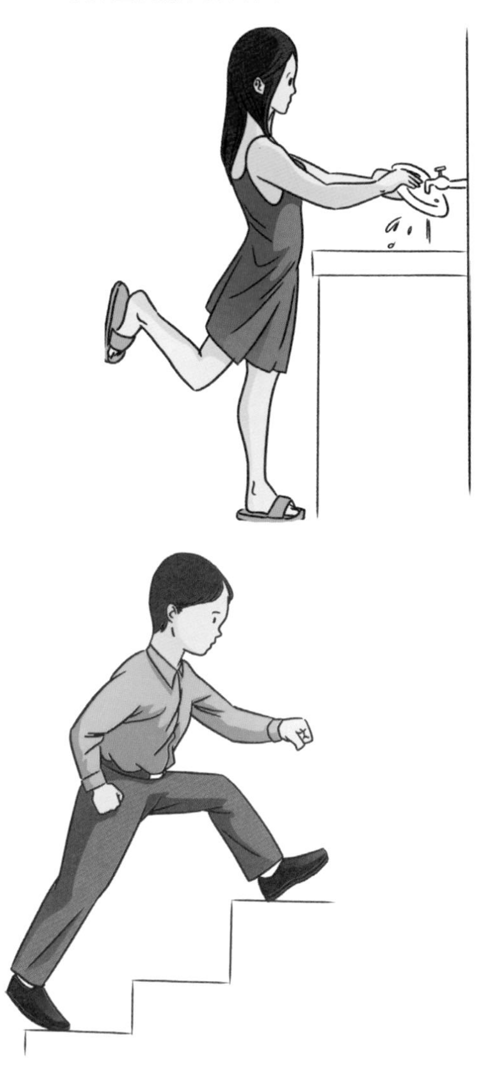

回到家

用爬樓梯代替坐電梯。具體做法：將身體向上推動，隔階大步爬樓梯，可以使大腿、小腿的肌肉更加緊實。

上班

上班路上

提前一站下車，多走路。

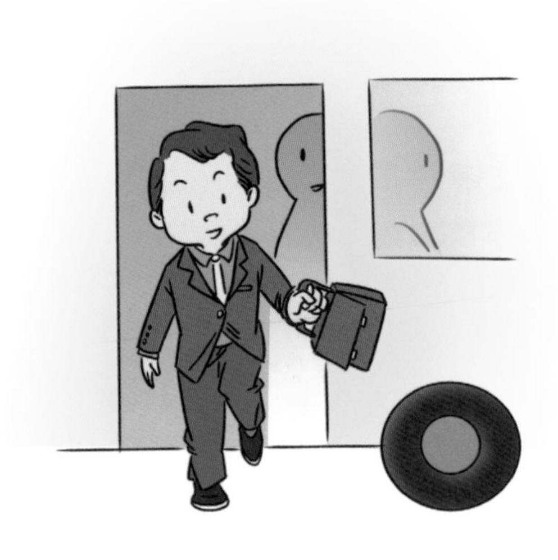

午餐後

在公司附近散散步。

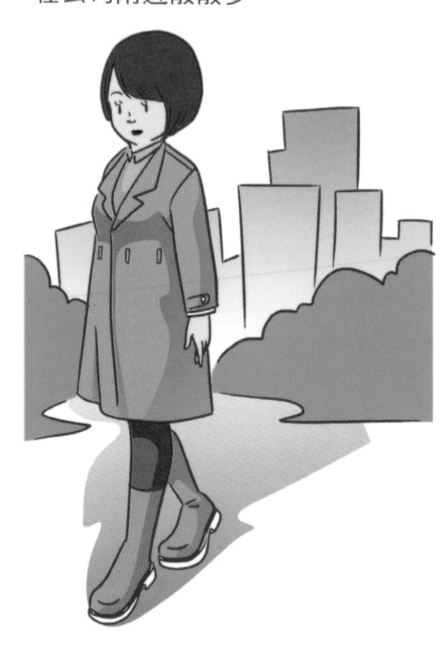

打電話時

脊背挺直，臀部用力，踮起腳尖。

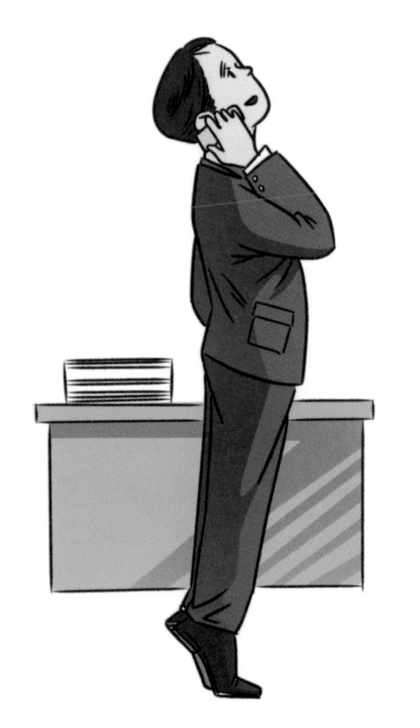

坐車時

坐車時，坐在座位上，縮小腹，雙腳輕抬離地，可以增加腰部的柔韌性。站立時，雙手握住吊環，踮起腳跟，腳尖用力，也可以鍛鍊腿部、腹部的肌肉。

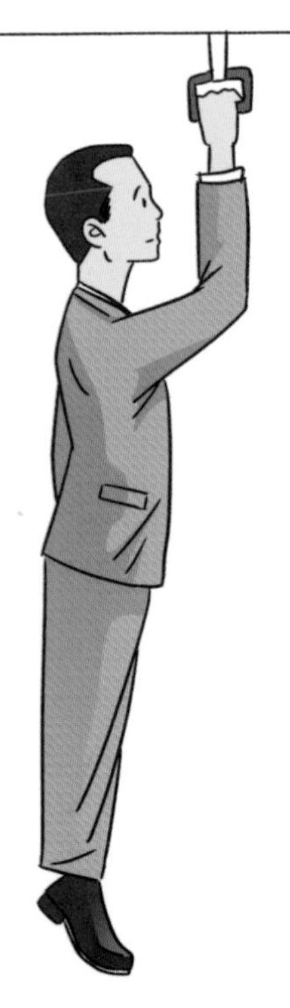

外出遊玩

買東西時

盡量將東西均勻分裝在兩個袋子中，左右手提均等重量的袋子，脊背挺直，踮著腳尖走路。

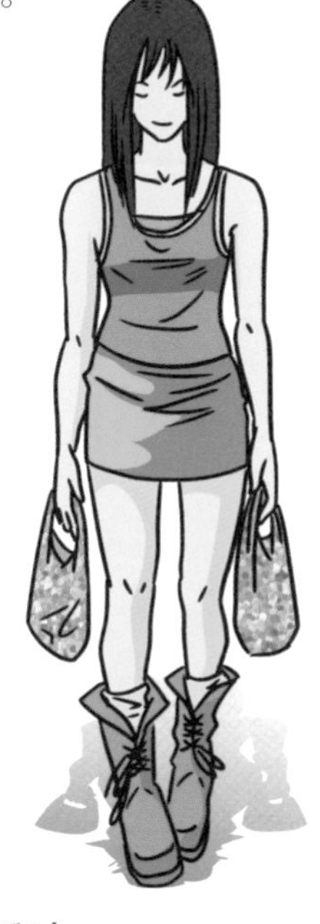

唱KTV時

不光動嘴，手腳也要一起動。

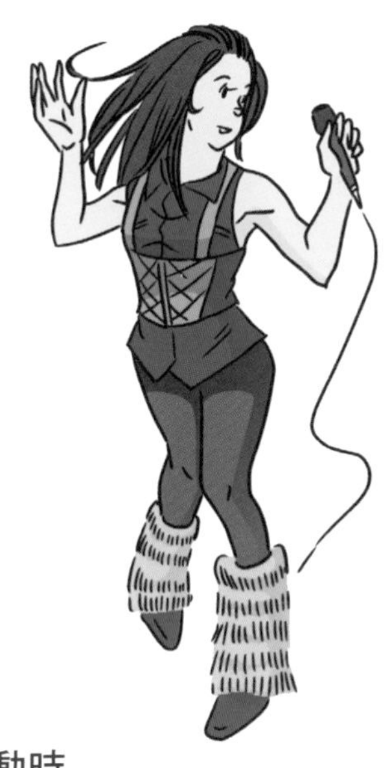

戶外野餐時

可攜帶運動器材，打羽毛球等，增加運動機會。

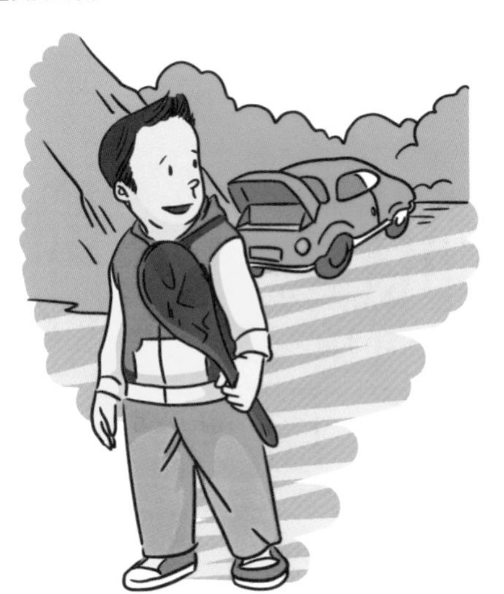

運動時

播放些音樂，可以增加運動的樂趣，減輕疲勞感。

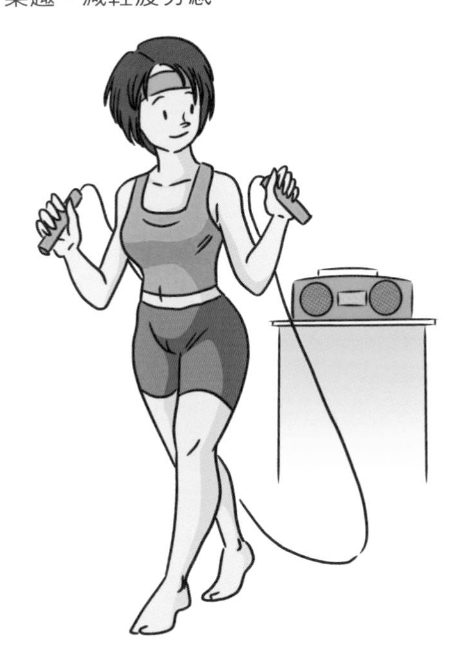

降脂小動作

在日常生活中，一些看似不起眼的小動作，只要經常做就能輕鬆降血脂。下面不妨來試試：

張閉嘴

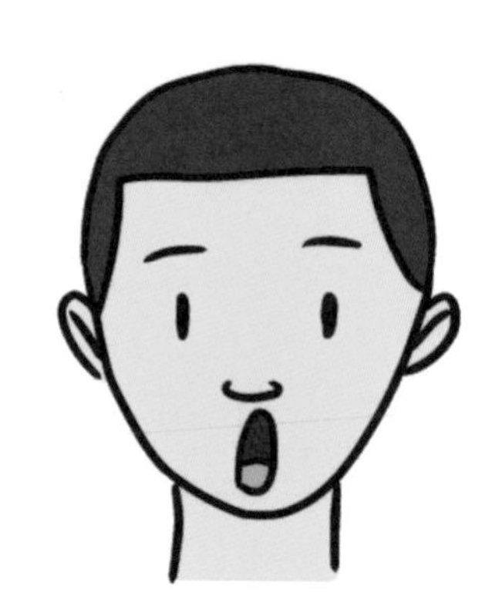

動作要領：將嘴巴最大限度地張開，同時深吸一口氣，閉口時將氣呼出。如此一張一閉，連續做30次。

功效：通過對面部神經的刺激反射性刺激大腦，改善腦部的血液循環，增強腦血管彈性，有效預防中風及老年癡呆症的發生。

繞環

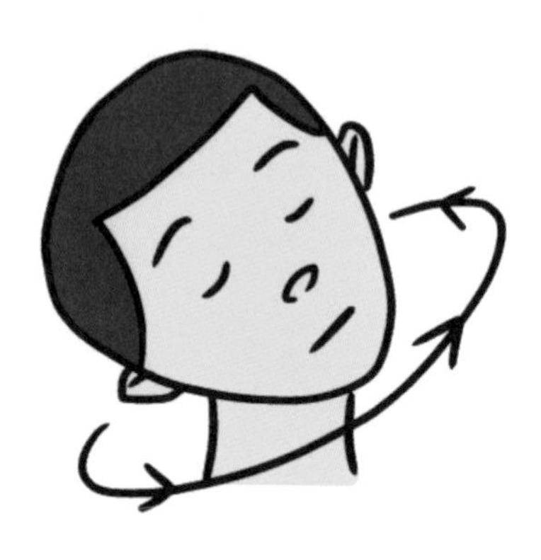

動作要領：頭部先沿前、右、後、左方向，再沿前、左、後、右方向用力而緩慢地旋轉繞環。

功效：可增強頭部血管的抗壓力，提高頸部肌肉、韌帶、血管和頸椎關節的耐力，減少膽固醇沉積於頸動脈，預防高血脂、頸椎病、中風。

拍雙耳

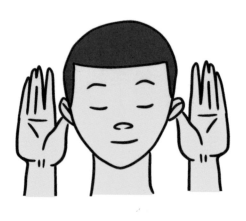

動作要領：每天早中晚用雙手拍打雙耳，每次100下，拍打時，手掌距耳朵約10～15公分，力量適中，不可過猛。

功效：刺激雙耳穴位，按摩經絡，促使血液循環，防止動脈硬化，抑制高血脂。

聳肩

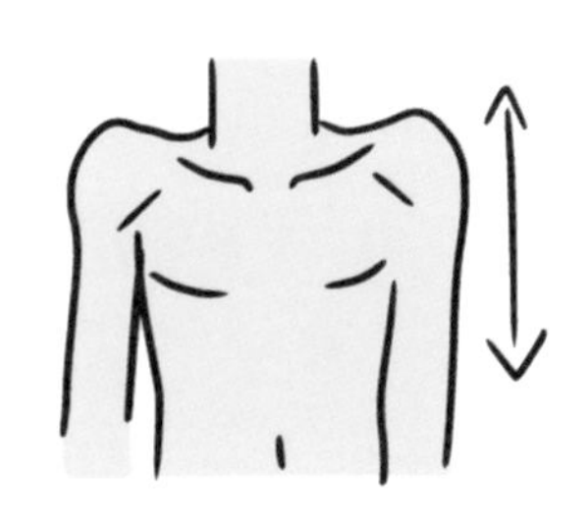

動作要領：將雙肩上提，緩慢放鬆，如此一提一鬆，反覆進行，早晚各做5分鐘左右。

功效：此動作為頸動脈血液流入大腦提供了驅動力，增加血液流向大腦的速度，減少腦血管供血不足和腦梗塞的發生。

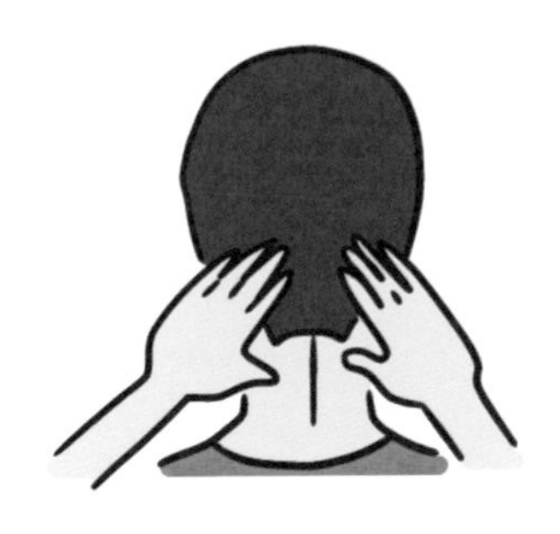

摩頸

動作要領：將雙手摩擦發熱，再用發熱的雙手按摩兩側頸部，用力適中，以皮膚發燙、頸部自覺輕鬆為度，堅持每天早晚各做5分鐘。

功效：促使頸部血管軟化，富有彈性，消除血管硬化，並能改善腦部供血問題。

捏腋窩

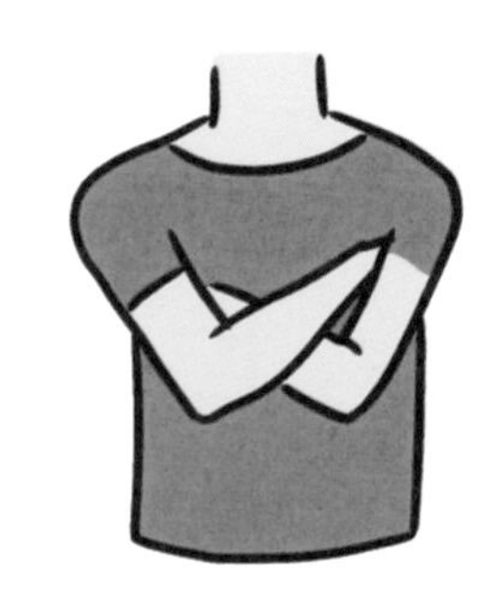

動作要領：左右臂交叉於胸前，左手按捏右腋窩，右手按捏左腋窩，以中、食、無名指有節律地輕輕按捏腋窩肌肉。每天早晚各捏腋窩5分鐘左右。

功效：調節血液在心臟、動脈、靜脈及微血管內的流速，降血脂，穩定血壓，預防動脈硬化。

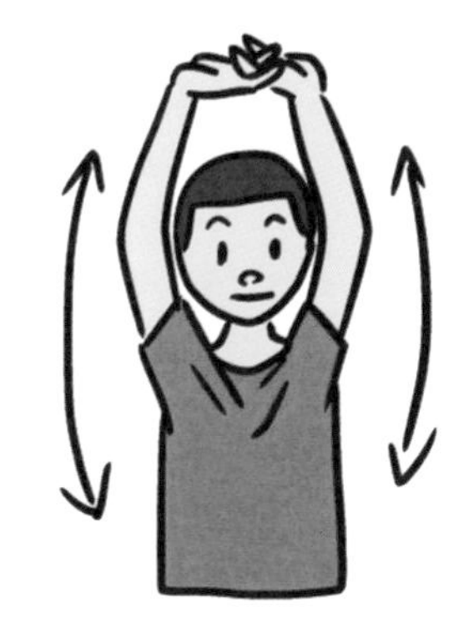

伸懶腰

動作要領：兩手交叉於腹前，自胸至頭頂上伸似舉重樣，將腰帶起，如此數次。

功效：此動作可以消除淤積的血液脂質，增加血循環，預防心腦血管病。

下蹲

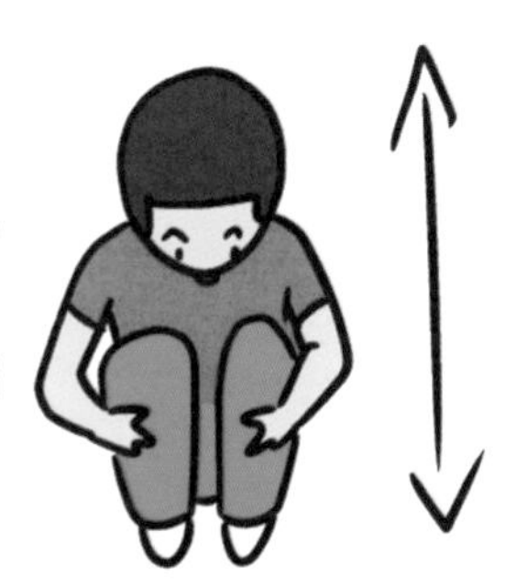

動作要領：自然站立，全身放鬆，排除雜念，緩緩下蹲，小腿壓大腿，大腿壓腹部，連續蹲30次。每日早中晚各做一遍。

功效：長期堅持做下蹲動作，有利於減少腹部脂肪，更能消耗熱量，進而發揮降脂的功效。

立壁角：適合「懶人」的運動療法

適合「懶人」的運動降脂方法就是「立壁角」，您可不要小看這個動作，如果你能按照下面的要求來做，站半小時，同樣能站得全身冒出汗來。

動作功效：消耗熱量，降血脂，保持挺拔的身姿。

動作要領：貼牆而立，後腦勺、雙肩、臀部、小腿及腳後跟都貼著牆，膝蓋、腳跟併攏。

時間要求：從5分鐘慢慢開始加，最後可以加到30分鐘。

動作優點：便於練習，看電視、搭乘地鐵的時候，都可以讓自己貼著牆壁或拉杆練站立。

專家提醒

持之以恆，效果顯著。此外，若是覺得腿形不夠完美，或者是有O型腿的人，都可以採用「立壁角」的方法來修整腿形。但要注意具體動作有所差異：站立時將後腳跟併攏、腳尖分開60～90度，練習久了，不僅能重塑腿形，O型腿也會消失。

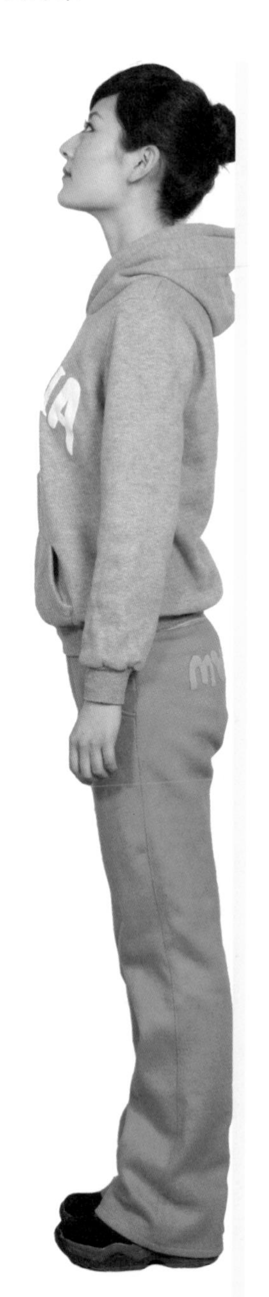

「立壁角」是非常適合「懶人」的運動降脂方法，如果能按照要求來做，只需半小時就會全身冒汗。

進階：幅度大的降脂運動

輕度高血脂患者，可以嘗試著做一些難度稍大的運動，如跳舞、肌力訓練、健身操等，其減肥降脂的效果是非常明顯的。

騎自行車

有氧騎車法

以中速騎車，一般要連續騎30分鐘左右，配合深呼吸，有效促進脂肪的燃燒。適於高血脂合併肥胖症者。

強度型騎車法

以中速騎車，每天連續騎1小時以上，可以有效地鍛鍊心血管系統，發揮預防心腦血管疾病的作用。適用於健康人或者血脂偏高的青年人群。

力量型騎車法

增加騎車的力量，可採用載重物，或者騎上坡路的方式，有效提高雙腿的力量或耐力，預防大腿骨骼疾病。

腳心騎車法

用腳心踩腳踏板，可以使腳心上的穴位得到有效的按摩，發揮強身健體的保健功效。此外，每次騎車時，用一隻腳蹬車30～50次，然後再換另一隻腳，每天一次，減肥功效非常好。

騎自行車降脂注意事項

❶以自行車為鍛鍊方式者，應避開上下班人潮流動的高峰期，把鍛鍊時間安排在清晨或運動場內進行。

❷在公路上騎車鍛鍊時，由於車輛、行人多，車速不宜太快，應注意遵守交通規則，以免發生交通事故。

❸騎自行車鍛鍊前，最好將車座的高度和車把的彎度調好，行車中要保持身體稍向前傾，不要用力握車把。

❹雨、雪、颱風等天氣異常時不宜騎車鍛鍊。

❺騎自行車減肥初期，不可太劇烈，以防受傷，時速大約15～20公里（心跳120～130次/分鐘，踏板回轉60～70轉/分鐘）。減肥後期，可適當增加騎車時間和速度，但一定要注意安全。

跳舞

跳舞不僅使人精神愉悅，而且還會消耗體內的熱量，所以對於高血脂患者來講，選擇跳舞可以愉快地降低體內膽固醇的總水準。

最有效的降血脂舞有哪些

含蓄高雅的芭蕾舞

跳舞裝備：芭蕾舞裙、舞衣、舞鞋。

適合人群：18～40歲之間的高血脂患者。

鍛鍊的部位：腿、胸、腹部、臀部和頸部。

熱量消耗：以體重為50公斤，鍛鍊1小時為基準，可消耗385卡的熱量。

不拘一格的街舞

跳舞裝備：服裝隨意。

適合人群：任何高血脂患者。

鍛鍊的部位：全身各個部位及關節，調節心肺功能。

熱量消耗：以體重為50公斤，鍛鍊1小時為基準，可消耗484卡的熱量。

激情奔放的拉丁舞

跳舞裝備：一般運動衣即可。

適合人群：20～50歲高血脂患者。

鍛鍊的部位：小腿和腰可以得到鍛鍊，使臀部越來越靈活。

熱量消耗：以體重為50公斤，鍛鍊1小時為基準，可消耗250卡路里的熱量。

風情萬種的爵士舞

跳舞裝備：普通健身服裝。

適合人群：20～50歲之間的高血脂患者。

鍛鍊的部位：腰部和胯部。

熱量消耗：以體重為50公斤，鍛鍊1小時為基準，可消耗320卡路里的熱量。

簡便易行的跳舞毯

跳舞裝備：電腦、跳舞毯。

適合人群：20～50歲之間的高血脂患者。

鍛鍊的部位：腰、腿各部位的關節。

熱量消耗：以體重為50公斤，鍛鍊1小時為基準，可消耗360卡的熱量。

跳舞注意事項

1. 高血脂患者在跳舞時心率控制在100～120次/分鐘比較合適。
2. 每次跳舞時間應控制在45分鐘以上。
3. 跳舞運動不適合患有骨關節病、高血壓（血壓控制不良）以及其他慢性病的人。
4. 在室內跳舞時需要開窗通風，保持室內空氣良好。

肌肉運動

肌肉能有效地消耗熱量

在人體的代謝過程中，主要的熱量消耗在肌肉。運動量大的人，肌肉才會多，多餘的熱量才易被消耗掉；相反，運動少，肌肉會減少，基礎代謝降低，則多餘的熱量會變成脂肪而儲存起來。

人步入中老年，多半會發胖，這與肌肉鬆弛，基礎代謝減低關係密切。一旦發胖，膽固醇值及中性脂肪值就會升高。所以說，中老年人多運動是增加肌肉量，降低壞膽固醇，升高好膽固醇，進而防治血脂異常的重中之重。

怎樣運動較好

隨著年齡的增長，人的肌肉會明顯減少，其中以大腿和腹部最明顯。大腿是肌肉最多的地方，此處肌肉一旦減少，會使基本代謝水準下降。另外，大腿肌肉鬆弛，走起路來就會容易關節疼痛，這也是造成中老年人腰部疼痛的原因之一。

鍛鍊肌肉的簡單練習動作

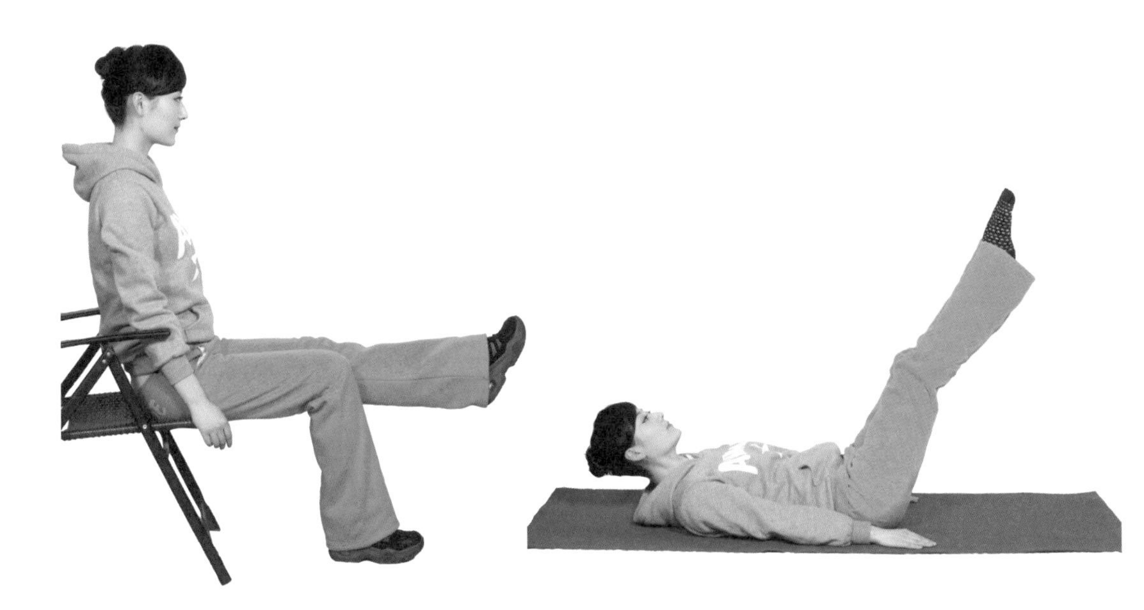

練大腿

坐在椅子上，雙手自然下垂，將一隻腿舉高，保持30秒，左右交換10次。

練腹肌

仰臥在地板上，下背部緊貼地面，雙臂放在體側，雙腿抬起與上身呈近90度，保持30秒。

健美操

高血脂患者做健美體操時，要根據自己的年齡、體力以及原有的動作極限，制訂具體方案。若在做操的過程中，出現頭暈、心慌等不適反應，應立即停止練習，以免發生危險。

轉體運動

預備：站姿，兩腳開立，與肩同寬，兩手叉腰，雙眼微閉，挺胸收腹。

開始：上身向左、向後轉90度，還原；然後，再向右、向後轉90度，還原。連續轉20～40次。

注意：轉體動作要平穩，不可過度用力，否則會出現暈眩。

其他功效：此動作適合中老年高血脂患者，此外，具有防治神經性頭痛、失眠、頸椎骨質增生、頸肩症候群的功效。

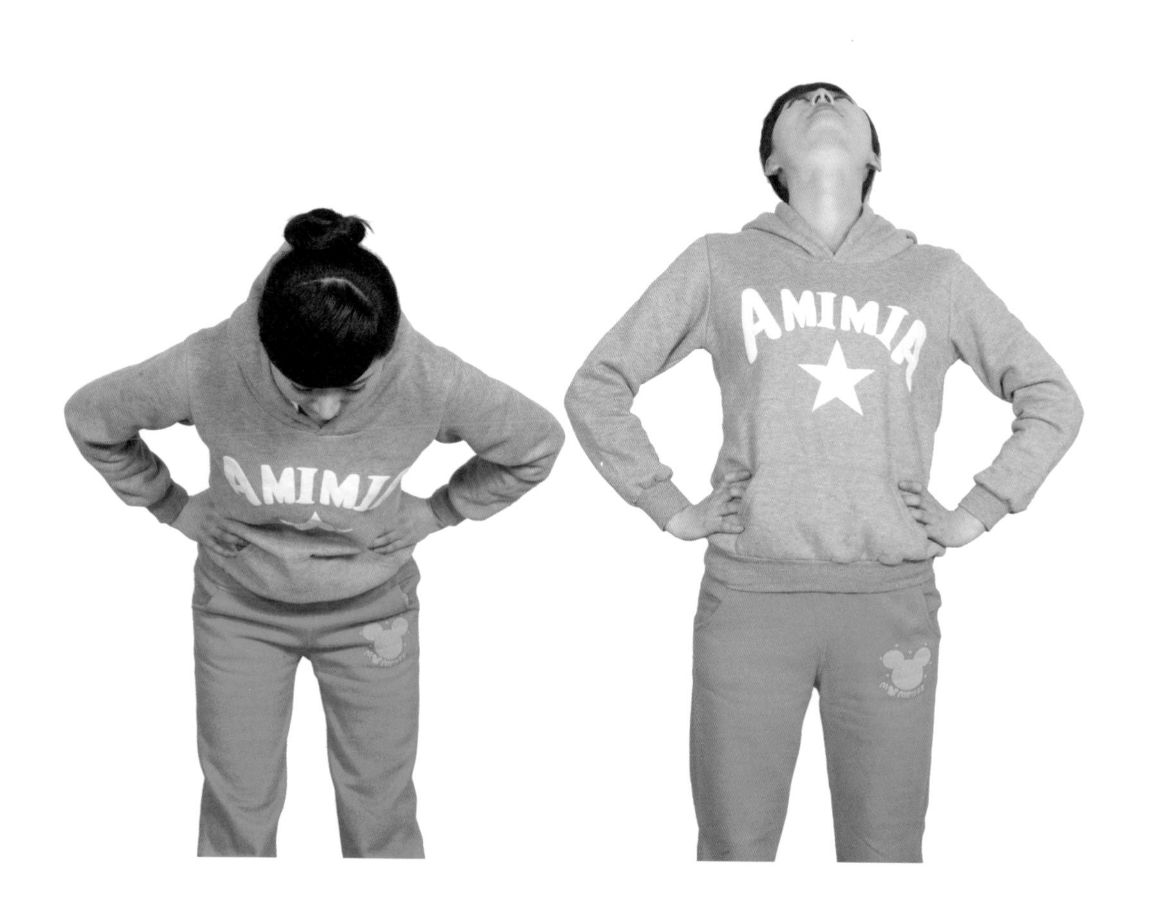

屈體運動

預備：站姿，兩腳開立，與肩同寬。

開始：下蹲，膝關節盡量屈曲，起立，再下蹲。連續做20次。

注意：起立與下蹲時，速度不能太快。

其他功效：有利於心腦血液的供應，預防冠心病和腦供血不足。

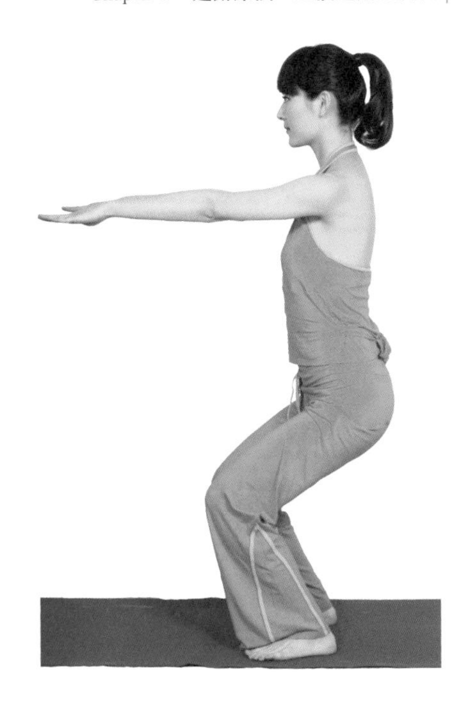

斜轉運動

預備：站姿，兩腳開立，與肩同寬，上體前屈，兩臂伸展，與地面垂直。

開始：轉肩，左手摸右腳外側（踝部）；轉肩，右手摸左腳外側（踝部）。重複10次。

注意：運動量可根據身體條件做相應調整。

其他功效：轉肩對於防治肩周炎、改善心肺功能有一定的幫助。

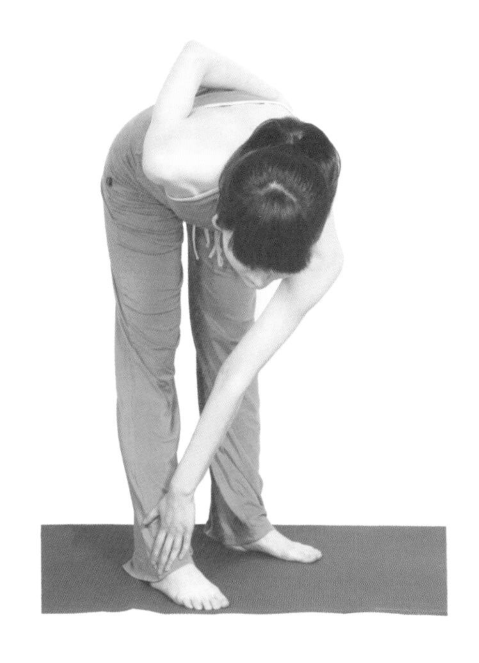

原地高抬腿

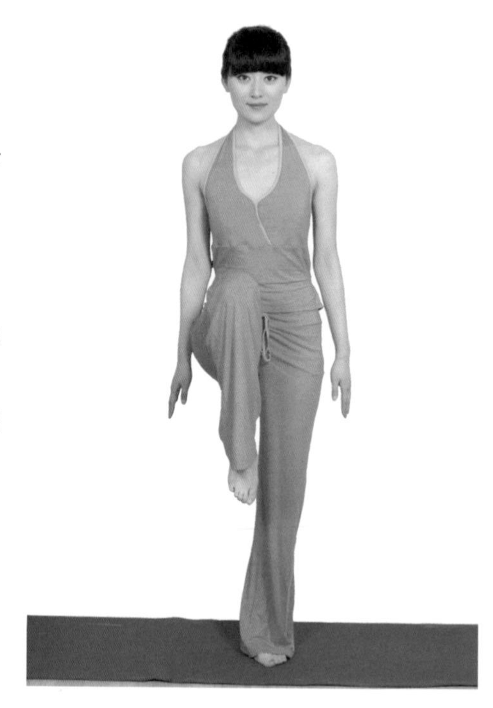

預備：站姿，兩腳並立，兩臂自然下垂，雙手掌心分別貼同側大腿外側。

開始：先高抬左腳到盡可能高的位置，下踩，再換另一隻腳。交替連續做20次。

注意：髖關節有損傷的人不適宜進行此項練習。

其他功效：能充分鍛鍊腰、肌肉，預防和消除小腹，對預防疝氣也有一定的作用。

牆面俯臥撐

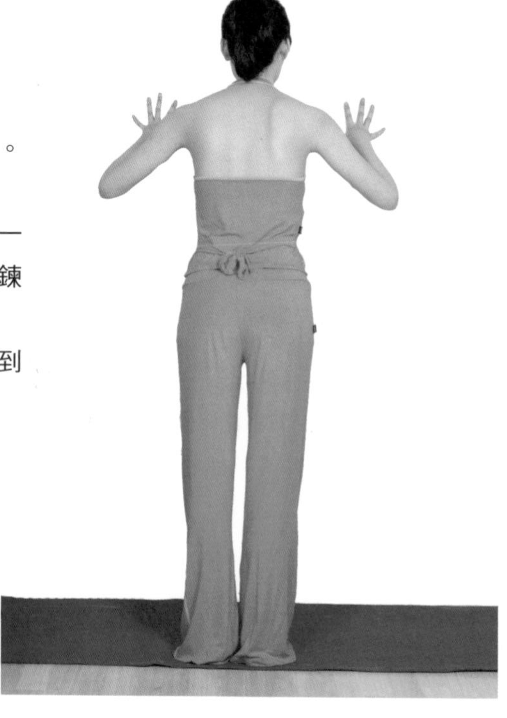

預備：對牆站立，距離約80公分。

開始：兩手掌貼牆，做雙臂屈伸練習。連續做20次。

注意：注意身體平衡，各部位的動作一定要協調，這樣肌肉的負重才能均勻，鍛鍊效果更好。

其他功效：使腹、背、胸部的肌肉得到很好的鍛鍊，防治腰酸背痛等脊椎疾病。

二十四式簡化太極拳

簡化太極拳是在傳統楊式太極拳的基礎上去繁從簡，按照由易到難、循序漸進的原則，經過反覆修訂而編制，俗稱「太極二十四式」。

太極拳運動是流傳極廣的一項健康運動專案，對防治高血脂有顯著的療效，適合各類高血脂高發人群。據調查顯示，長期練習太極拳的中老年人，其血脂的測量水準遠遠好於不練習太極拳的同齡老人。

太極拳的種類繁多，對於初學者來說，最好選擇簡易的招式。如果患者由於體力不支，無法打完整套太極拳，可以選擇其中的幾節動作，反覆練習，也會收到理想的降脂效果。

太極拳動作規範

在練習太極拳時，動作講究規範，因此必須注意以下三點：

動作要求

連貫柔和是關鍵，另外，手、腳、眼神配合一氣，保持上下相隨，輕柔的完成每一個動作。

用力要領

整個動作中要求用力均勻，速度一致，由慢到快，循序漸進。

呼吸

呼吸與動作相配合，推、展等結束動作時，呼吸要長；收、提等開始動作時，吸氣時間稍短。一呼一吸自然又有意識地配合每一個動作。

下面將介紹一套完整的「二十四式太極拳」練習動作。我們可將其分為八組練習，每組三式，分組練習的目的是為了保持動作的連貫性。

第 1 組	起勢	左右野馬分鬃	白鶴亮翅
第 2 組	左右摟膝拗步	手揮琵琶	左右倒卷肱
第 3 組	左攬雀尾	右攬雀尾	單鞭
第 4 組	雲手	單鞭	高探馬
第 5 組	右蹬腳	雙峰貫耳	轉身左蹬腳
第 6 組	左下勢獨立	右下勢獨立	玉女穿梭
第 7 組	海底針	閃通臂	搬攔捶
第 8 組	如封似閉	十字手	收勢

第1組：起勢—左右野馬分鬃—白鶴亮翅

第一式起式

❶自然站立，雙肩下沉，雙肘松垂，手指自然微屈，雙腳分開與肩同寬，眼向前平視。

❷雙臂向前緩慢平舉，手心向下，眼看前方。

❸雙腿微屈，雙掌輕輕下按，雙肘微垂，掌指微上翹，眼看前方。

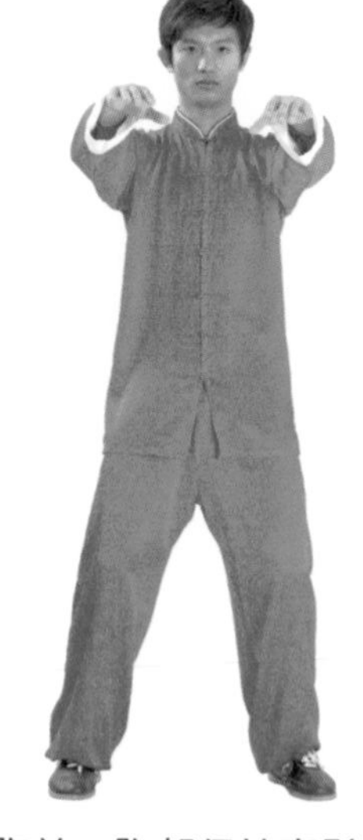

1.兩腳開立
2.兩臂前舉
3.屈腿按掌

第二式左右野馬分鬃

❶以腰為軸，上身微向右轉，重心移於右腿，同時右手收抱於胸前，胸部保持寬鬆舒展。手心向下，左手收抱腹前，手心向上，左腳隨之收至右腳內側，腳掌點地，眼看右手。

❷以腰為軸，上體向左轉，左腳上前邁一步成左弓步，弓步動作與分手的速度要均勻一致，邁出的腳先是腳跟著地，然後腳掌慢慢踏實，腳尖向前，膝蓋不要超過腳尖；後腿自然伸直。左、右手隨轉體分別向左上右下分開，左手高於眼平，手心斜向上，右手落於右髖外側，手心向下，眼看左手。

❸以腰為軸，身體向右轉，右腳向左腳合攏，腳尖收至左腳內側點地，右手收抱腹前，手心向上，左手收抱胸前，手心向下，眼看左手。轉體撇腳，左右相反地將上述動作重複一遍。

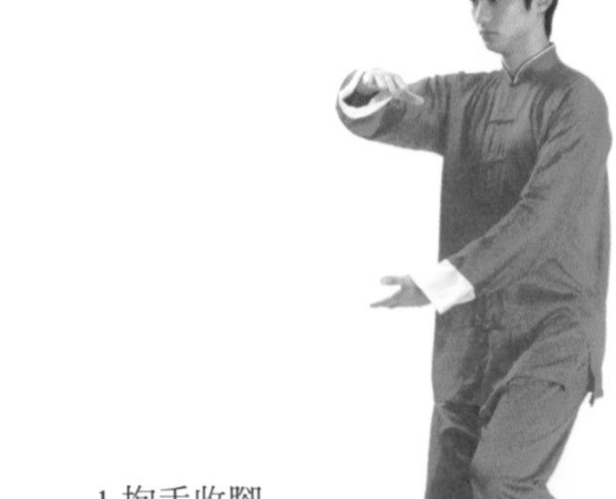

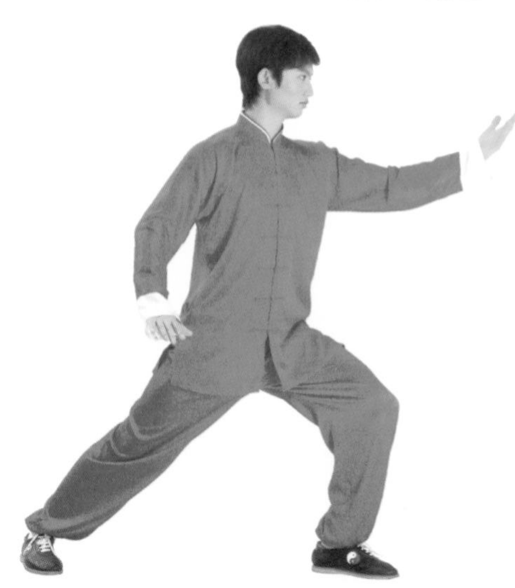

1.抱手收腳
2.轉體上步
3.弓步分手

第三式白鶴亮翅

❶上體微向左轉，左手翻掌向下，左臂平屈胸前，右手向左上劃弧，手心轉向上，與左手成抱球狀；眼看左手。

❷右腳跟進半步，上體後坐，身體重心移至右腿，上體先向右轉，面向右前方，眼看右手；然後左腳稍向前移，腳尖點地，成左虛步，同時上體再微向左轉，面向前方，兩手隨轉體慢慢向右上左下分開。

❸身體重心後移和右手上提、左手下按要協調一致。

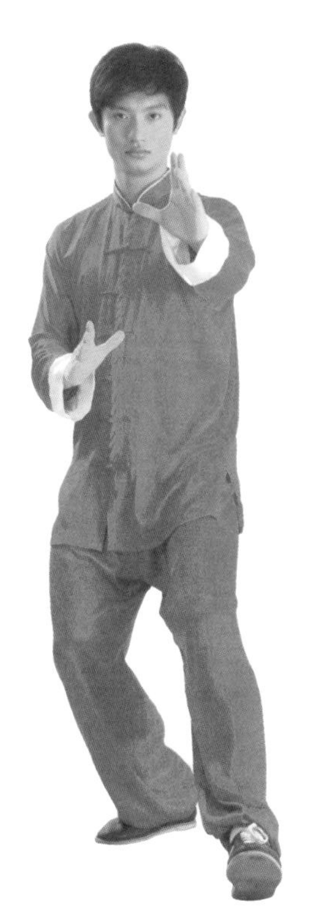

1.跟步抱手
2.後坐轉體
3.虛步分手。

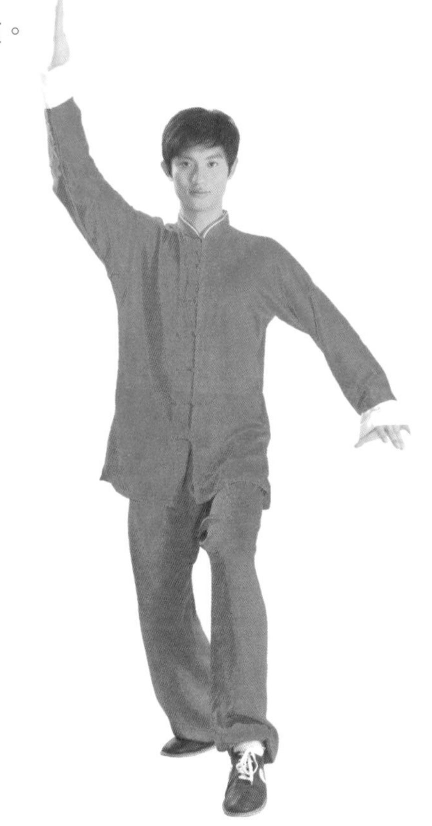

第2組：左右摟膝拗步—手揮琵琶—左右倒卷肱

第四式左右摟膝拗步

❶左腳收至右腳內側，腳尖點地，右手心轉向前下，經身前向下轉右後掄擺，再超過右肩。

❷右手心轉向上，經身前向上轉至右胸前，手心轉向下，上身隨之微向右轉，眼看右手。

❸上體左轉，左腳向左前邁出成弓步，身體重心後移至右腿上，左腳尖外擺，右腳移至左腳內側，腳尖點地；左手向左後上擺起，手心向上，高平肩。右手隨之轉至左肩前，上身微向左轉，眼看左手。左右相反，重複上述動作。

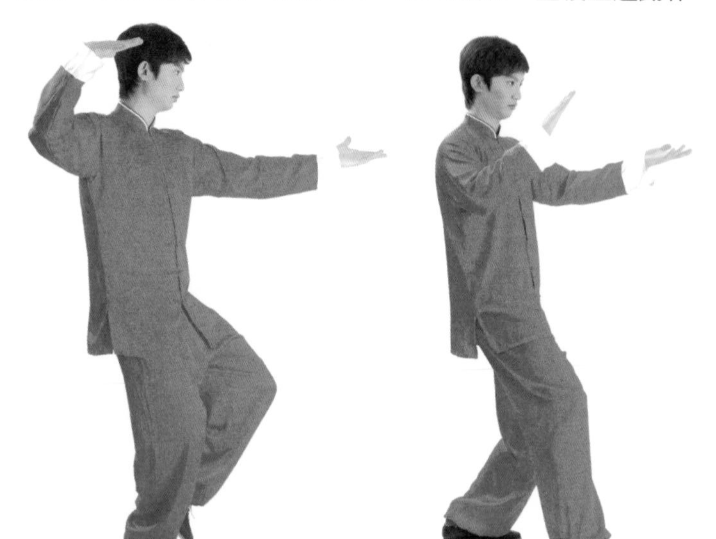

1.轉體擺臂
2.擺臂收腳
3.上步屈肘
4.弓步摟推

第五式手揮琵琶

❶右腳跟進半步，腳掌先著地，再全腳踏實，身體重心移於右腿上，右手稍向後下收，左手稍向前上伸。

❷左腳略提起稍向前移，變成左虛步，腳跟著地，腳尖翹起，膝部微屈，左手向前上伸，手心向右，手指高平口；右手收至左肘內側，手心向右，眼看左手。

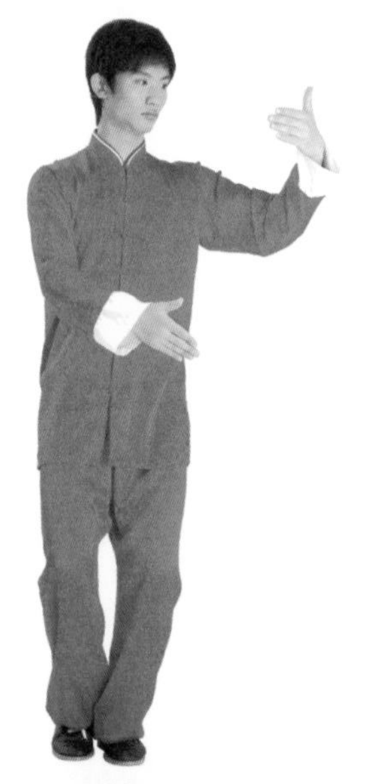

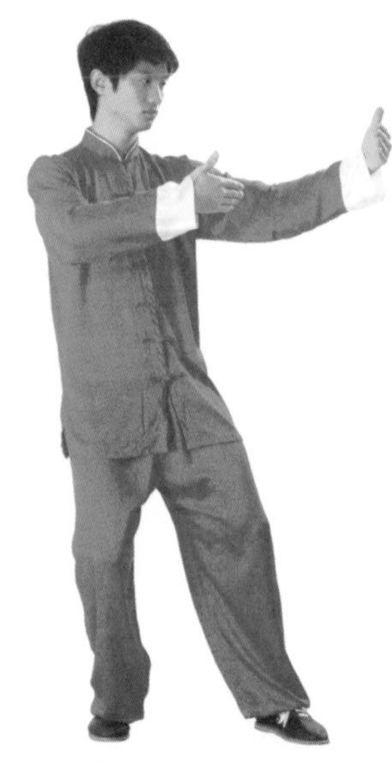

1.跟步展臂
2.後坐引手
3.虛手合手

第六式左右倒卷肱

❶右手心翻向上經腹前向後上伸，高與耳平，左手心翻向前下，隨向前伸，繼之手心轉向上，高過平胸，眼看左手。

❷左腳微提離地，右手向前下推至右耳右側，左手稍向後撤，眼看左手。

❸左腳向左後斜退一步，退步時，腳掌先著地，再慢慢全腳踏實，同時，前腳隨轉體以腳掌為軸扭正。身體重心移於左腿上，右手繼續向前下伸，約與腰平，手心翻向上；左手繼續向後上伸，高平耳，手心向上，眼看右手。

❹重複2、3動作3遍，左右相反。

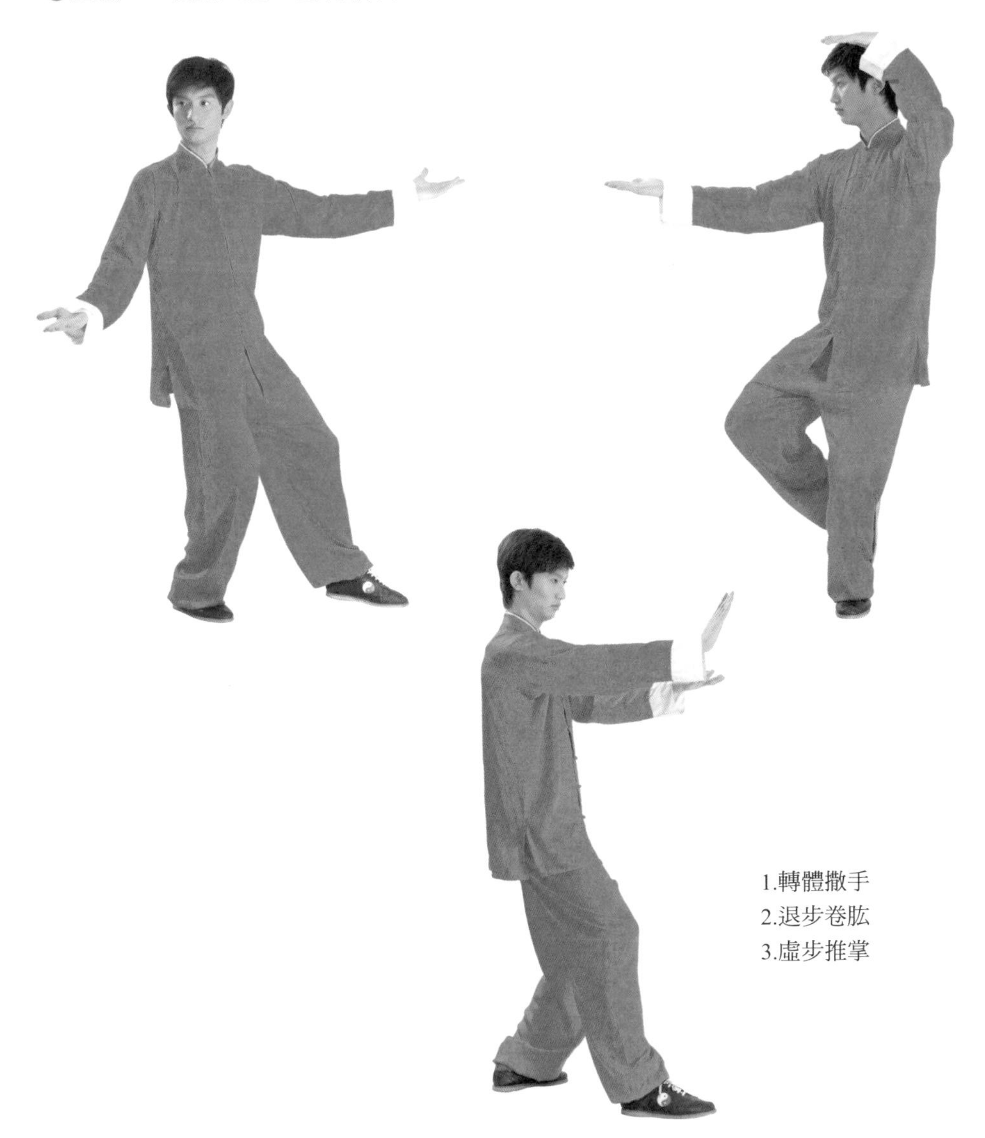

1.轉體撤手
2.退步卷肱
3.虛步推掌

第3組：左攬雀尾—右攬雀尾—單鞭

第七式左攬雀尾

❶身體向右轉，左腳收至右腿內側，腳尖點地，同時右手抱於胸前，手心向下，左手收至腹前，手心向上，眼看右手。

❷身體向左轉，左腳隨之上前一步成左弓步，同時左手手心向上，向前上伸出，高平口，右手下落至右髖前，手心向下，眼看左手。

❸右手心翻向上，向前上擺至左肋前，同時身體重心微向後移，眼看左手。左右相反，重複上述動作。

❹身體重心繼續向後移，兩手隨之向下後轉向上繞行，右手心翻向前，高平肩。左手高與胸平，手心向後下，手指向左，眼看右手。

❺身體重心轉向前移成左弓步，同時右手推至左腕內側，左臂平屈，手心向後，隨身體重心前移向前靠，眼看兩手。

❻兩手繼續向前伸，手心轉向下。高平肩，眼看兩手。

❼身體重心轉向後移，兩手隨身體重心後移向後撤至腰前，手心向前下，眼向前平視。

❽身體重心轉向前移成左弓步，同時兩手向前上抬至指尖高與肩平。手心向前，眼看兩手。

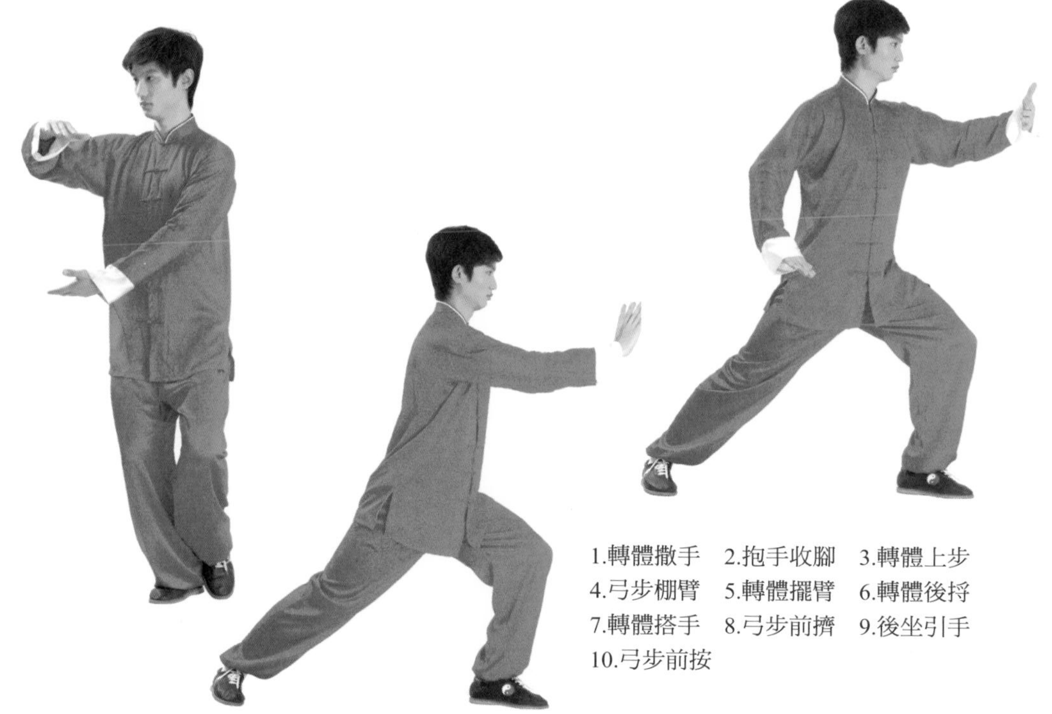

1.轉體撤手　2.抱手收腳　3.轉體上步
4.弓步棚臂　5.轉體擺臂　6.轉體後捋
7.轉體搭手　8.弓步前擠　9.後坐引手
10.弓步前按

第八式右攬雀尾

❶身體向右轉，身體重心移至右腿，左腳尖裡扣，同時兩手隨轉體向左右平分，手指向上，手心向外，高與肩平，眼看右手。

❷身體向左轉，右腳移至左腳內側，腳尖點地，同時左手收抱胸前。手心向下，右手收至腹前，手心向上，眼看左手。

❸與「左攬雀尾」2相同，唯左右相反。

❹與「左攬雀尾」5相同，唯左右相反。

❺與「左攬雀尾」4相同，唯左右相反。

❻與「左攬雀尾」5相同，唯左右相反。

❼與「左攬雀尾」6相同，唯左右相反。

❽與「左攬雀尾」7相同，唯左右相反。

❾與「左攬雀尾」8相同，唯左右相反。

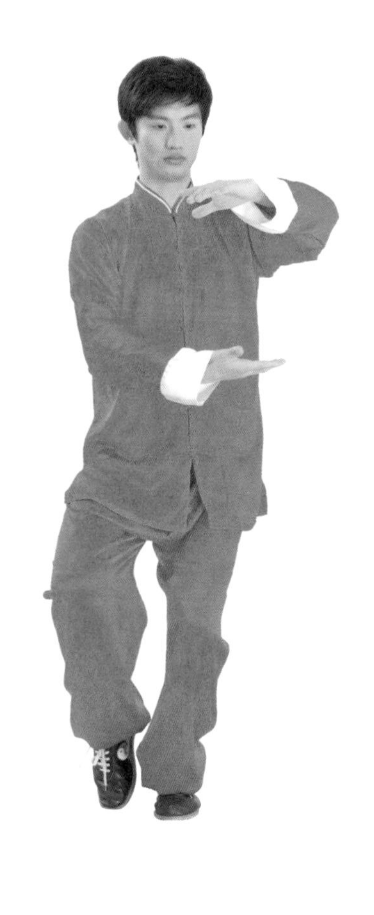

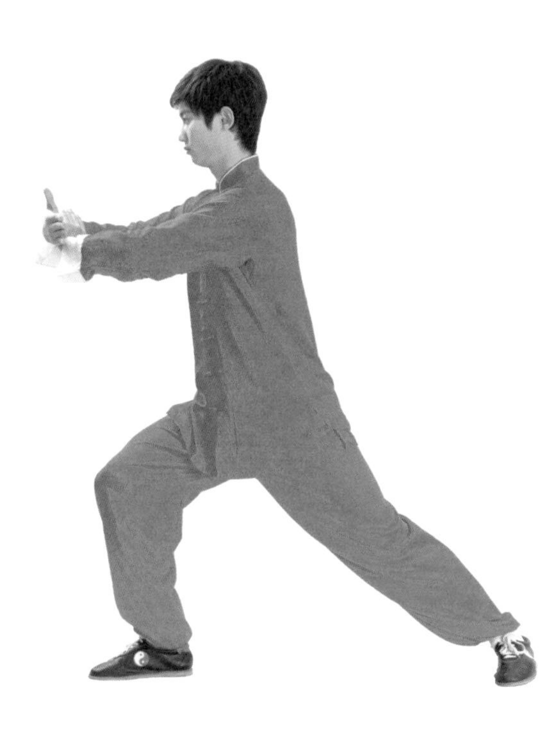

1.轉體分手　2.抱手收腳　3.轉體上步
4.弓步棚臂　5.轉體攌臂　6.轉體後捋
7.轉體搭手　8.弓步前擠　9.後坐引手
10.弓步前按

第九式單鞭

❶身體向左轉，左手手心向外，經面前向左撥，手心擺向左；右手向下經腹前向左推至左肋左側，手心向上，眼看右手。

❷身體向右轉，右手向上經面前向右撥，手心向下，高與肩平；左腳移至右腳內側，腳尖點地，左手向下經腹前向上擺至右肩前。手心向面，眼看右手。

❸上體向左轉，左腳上一步成左弓步，同時右手撮勾，勾尖向下，高與肩平，左手手心向面經面前向前推，手心漸成向前，高與肩平，眼看左手。

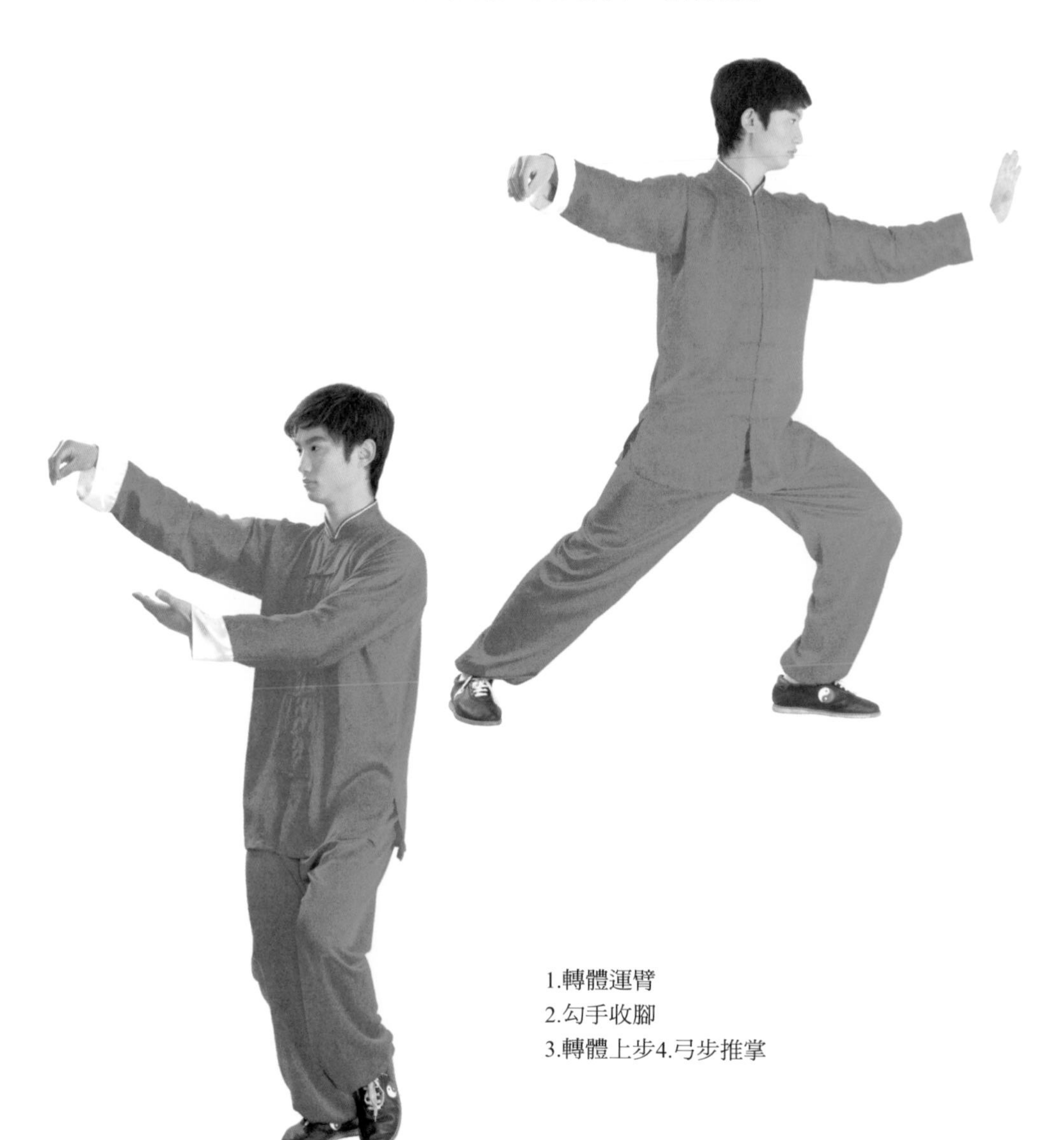

1.轉體運臂
2.勾手收腳
3.轉體上步4.弓步推掌

第4組：雲手—單鞭—高探馬

第十式雲手

❶身體向右轉，左手心翻向上，向下轉右上雲至左胸前，手心向上，眼看左手。兩臂隨腰的轉動而運轉，要自然圓活，速度要緩慢均勻。

❷左手繼續向此面前向右雲至左側，手心向左，右手向下雲至左肩前，手心向肩，右腳隨之向左跨半步，眼看右手。下肢移動時，身體重心要穩定，兩腳掌先著地再踏實，腳尖向前。

❸左腳向左跨一步，右手經面前向右雲至右側，手心翻向右，高過肩，左手向下雲至右肩前。手心向面，眼看左手。

❹與2相同。❺與3相同。❻與2相同。

最後一個「雲手」，右腳最後跟步時，腳尖微向裡扣，便於接「單鞭」動作。

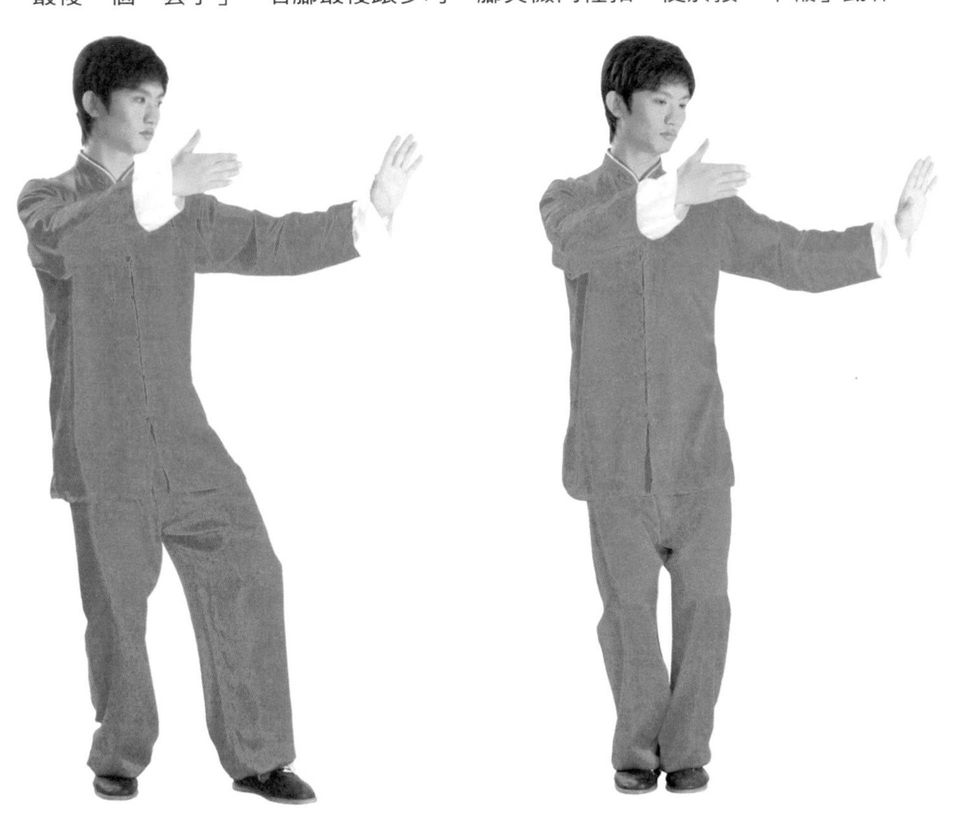

1.轉體松勾　2.雲手收步　3.雲手開步　4.雲手收步　5.雲手開步　6.雲手收步

第十一式單鞭

❶右手經面前繼續向右雲至右側變勾。高過肩，勾尖向下，左手繼續向下右雲至右肩前，手心向肩。同時將左腳跟提起，眼看左手。

❷身體向左轉，左腳上前一大步成左弓步，左手前推成單鞭。

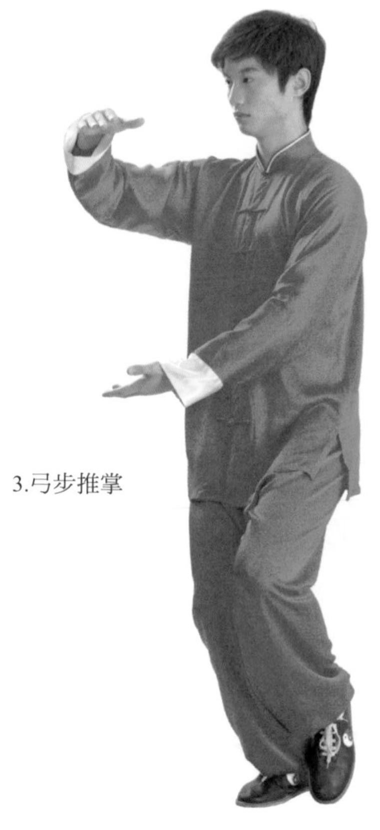

1.轉體勾手　2.轉體上步　3.弓步推掌

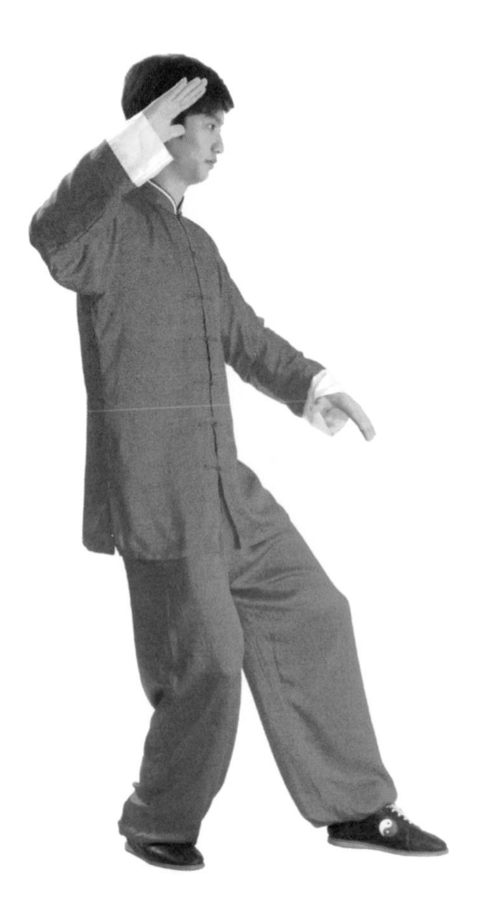

第十二式高探馬

右腳跟向前，重心移至右腿，右手手心翻轉，沿右耳向前伸出，手心向下，手指向前上；左手收至腹前，手心向上，眼看右手。跟步移換重心時，身體不要有起伏。

1.後腳跟步　2.後坐翻手　3.虛步推掌

第5組：右蹬腳—雙峰貫耳—轉身左蹬腳

第十三式右蹬腳

❶左手前伸至右胸上，繼之兩手向左右方至手心向下，高過肩，同時將左腿提起，眼看兩手。

❷左腳前落，右腳隨之前移至左腳內側，腳尖點地，同時兩手繼續向左右繞小型的立圓，於胸前交叉，左手在前，雙手心向後，眼看雙手。

❸身體微向左轉，隨即右腳向右前方蹬出，腳尖向上，高過腰；雙手經胸前向左右分開，手指向上，手心向外，高與耳平，眼看右手。

❹蹬腿時，左腿微屈，右腳尖回勾，勁使在腳跟；分手和蹬腳須協調一致；右臂和右腿上下相對。

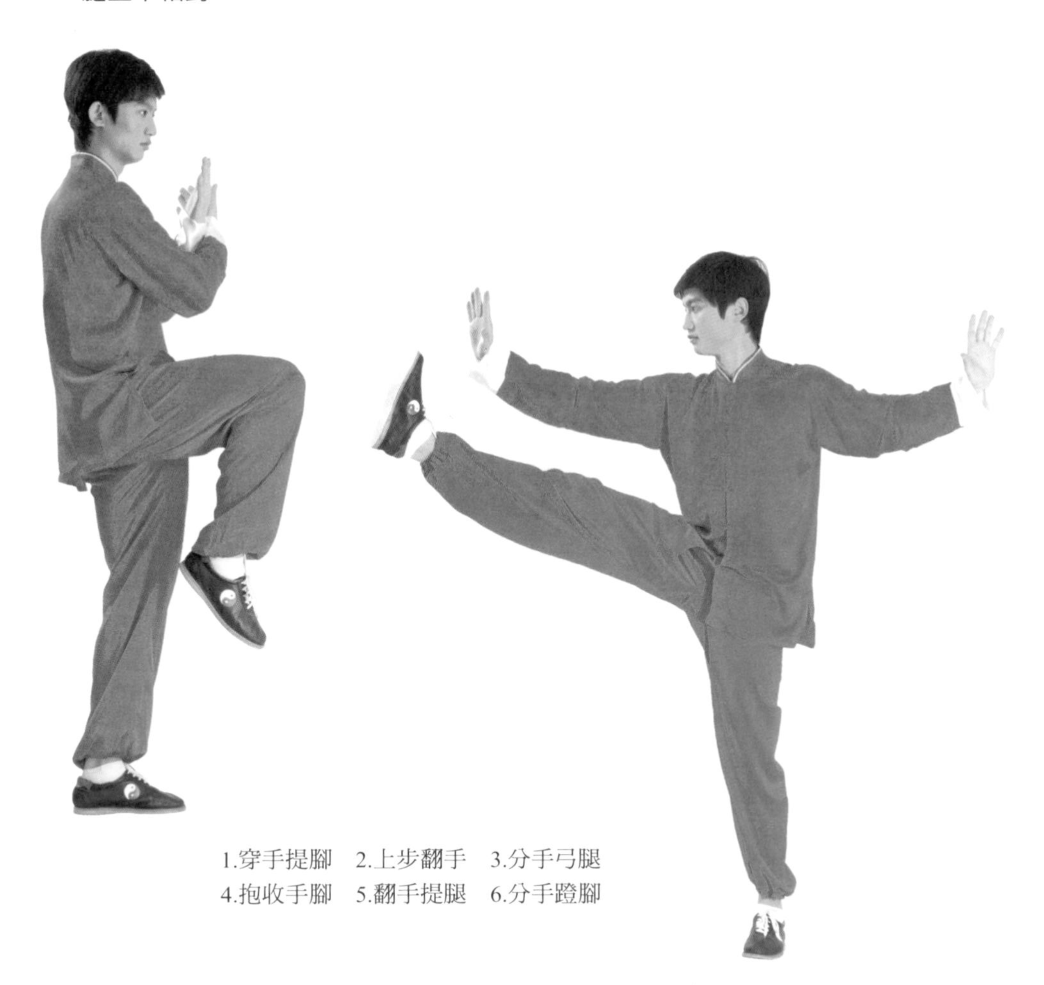

1.穿手提腳　2.上步翻手　3.分手弓腿
4.抱收手腳　5.翻手提腿　6.分手蹬腳

第十四式雙峰貫耳

❶右腳收回，屈膝平舉，身體隨之微向右轉，左手伸向右手，手心向後，高與肩平，眼看右手。

❷右腳向右前方落下成右弓步，身體重心漸漸前移，同時兩手撤至兩肋，繼之握拳分向左右繞弧轉前，兩拳相對，高與耳平，手心斜向外下，眼看兩拳。

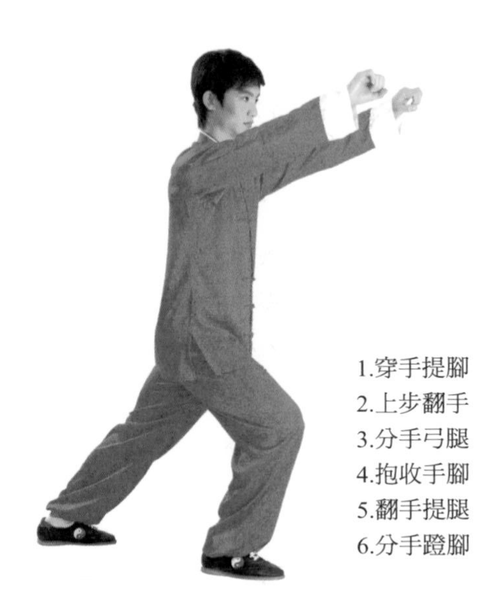

1.穿手提腳
2.上步翻手
3.分手弓腿
4.抱收手腳
5.翻手提腿
6.分手蹬腳

第十五式轉身左蹬腳

❶身體向左轉，左腿屈膝後坐，身體重心移於左腿，身體左轉，右腳尖裡扣，兩手變掌分向左右掄擺至與肩平，手指向上，眼看左手。

❷左腳移至右腳內側，腳尖點地，同時兩手繼續向下繞圓至胸前交叉，右手在內，手指斜向上，高與肩平，眼向左平視。

❸隨即將左膝提起，兩手繼而向左右上繞行，眼向左平視。

❹左腳向左蹬出，腳尖向上，高過腰，同時兩手向左右分開，手指向上，高與肩平，眼看左手。

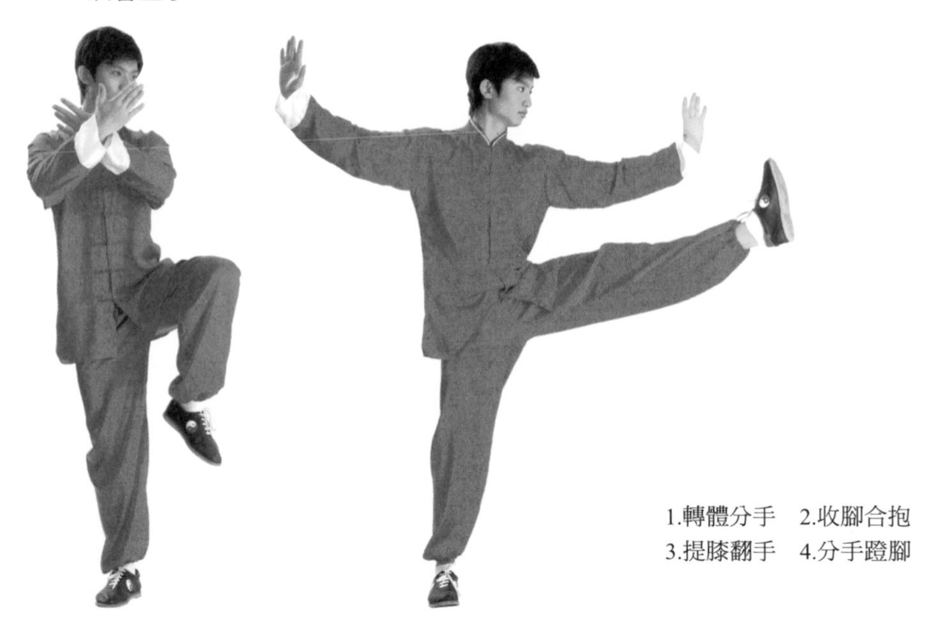

1.轉體分手　2.收腳合抱
3.提膝翻手　4.分手蹬腳

第6組：左下勢獨立—右下勢獨立—玉女穿梭

第十六式左下勢獨立

❶左腳收回平屈提膝，右手變勾，指尖向下，高與肩平，上體右轉，左手繞上收至右肩前，手指向上，眼看右手。

❷下蹲，隨之左腳於左側落地成左僕步（兩腿左右分開，右腿屈膝前蹲，左腿伸直），左手經腹前向左腿上伸出，手指斜向左上，手心向前，眼看左手。

❸左腳跟為軸，身體向左轉，身體重心前移，腳尖盡量向外撇，左手隨向前上伸，手指向上，手心向前，眼看左手。

❹右膝提起，右手向前上伸，手指向上，手心向左，高與鼻平，右手下落至左臂左側，手心向下，眼看右手。

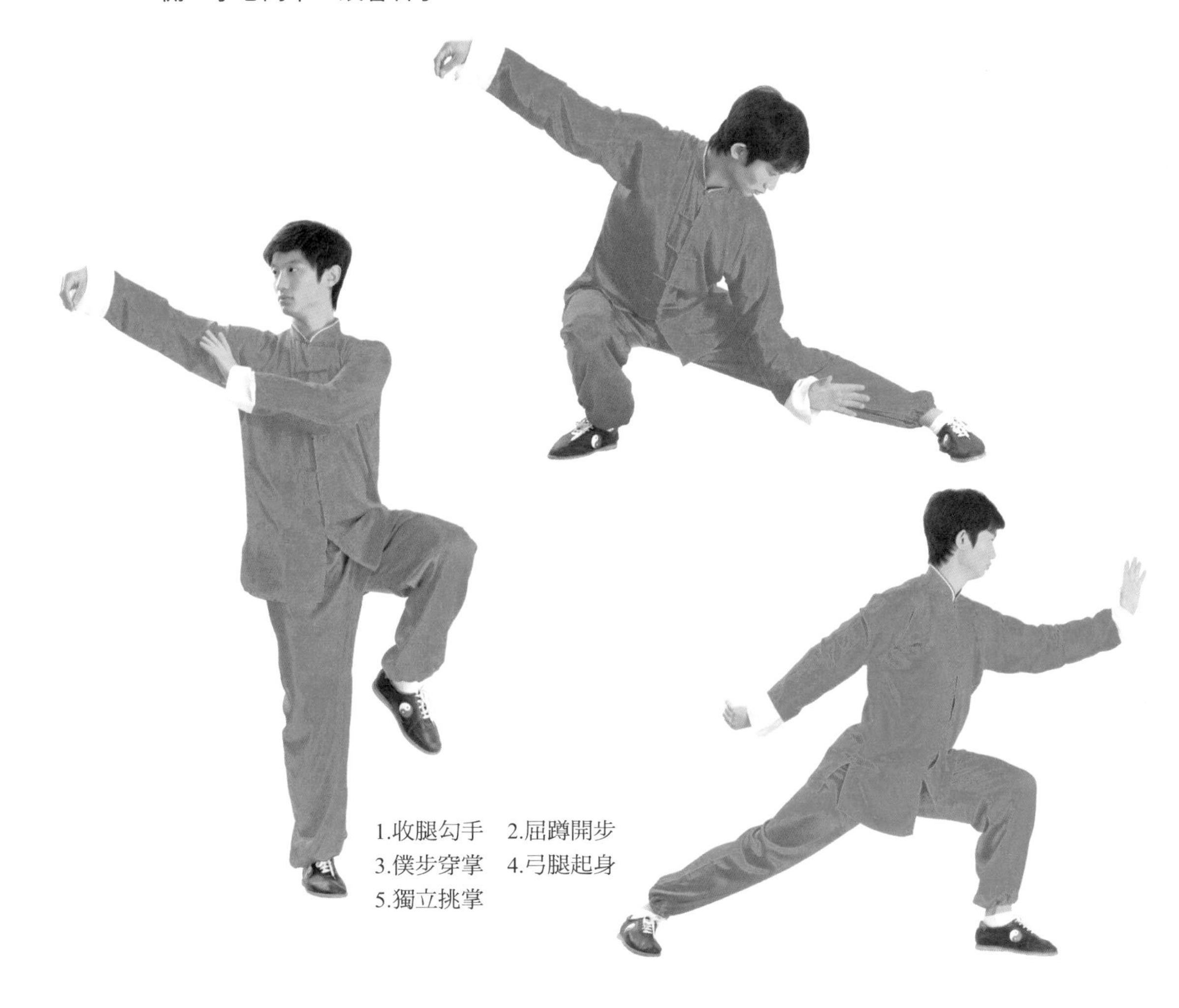

1.收腿勾手　2.屈蹲開步
3.僕步穿掌　4.弓腿起身
5.獨立挑掌

第十七式右下勢獨立

❶身體向左轉，右腳尖於左腳內側落地。左手經胸前向左上擺變勾，勾尖向下，高與肩平，右手經面前向左下擺至左肩前，手指向上，眼看左手。

❷與「左下勢獨立」2相同，唯左右相反。

❸與「左下勢獨立」3相同，唯左右相反。

❹與「左下勢獨立」4相同，唯左右相反。

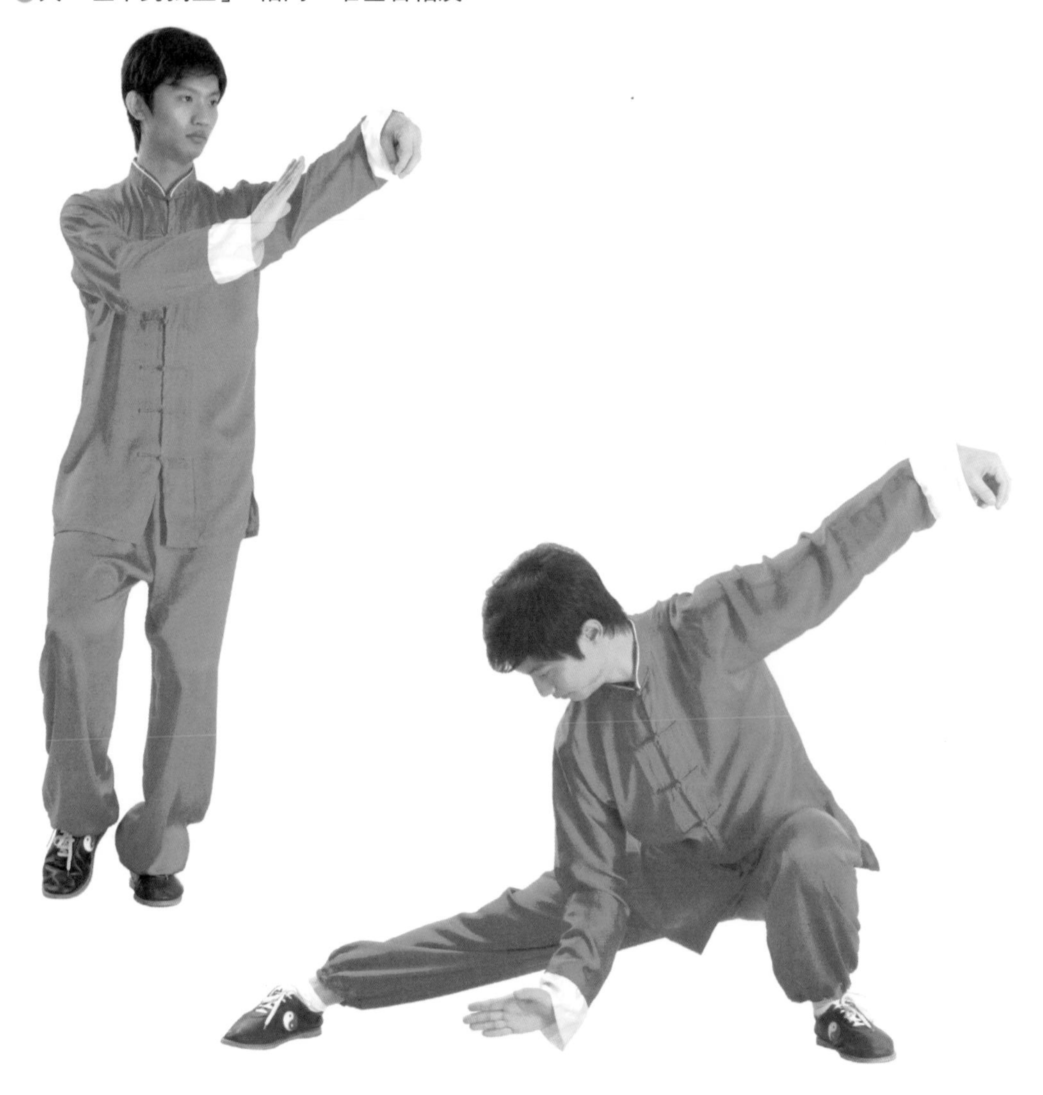

1.落腳勾手　2.屈蹲開步　3.僕步穿掌
4.弓腿起身　5.獨立挑掌

第十八式玉女穿梭

❶上體微向左轉，左腳前落，右手收抱腹前，手心向上，左手收抱胸前，手心向下，眼看左手。

❷上體微向右轉，右腳上前一步成右弓步，右手向頭上托起，手心轉向前右，左手沿右臂下向前推出，手指向上，手心向前，高與鼻平，眼看左手。

❸與1相同，唯左右相反。

❹與2相同，唯左右相反。

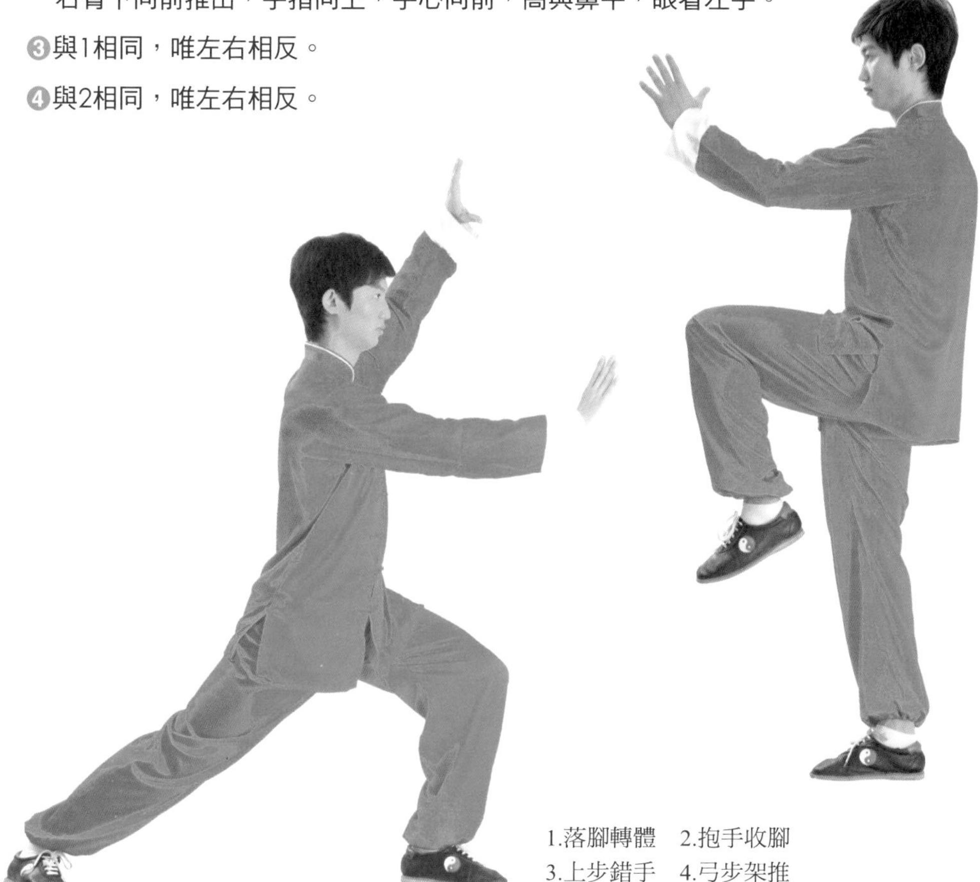

1.落腳轉體 2.抱手收腳
3.上步錯手 4.弓步架推

第7組：海底針—閃通臂—搬攔捶

第十九式海底針

❶左腳稍向前移，腳尖點地，成左虛步，身體重心移於右腿上，右手向下轉後上擺至頭之右側，手心向左，指尖向前；左手向前下伸，手心向下，手指向前，高過平腰，眼看左手。

❷右手向前下伸，手指向前下，手心向左，高與膝平；左手收至左膝前，手心向下，手指向前，眼看右手。

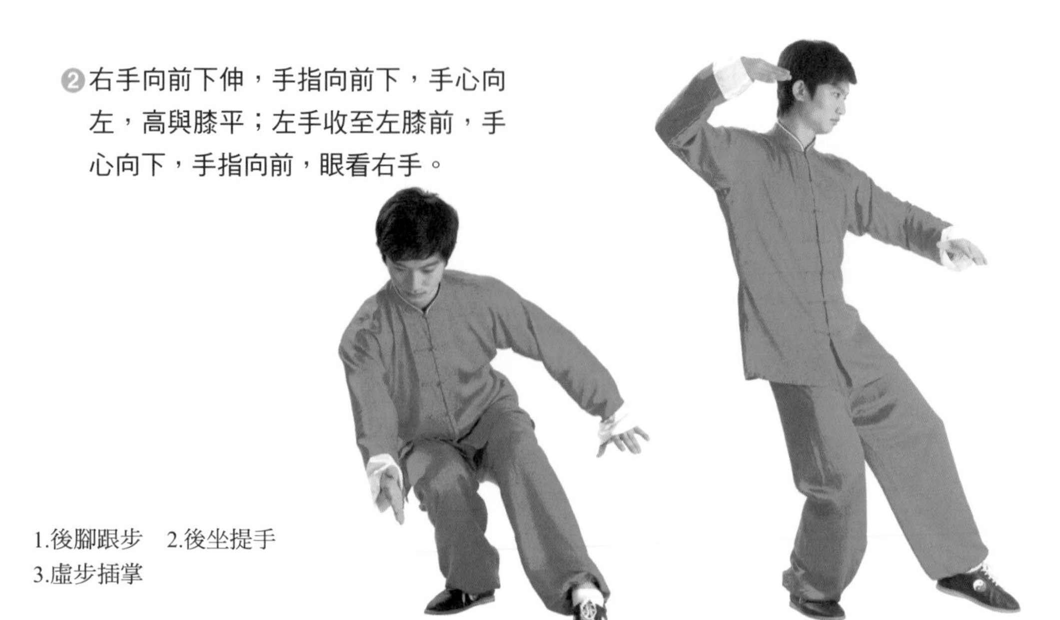

1.後腳跟步　2.後坐提手
3.虛步插掌

第二十式閃通臂

❶左腳微向上提，兩手微向上提，眼看左手。

❷左腳前落成左弓步，同時右手向上架起，手心向右上，高過頭頂；左手向前推出，手指向上，高與肩平，眼看左手。

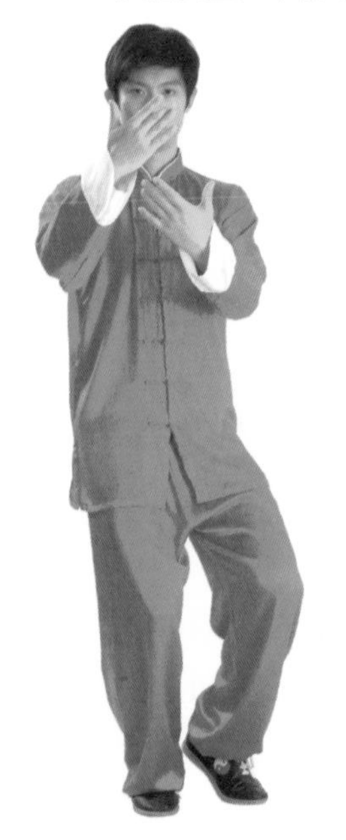

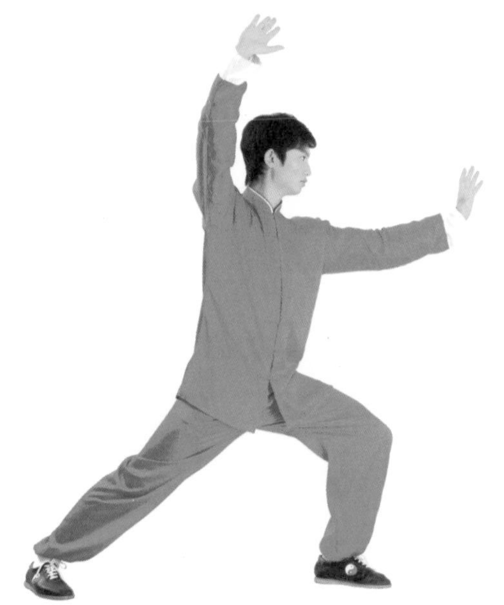

1.提手收腳
2.上步分手
3.弓步推掌

第二十一式搬攔捶

❶右腳收回，身體向右轉，身體重心移於左腳上，右手握拳向上轉右下擺至腹前，手心向下；左手隨轉體轉至頭之前上方，眼向右平視。

❷右腳提起，右腳尖向外擺於前落地，身體向右轉；右拳繼之向左上掄擺至前方，手心向上，高於平胸，眼看右拳。

❸右腳上前一步，身體重心移於左腿上，右拳收至右肋前，手心向上；左手沿右臂向前伸出，手心向右。手指向前，高與胸平，眼看左手。

❹身體重心前移成左弓步，右拳向前擊出，虎口向上，高與肋平，同時左手沿右臂收至胸前，手指向上，手心向右，眼看右拳。

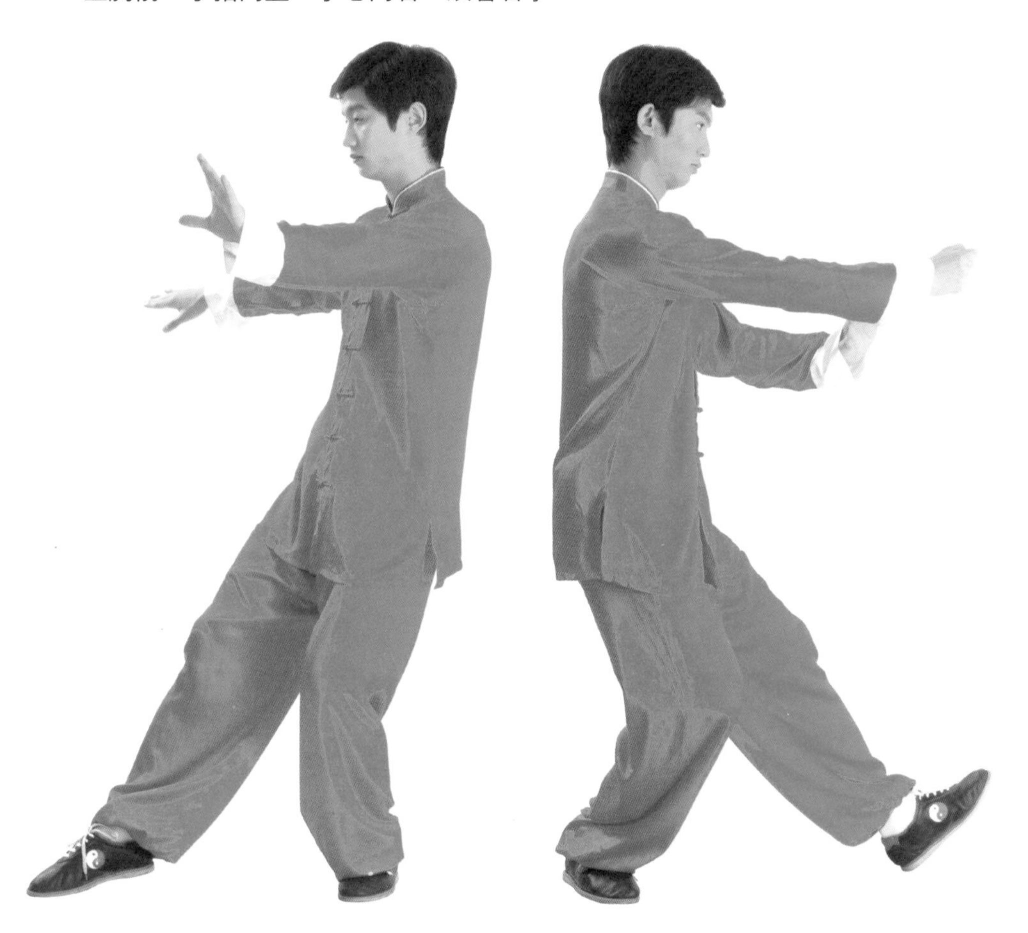

1.轉身扣腳　2.轉體握拳　3.墊步搬拳
4.轉體收拳　5.上步攔掌　6.弓步打拳

第8組：如封似閉一十字手一收勢

第二十二式如封似閉

❶左手由右腕下向前伸出，手心翻向下，右手變掌，手心翻向下。高與胸平，眼看兩手。

❷身體後坐，重心後移，落於後腿上，同時兩手後撤至腰前，手心轉向前下，眼向前平視。

❸身體重心前移成左弓步，同時兩手向前推出，手心向前，高與肩平，眼看兩手。

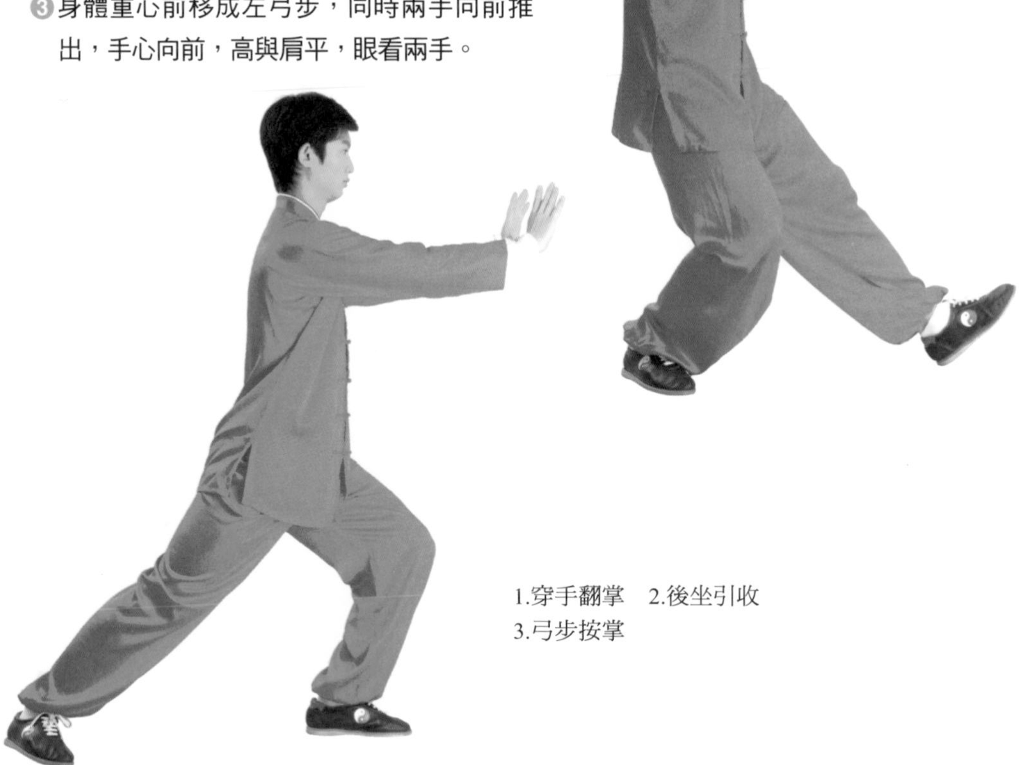

1.穿手翻掌　2.後坐引收
3.弓步按掌

第二十三式十字手

❶身體向左轉，屈膝後坐，身體重心移向右腿，左腳尖裡扣，向右轉體，右手繼之向上右擺至身體之右側，手心向右，手指向上，高與肩平，眼看右手。

❷身體重心稍向左移，兩手稍向下擺。

❸右腳稍向左移至兩腳與肩同寬，身體直立。兩手繼續向下轉左右掄圓至胸前交叉，手心向胸，右手在外，眼看前方。

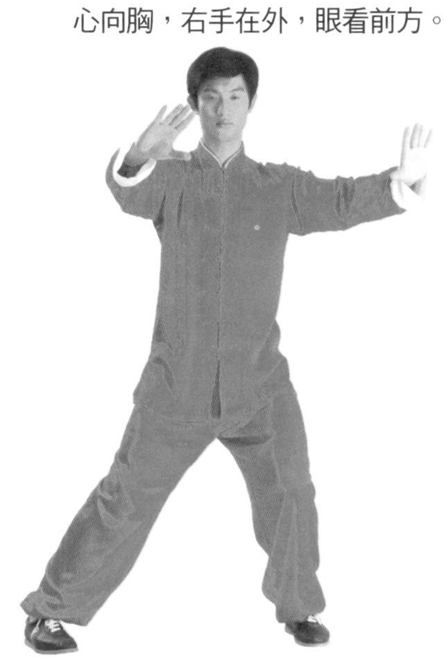

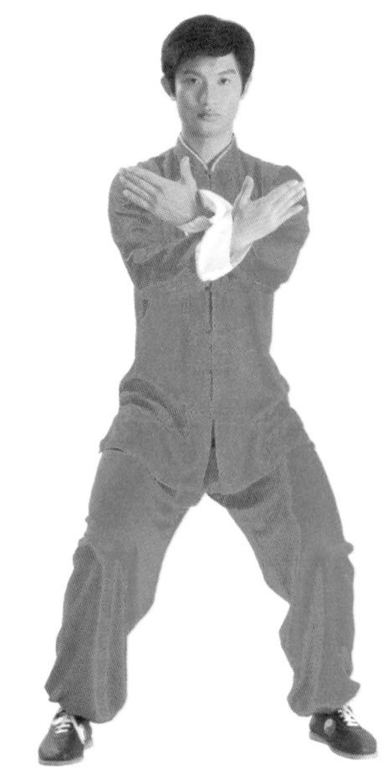

1.轉體扣腳
2.弓腿分手
3.轉體落手
4.收腳合抱

第二十四式收勢

全身放鬆，同時氣息徐徐下沉，左腳收到右腳旁，兩手心翻向下，下落於身體之兩側，眼向前平視。

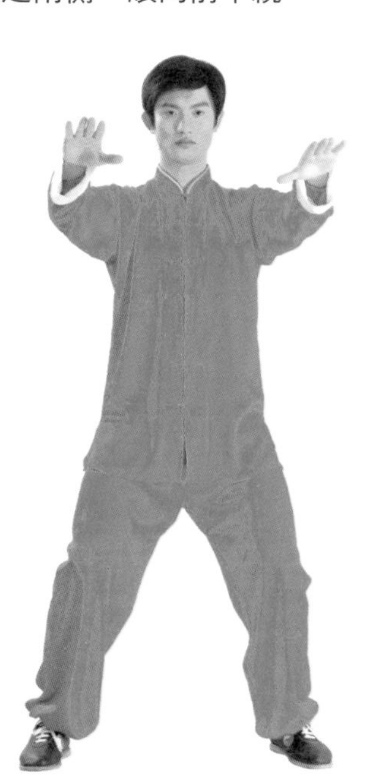

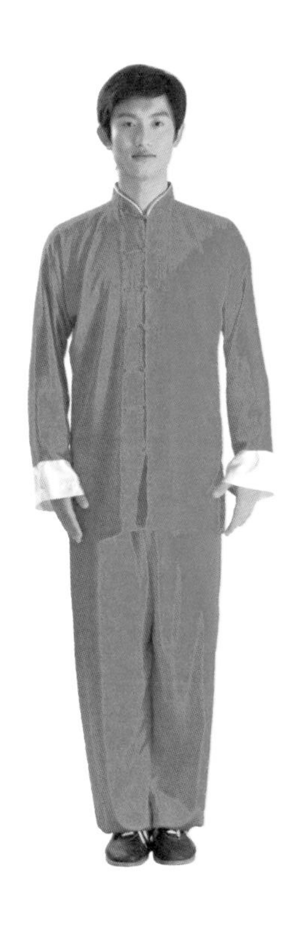

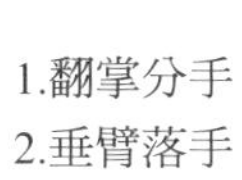

1.翻掌分手
2.垂臂落手

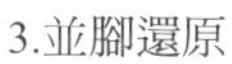

3.並腳還原

附錄　小穴位大功效，按按捏捏巧降脂

人體部位	穴位名稱	具體位置	按摩方法	其他適用範圍
頭部	太陽穴	眉梢到耳朵之間大約1/3的最凹陷處	雙手食指按住兩側太陽穴，進行順、逆時針按摩，反覆操作2分鐘	◎頭痛、偏頭痛、眼睛疲勞、牙痛等各種痛症。
	百會穴	頭頂正中線與兩耳尖連線的交叉處	食指、中指合並先順時針按揉百會穴1分鐘，再逆時針按1分鐘	◎高血壓、低血壓。 ◎頭痛、眩暈、健忘、腦中風、失眠、宿醉。 ◎子宮脫垂。 ◎痔瘡、脫肛、痢疾。
	風池穴	後頸部，後頭骨下，約與耳垂齊平	雙手拇指按揉風池穴1分鐘	◎感冒。 ◎頭痛、眩暈、腦中風。 ◎咽喉腫痛、鼻出血、鼻竇 ◎頸項疼痛、肩關節炎。
胸腹部	膻中穴	在胸部，身體前正中線上，兩乳頭連線的中點	以中指順時針按揉2～5分鐘	◎胸悶、脅痛神經痛、心絞痛、冠心病。 ◎咳嗽、氣短、支氣管炎、哮喘、呃逆、嘔吐。 ◎乳汁不足、乳腺炎。
	中脘穴	中脘穴 在上腹部，身體前正中線上，臍上4寸處	中指和食指並攏，按壓中脘穴2～3分鐘	◎胃炎、嘔吐。 ◎腹脹、泄瀉、黃疸。 ◎失眠。 ◎蕁麻疹。

人體部位	穴位名稱	具體位置	按摩方法	其他適用範圍
胸腹部	關元穴	下腹部，身體前正中線上，臍下3寸處	順時針按揉關元2～3分鐘	◎眩暈、腦中風、神經衰弱。 ◎月經不調、痛經、白帶異常、盆腔炎、不孕。 ◎腸炎、尿道炎、陽痿、遺精。
	氣海穴	下腹部，身體前正中線上，臍下1.5寸處	以拇指順時針按揉2分鐘	◎失眠、神經衰弱。 ◎閉經、痛經、白帶異常、子宮脫垂、崩漏。 ◎腹瀉、便祕。 ◎陽痿、遺精
手臂部	內關穴	在手腕橫紋上方2寸，握拳時浮現的兩筋之間	以拇指按揉兩手的內關穴，每邊各約3分鐘	◎心臟病、胸悶。 ◎胃炎胃痛、嘔吐、急性膽囊炎。 ◎失眠。
	合谷穴	位於手背第一、二掌骨之間	以拇指和食指在合谷穴上捏按，每邊各約3分鐘	◎齒痛手腕及臂部疼痛，口眼歪斜，感冒發熱等症。
	曲池穴	手臂外側，屈肘，肘橫紋盡處即為曲池	以拇指按揉兩側的曲池，每邊各約2分鐘	◎頭痛、眩暈、上肢麻木、關節疼痛。 ◎氣喘、發熱、咽喉腫痛、眼睛疼痛、過敏性鼻炎。 ◎腹瀉、便祕。

人體部位	穴位名稱	具體位置	按摩方法	其他適用範圍
背部	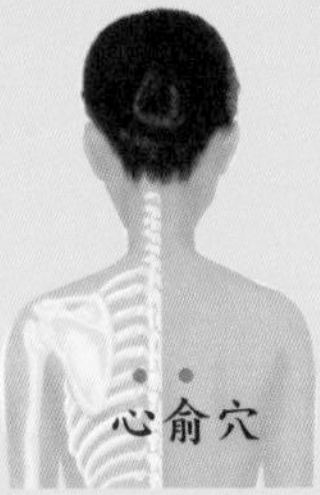 心俞穴	在背部，第五胸椎棘突下，旁開1.5寸處	以左手拇指揉按右側心俞約1分鐘，再換右手按揉左側心俞1分鐘	◎心煩、心悸、冠心病、心絞痛。 ◎失眠、健忘、神經衰弱。 ◎咳嗽、吐血、盜汗。 ◎遺精。
	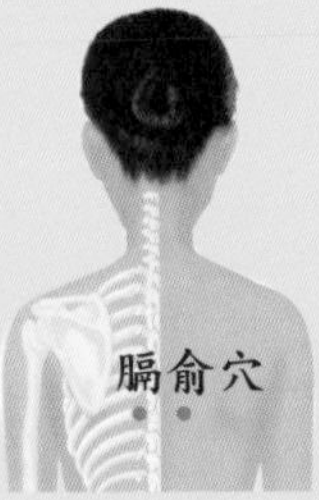 膈俞穴	在背部，第七胸椎棘突下，旁開1.5寸處	以左手拇指揉按右側膈俞約1.5分鐘，再換右手按揉左側膈俞1分鐘	◎糖尿病。 ◎胃痛、吐血、嘔吐、厭食、便血。 ◎咳嗽、氣喘、盜汗。 ◎貧血。
	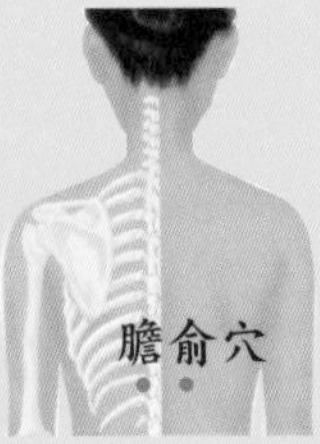 膽俞穴	在背部，第十胸椎棘突下，旁開1.5寸處	以左手拇指揉按右側膽俞約1.5分鐘，再換右手按揉左側膽俞1分鐘	◎黃疸、口苦、嘔吐、厭食。 ◎感冒、支氣管炎、肺炎、肺結核、盜汗。 ◎蕁麻疹。
	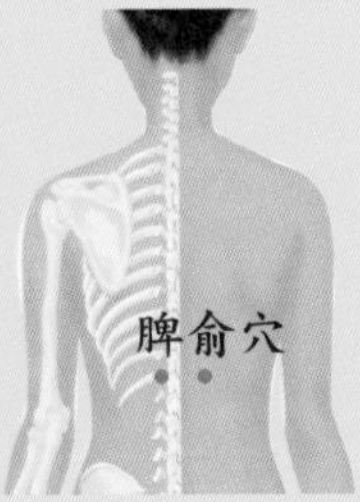 脾俞穴	在背部，第十一胸椎棘突下，旁開1.5寸處	以拇指在脾俞穴上轉圈按揉，50～100次	◎糖尿病。 ◎胃疼、胃潰瘍、胃下垂、胃炎。 ◎腹脹、腹瀉、便血、消化不良。 ◎黃疸、肝炎。 ◎背痛。 ◎水腫。

人體部位	穴位名稱	具體位置	按摩方法	其他適用範圍
腿腳部	血海穴	在大腿內側，髕底內側上端上2寸，股四頭肌內側頭的隆起處	拇指揉按血海約3分鐘	◎月經不調、閉經、崩漏。 ◎貧血、高血壓。 ◎失眠、頭痛。 ◎食慾不振、便祕。 ◎濕疹、蕁麻疹。
	足三里穴	小腿外側膝眼下方4橫指，再往外一橫指處	以拇指或中指揉按左右小腿的足三里穴，每邊各約2分鐘，使之有酸脹，發熱感	◎咳嗽、氣喘。 ◎胃痛、消化不良、腹脹、腹瀉。 ◎心悸、氣短、頭暈。 ◎失眠、憂鬱、神經衰弱。
	豐隆穴	在小腿外側，外踝尖上8寸，距脛骨前緣二橫指處	用拇指或中指按揉，約3分鐘	◎咳嗽、哮喘、痰多、咽喉腫痛。 ◎頭痛、胸痛、眩暈。 ◎肥胖、便祕。
	三陰交穴	在小腿內側，內踝尖上3寸，脛骨內側緣後方處	拇指用力揉按兩側小腿的三陰交，每側各2～3分鐘	◎月經不調、不孕。 ◎小便不利、遺尿。 ◎失眠。 ◎腳氣病。 ◎消化不良、泄瀉、便祕。 ◎膝關節疼痛、下肢腫痛。

高血脂合理用藥指導

常用降脂藥物的分類

常用調脂藥按其功能分類	常用的藥物
降總膽固醇	①膽酸鼇合劑：考來烯胺、考來替泊 ②普羅布考③彈性酶
主要降膽固醇兼降三酸甘油酯	①他汀類藥：洛伐他汀、辛伐他汀、普伐他汀、氟伐他汀、阿托伐他汀②中藥：血脂康（主要成分為紅麴）
主要降三酸甘油酯兼降膽固醇	①煙酸及其衍生物：煙酸、煙酸肌醇酯、阿昔莫司 ②貝特類：氯貝丁酯、苯紮貝特、益多酯、非諾貝特、吉非貝齊 ③泛硫乙胺
降三酸甘油酯	海魚油、多烯酸乙酯

他汀類常見藥物

常用調脂藥按其功能分類	常用的藥物
辛伐他汀	常見商品名為辛伐他汀、辛可、利之舒、辛優旨等
洛伐他汀	常見商品名為美降之、艾樂汀、欣露、蘇爾清等
普伐他汀	常見商品名為福他甯、浦惠旨等
氟伐他汀	常見商品名為來適可
阿托伐他汀	常見商品名為立普妥、阿樂等

不良反應 頭痛、胃腸道反應、白血球、血小板減少、肝功能損害等。對本品過敏、孕婦、哺乳期婦女、持續肝功能損害者禁用。

高血脂，你吃對了嗎？

營養科醫師的飲食調養黃金法則，讓你安全、有效、快速穩定血脂

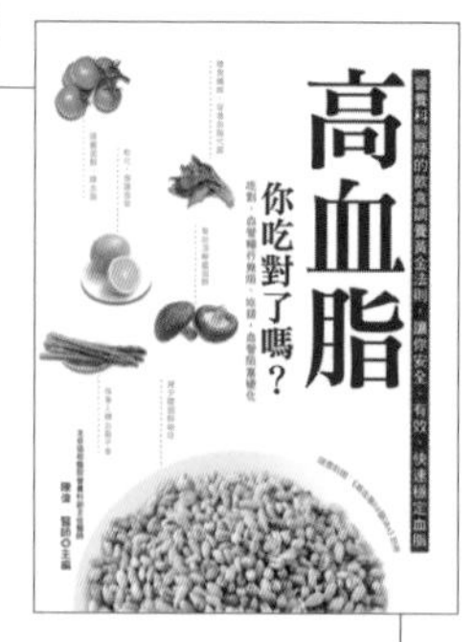

作　　者　陳　偉

發 行 人　林敬彬
主　　編　楊安瑜
編　　輯　林奕慈
內頁編排　許靜萍
封面設計　林奕慈
編輯協力　陳于雯

出　　版　大都會文化事業有限公司
發　　行　大都會文化事業有限公司
11051 台北市信義區基隆路一段 432 號 4 樓之 9
讀者服務專線：（02）27235216
讀者服務傳真：（02）27235220
電子郵件信箱：metro@ms21.hinet.net
網　　址：www.metrobook.com.tw

郵政劃撥　14050529 大都會文化事業有限公司
出版日期　2018 年 10 月初版一刷
定　　價　450 元
I S B N　978-986-96672-5-8
書　　號　Health+125

Metropolitan Culture Enterprise Co., Ltd
4F-9, Double Hero Bldg., 432, Keelung Rd., Sec. 1, Taipei 11051, Taiwan
Tel:+886-2-2723-5216　Fax:+886-2-2723-5220
Web-site:www.metrobook.com.tw　E-mail:metro@ms21.hinet.net

國家圖書館出版品預行編目（CIP）資料

高血脂，你吃對了嗎？/ 陳偉著. -- 初版. -- 臺北市
: 大都會文化, 2018.10
288 面 ; 17x23 公分. --（都會健康館）
ISBN 978-986-96672-5-8(平裝)

1. 高三酸甘油脂血症 2. 食療 3. 食譜

415.5932　　107016527

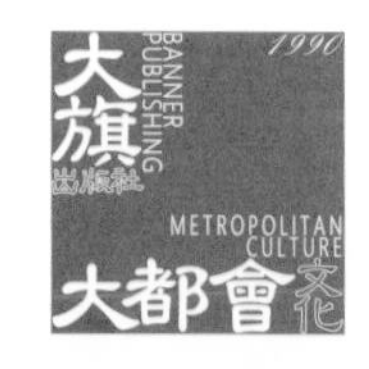

不可
不知

Hyperlipidemia

高血脂
68個Q&A

實用 基本常識・飲食・運動
解惑 生活調養・用藥・急救

《高血脂，你吃對了嗎？》贈品

大都會文化 出品

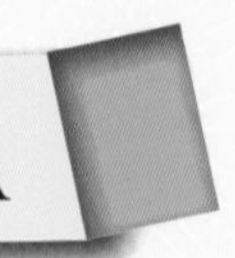

高血脂基本知識 Q&A

Q1.脂類有什麼生理功能?

A 脂類是一大類有機化合物的統稱，是人體重要成分之一，其含量占人體體重的10%～20%，與機體運行和熱量代謝有著密切的關係。脂類的生理功能包括以下幾點：

項目	生理功能
三酸甘油酯	參與人體內熱量的代謝，是人體產熱、儲能和供給生命的重要物質
膽固醇	主要用於合成細胞漿膜、類固醇激素和膽汁酸磷脂是細胞膜和血液的組成物質，在腦、神經、肝的組成物質中都離不開它
脂肪	是脂溶性維生素 A、D、E、K 的載體，如果攝入食物中缺少脂肪，將影響脂溶性維生素的吸收和利用

Q2.膽固醇和三酸甘油酯為何會升高?

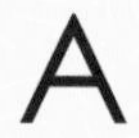

職引起膽固醇和三酸甘油酯升高的原因有很多，其中最常見的有以下幾種：

❶飲食習慣和生活習慣。

❷疾病和藥物。

❸遺傳因素。

Q3.哪些人需要定期檢查血脂?

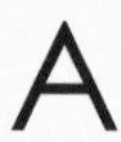

以下人群非常有必要定期進行血脂檢查：

❶經常出現頭暈、頭痛、失眠、健忘、胸悶氣短、記憶力減退、注意力不集中，以及體形肥胖、四肢沉重或肢體麻木者。

❷已罹患冠心病、腦血管病或周圍動脈粥樣硬化疾病的人。

❸有高血壓、糖尿病、肥胖症，或每天吸菸 25 根以上的人。

❹直系親屬中有冠心病、動脈粥樣硬化、高血脂病史的人。

❺有瞼黃疣的人。瞼黃疣好發於眼瞼，手觸時很柔軟；外觀呈橘黃色丘疹或斑塊狀，小米粒至 1 分硬幣大小，單個或多個。多見於肝膽疾病或心血管疾病患者。

❻ 40 歲以上的男性或停經後的婦女。

Q4.多長時間檢測一次血脂?

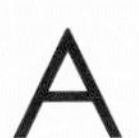

❶ 20 歲以上的成年人至少每隔 5 年測 1 次血脂。

❷ 40 歲以上男性或停經後女性每年檢測 1 次血脂。

❸患有心血管疾病的患者及其他高危人群，如高血壓、長期吸菸的人，應每 3 ～ 6 個月檢測 1 次血脂。

Q5.血脂化驗需要查哪幾項?

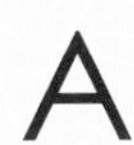

臨床上檢查血脂包括以下幾個主要專案：總膽固醇、三酸甘油酯、高密度脂蛋白膽固醇、低密度脂蛋白膽固醇、載脂蛋白（AI）、載脂蛋白（B）等 6 項。

Q6.血脂檢查去哪個科室?

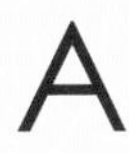

高血脂及其併發症	就診科室
高血脂併發黃色瘤	心臟內科和皮膚科
高血脂經常頭暈者	神經內科和心臟內科
高血脂心絞痛者	心臟內科
高血脂視力下降者	眼科和心臟內科
高血脂飲食後腹痛者	消化科和心臟內科
高血脂肢體乏力或伴活動後疼痛者	神經內科、外科和心臟內科

提示：如果在診療其他疾病時發現血脂偏高，也要再去心臟內科就診。

Q7.如何看血脂化驗單?

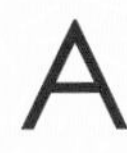

拿到化驗單後，僅通過對照各項指標正常值來判斷血脂是否正常是不夠的。當血脂化驗單上的數值超出正常範圍時，還要結合以下幾個方面來客觀、準確地分析判斷檢測結果。

・要分析血脂異常的程度

透過化驗單上的結果，已經確診為患高脂血症時，還應該分出高危和低危兩個級別。高危級別的患者包括：長期吸菸、酗酒者，有高血壓、糖尿病、心臟病家族史者，以及停經婦女。低危級別患者指不具備高危中的任何一個因素的人。兩類患者的低密度膽固醇控制標準：高危患者的水準應小於 2.5mmol/L（毫莫耳／升），低危患者則允許在 5mmol/L 的水準。

・警惕血脂水準過低

看化驗單時，除了要關注血脂過高，還要警惕血脂過低。血脂過低也是疾病的徵兆，特別是膽固醇水準過低者，要當心惡性腫瘤的發生。在肝硬化和某些癌症患者當中，如果出現膽固醇水準過低，提示肝硬化或癌症的病情會迅速惡化。

・仔細衡量一下結果的準確度

在確診為血脂異常後，如果您對此結果有些懷疑，有必要回想一下自己在化驗前一段時間的準備情況：是否有不適當的飲食，是否有飲酒，抽血時是否空腹，以及近期可曾患病等。另外，季節的變化、月經週期的影響也會使血脂檢測結果出現偏差。這些都要提前和醫生講明。

Q8.血脂檢查為何要空腹?

A 食物是血脂的來源之一，正常人進食 100 克的脂肪後在血漿中就可見到含三酸甘油酯、膽固醇和一些載脂蛋白的乳糜微粒。

這些乳糜顆粒在 4 小時後達到高峰，8 ～ 12 小時後可被完全清除。

所以在臨床上抽血測定血脂一般在餐後 8 ～ 14 小時進行。

Q9.高脂血症要做哪些檢查?

A 患者一旦被確診為高脂血症，還需根據自身的症狀及其他併發症，選擇做心電圖、B 超、眼底、血壓等檢查，以便對個人健康有綜合的瞭解。

Q10.兒童在什麼情況下需要檢查血脂?

A 如果孩子患有第 1 型糖尿病、肥胖症、腎臟病、黏性水腫或黃色瘤（又名黃瘤，是由於血漿脂質中過度增高的膽固醇、磷脂在皮膚的真皮內或四肢肌腱附近局限性沉積）等疾病時，醫生會給患兒做血脂檢查。但從預防動脈粥樣硬化的角度來說，只要父母有高脂血症、高血壓病、糖尿病或肥胖症，孩子應主動檢查血脂。

Q11.不同職業的人血脂水準有何區別?

A 不同職業的人群，血脂水準是存在一定差異的，這與飲食結構、營養因素、體力活動的強度有關。據上海市心血管疾病研究所對不同職業居民的血脂水準所做的比較結果顯示：腦力勞動者的膽固醇和三酸甘油酯含量顯著高於體力工作者，尤其是高於農民。

Q12.哪些藥物會影響血脂代謝?

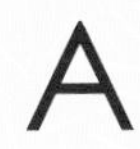

干擾正常血脂代謝的藥物有降壓藥（利尿劑、β 受體阻滯劑）和某些口服避孕藥。

利尿劑中的氯噻嗪和氯噻酮在降壓的同時可使血總膽固醇和三酸甘油酯升高，呋塞米可降低「好膽固醇」。

β 受體阻滯劑一般在服用 2 週時對血脂無明顯影響。普萘洛爾服用 2 個月可使三酸甘油酯升高，「好膽固醇」降低；服用 1 年後，總膽固醇和「壞膽固醇」都會增高，「好膽固醇」則降低。但具有內源性擬交感活性的 β 受體阻滯劑普拉洛爾和吲哚洛爾，不僅降壓，而且不會造成血脂異常，尤其是吲哚洛爾，還具有升高「好膽固醇」的功效。

此外，應用 α 受體阻滯劑哌唑嗪治療高血壓時，也具有降低總膽固醇和三酸甘油酯，增加「好膽固醇」的作用。

高血脂飲食問題 Q&A

Q13.血脂高的人飲食無油最好嗎?

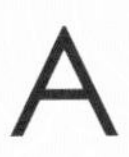

這種認識過於片面。因為適量的油不僅能提供人體所需的脂肪酸，促進人體吸收維生素等有益物質，還能預防膽結石。即便在節食減肥的時候，每天也需要至少 20 克膳食脂肪才能維持膽汁的正常分泌。另外，如果膳食脂肪攝入不足，導致脂肪酸缺乏，還會損害皮膚的健康。

Q14.高血脂患者如何選擇食用油?

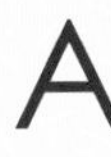

高血脂患者宜選用富含多元不飽和脂肪酸的植物油，如橄欖油、茶籽油、大豆油、玉米油、芝麻油、葵花油等，這些油可以降低膽固醇的水準。但是需要注意的是，油脂是高熱量食品，不宜過多食用，否則會造成體重的增加。

Q15.高血脂患者能吃海鮮嗎?

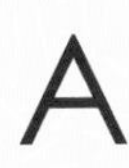

可以吃，但要講究技巧。蝦、貝等海鮮雖然膽固醇含量高，但那通常是以整隻來計算的。如果高血脂患者吃海鮮時將頭部、內臟和卵黃部分剔除，就可以享用低脂肪、低膽固醇、低熱量的美味海鮮。

Q16.膽固醇攝入越低越好嗎?

A 不是的。膽固醇過高對身體不好，會引起很多心血管疾病，但膽固醇過低對人體健康也會有影響。膽固醇是人體維持健康不可缺少的物質，是構成細胞膜的主要成分，且人體的免疫系統只有在膽固醇的協作下，才能完成其防禦感染、自我穩定和免疫監視三大功能。好的膽固醇是脂質的清道夫，它可以將血液中多餘的膽固醇轉運到肝臟，處理分解成膽酸鹽，通過膽道排泄出去，形成一條血脂代謝的專門途徑，也稱「逆轉運途徑」。

Q17.很少吃肉和蛋為何血脂高?

A 血脂升高只有一小部分是來源於食物，而大部分還是由肝臟自身合成增加造成的。所以，即使少吃肉、蛋等也不能保證血脂不升高，而且大量的米飯、饅頭、糖類等也都會增加三酸甘油酯的含量，使血脂升高。除了飲食外，肥胖、遺傳、營養不足、生活習慣不良、缺乏運動、其他疾病及情緒因素都會造成血脂升高。

Q18.多吃水果能降血脂嗎?

A 不能。水果含有果糖等容易消化的單醣和雙醣，過食甜度高的水果也會造成體內累積過多的熱量，無形中讓三酸甘油酯有升高的機會，進而引起血脂升高。所以，高血脂患者吃水果一定要選擇糖分較少的。

Q19.高血脂患者需要絕對素食嗎?

A 不是的。不沾葷腥可以使血脂下降，但一味地吃素對健康並非完全有利，單一的素食還可能誘發其他疾病，特別是對於老年人，長期吃素容易造成鐵、維生素 B_{12} 和蛋白質的缺乏，還會導致低膽固醇血症。老年人血液中膽固醇含量過低時，死亡率會增加 4 倍，還會直接提高冠心病的發病率，如果膽固醇長期得不到補充，可能會釀成嚴重的後果。

Q20.老年高血脂患者也能吃肥肉嗎?

A 可以。從營養學方面講，適當地吃些肥肉是有益於健康的，特別是中老年人常吃一些燉得熟透的肥肉（燉 2 小時左右），可以輔助降血脂、降血壓、降膽固醇，還有延年益壽、美容等功效。這主要是因為，肥肉在經過長時間的燉製之後，飽和脂肪酸的含量大幅下降，而對人體有益的不飽和脂肪酸含量升高了，並且還保留了豬肉中的維生素 B_1、蛋白質及人體必需的脂肪酸，所以特別適合老年人食用。需要注意的是，這類肥肉主要指的是肥豬肉，如五花肉、豬腳上的一部分。燉時最好用壓力鍋，這樣燉得更熟、更爛。

Q21.細嚼慢嚥有什麼好處?

A 現代人的生活節奏快，人們吃飯的時候經常都是匆匆忙忙，或者暴飲暴食、狼吞虎嚥。要知道，狼吞虎嚥時，胃還來不及將吃飽了的感覺傳遞給大腦，當你感覺飽的時候實際已吃了十二、三分飽，過量的食物身體根本吸收不了，就會變成脂肪堆積在身體裡，高血脂就容易找上門來。

如果換種方式，將吃進來的食物用牙撕、舌攪、唾化，直到食物變細、變碎、變軟，再送入脾胃。這樣仔細地吃飯，不但可以減輕脾胃負擔，還可以使食物被充分吸收，以此產生飽足感，達到節食的目的。

Q22高血脂患者喝什麼最好?

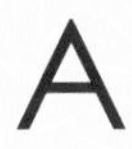

白開水。白開水經煮沸後，已將水中的微生物殺死，保留了對人體有益的鈣、鎂元素。中老年高血脂患者清晨喝杯白開水，不僅能稀釋血液，降低血黏稠度，促進血液循環，還能減少血栓的形成，防止心腦血管疾病的發生。此外，還有補水、利尿、美容等功效。

Q23.如何減少鹽的攝入量?

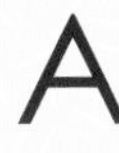

高血脂患者在做菜時可適當加些醋，以醋代替鹽或少放鹽；做菜時能生吃或涼拌的青菜，絕不炒食或燉食；將有濃烈氣味的菜放在一起烹飪，如將番茄、洋蔥放在一起食用，提高口感的同時可以擺脫對鹹味的依賴；做菜時，要在菜即將出鍋時放鹽；鮮魚類食物本身就含有鈉，所以在烹飪前要用清水沖洗，烹飪時也最好採用清蒸等少鹽、少油的方法烹調，以減少含鹽量。

Q24.每天一定要喝哪三杯水?

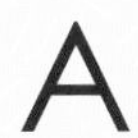

科學的飲水方案，對防治高血脂、高血壓、糖尿病都有明顯的療效。因此，高血脂患者，瞭解怎樣喝水，喝什麼樣的水是很重要的。

❶清晨的第一杯水。清晨的第一杯水，對高血脂患者來說，不僅可以及時地稀釋黏稠的血液，促進血液通暢，降低血脂，還能減少腦血栓和心肌梗塞的發病率。

❷養成睡前飲一杯水的好習慣。睡前喝杯白開水，使夜間血液循環更順暢。對於那些擔心睡前飲水會引起夜尿頻多的老年人來說，應調整自己的觀念。因為老年人膀胱萎縮，即使不喝水，也一樣會出現夜尿多的現象。醫學專家發現：

腦梗塞患者在天亮快起床前或剛剛起床後的時間容易發生意外。這類患者的發病原因多為血液濃度太高，引起血栓，將血管堵塞。所以患有高血脂的老年人，最好養成在睡前 2 小時飲一杯（250 毫升）溫開水的習慣。

此外，老年高血脂患者在沐浴前也要喝一杯水，因為長時間沐浴容易造成體內水分的流失。

❸夜間飲水對降低血黏度非常有利。夜尿多的老年人，若睡前不喝水，夜間醒來或排尿後再不即時補充水分，是相當危險的。尿得多，又不即時補水，血黏稠度增高，血液循環阻力變大，隨時都有可能發生心肌供血不足、心絞痛、急性心肌梗塞、缺血性中風等心腦血管疾病。因此，高血脂老人最好在床頭放一杯水，每日夜間飲用。

Q25.每天最多能喝多少酒?

A

❶威士卡：單份 2 杯
❷葡萄酒：1 杯
❸啤酒：1 杯
❹白酒：1 酒盅

高血脂合併糖尿病等併發症要禁酒。

Q26.高血脂患者如何限制飲酒量?

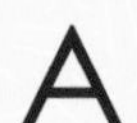

❶適量飲用低度酒。
❷用水果酒、紅葡萄酒代替白酒。
❸控制酒量，不飲烈酒。

Q27.為什麼說茶葉具有降脂功效?

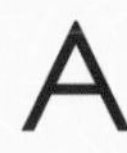

茶葉中的茶多酚類化合物可以有效地抑制腸道對脂質的吸收，減少血清中膽固醇的積累。同時，茶多酚還具有一定的抗氧化和清除自由基的作用，可以抑制體內脂質的過氧化進程，對抗自由基和過氧化脂質對血管內膜的損傷，防止動脈粥樣硬化的形成和發展。

茶中除含有茶多酚外，所含的維生素和微量元素具有保護血管、預防高血壓和動脈硬化的作用。其次，茶中大量的茶鹼也有很強的利尿作用，不僅可預防腎結石的形成，降低膽固醇，而且對蛋白質類食物有良好的消化作用。需要注意的是，茶鹼具有興奮大腦皮質的作用，因此，為獲得充分休息，高血脂患者睡前不宜飲茶。

Q28.高血脂患者應該飲什麼茶?

A 研究人員對綠茶、茉莉花茶、苦丁茶和人參茶中的茶多酚成分進行定性定量分析後，發現綠茶中含有 5 種兒茶素（兒茶素是茶多酚的主體成分，占茶多酚總量的 65% ～ 80%；其次還包括黃酮類、黃酮醇類、花青素類、酚酸類等），茉莉花茶中含有 7 種兒茶素，苦丁茶和人參茶中未檢測到兒茶素類成分。研究初步確定，綠茶中茶多酚的含量為 2%、茉莉花茶中茶多酚的含量為 4%。由此可見，高血脂患者最適宜飲用的是茉莉花茶和綠茶。此外，像烏龍茶、紅茶也具有一定的降脂功效。

Q29.高血脂患者怎樣飲茶?

A 飲茶的數量及種類，應根據高血脂患者的體質和飲茶後的感覺進行適當調整。綠茶有減肥的作用；紅茶經過發酵，適宜脾胃虛寒、潰瘍病、慢性胃炎患者服用；花茶清冽芳香，苦澀味淡，性味平和，適宜各類人群服用。

Q30.高血脂患者飲茶時應注意什麼?

A
❶不飲濃茶、冷茶、涼茶。
❷睡前不喝，飯後不要馬上喝，隔夜茶不喝。
❸服藥後不要飲茶，不可用茶水服用藥物。

Q31.高血脂患者為何要少喝咖啡?

A 咖啡香濃味美、提神解乏，含有蛋白質、脂肪、粗纖維、蔗糖、咖啡因等多種成分，其中尤以咖啡因含量最多。咖啡中的咖啡因易使人體的血糖增高，導致血液中膽固醇的成分比例失調，促進動脈粥樣硬化的發生和發展，這些對冠心病患者都是不利的。因此，要想防治高脂血症最好少喝咖啡。

Q32.高血脂患者喝咖啡時應注意什麼?

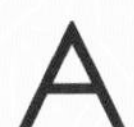
❶忌喝濃咖啡、忌放奶精。
❷喝咖啡時忌放糖，忌食蛋糕等高糖食物。
❸動脈硬化、高血壓、心臟病以及有潰瘍病的老年人忌喝咖啡。

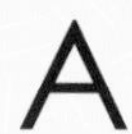

Q33.高血脂患者的飲食禁忌有哪些?

A ❶忌過鹹。鹽食用過多會使血管硬化、血壓升高，加大動脈粥樣硬化的機率，高血脂患者食鹽日攝入量應控制在 5 克以下。

❷忌過甜。糖攝入過量容易促進肥胖和動脈硬化。

❸忌過辛辣。辣味食品屬熱性，高血脂患者本身脂肪含量就高，過食辛辣之物易引起頭暈、胸悶等不適症狀。

❹忌過鮮。食物鮮香，食慾勢必會增強，但高血脂患者宜適當控制食量，所以要少吃加有雞精、味精、蠔油等調味品的食物。

❺忌縱酒。酒為高熱量飲品，而且美酒必輔以佳餚，也就意味著更多的熱量和脂肪進入體內，導致三酸甘油酯升高。

高血脂運動問題 Q&A

Q34.為什麼有氧運動能降脂?

A 有氧運動的特點是強度低，有節奏，持續時間較長。更重要的是，在進行有氧運動的過程中，所消耗的熱量主要是透過氧化體內的澱粉、脂肪和蛋白質來提供，體內的熱量被消耗了，血脂自然就會降下來。

Q35.高血脂患者適宜多大的運動量?

A 一般來講，單純的高血脂患者，在沒有任何併發症的情況下，應保持中等強度運動量，即每天達到慢跑 3 ～ 5 公里。有並發症者應自行掌握，以鍛鍊時不發生明顯的身體不適為原則，必要時應在醫生或家人的監護下進行。

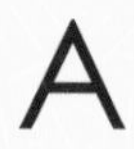

Q36.做運動時應特別注意什麼?

A ❶重視在運動過程中以及運動後所出現的自身感覺，如果出現嚴重呼吸費力、前胸壓迫感、頭昏眼花，面色蒼白等現象，應立即停止運動，若條件允許最好臥床休息。症狀嚴重者即時去醫院。

❷對於高血脂合併輕度高血壓、肥胖、糖尿病者，應自行掌握鍛鍊的強度和時間，在身體能承受的範圍下進行，運動時最好有家屬陪伴。另外，對於併發症嚴重者，需在醫生的指導下進行運動，醫生不建議運動者最好不要自行運動。

❸運動要持之以恆，貴在堅持。

Q37.家務勞動能代替體育鍛鍊嗎?

A 家事屬於輕體力勞動，並不能完全代替體育鍛鍊。
因此，高血脂患者還是要安排出單獨的時間進行運動。可以根據自己的工作、居家環境和具體條件酌情選擇以下幾種運動：
最低強度的運動：散步、打太極拳。
低強度的運動：跳社交舞、下樓梯、平地騎車、打撞球。
中等強度的運動：平地慢跑、溜冰、做體操、划船。
高強度的運動：跳繩、游泳、打籃球。

Q38.運動鍛鍊後怎樣合理補充營養?

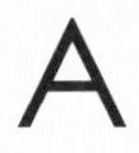

鍛鍊後要增加蛋白質的攝入量，以每日 2.0 克 / 公斤體重為準；膳食中糖類的供給量應占總熱量的 50% ～ 60%，並盡量以食物中的澱粉為主。純糖的攝入應有所限制，不應超過 10%；維生素的供給要充足，要有維生素 A、維生素 C、維生素 D、維生素 E 的攝入，可在膳食中注意補充供給；運動鍛鍊後要及時補充水分，補水要視不同的健身強度而定，但不論做哪類運動，運動後喝水都要小口慢喝，不要喝得太多，水溫不能過低，最好選擇白開水或礦泉水。

高血脂用藥問題 Q&A

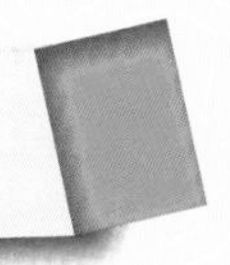

Q39.什麼時候用藥物治療?

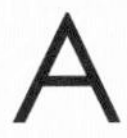

治療高血脂需要一個漫長的過程，甚至需要終生治療。
那麼，患者出現血脂異常時，是不是應該立即服藥呢？不是的。除了對心腦血管疾病患者以及合併糖尿病等多種危險因素以外，一般情況下患者在出現血脂異常時，首先要進行非藥物的治療，如通過飲食控制、加強運動、戒菸限酒等來達到降血脂的目的。
高血脂患者在進行飲食治療時，應首先制定 3 ～ 6 個月的飲食控制方案，並嚴格執行。如果經過 3 ～ 6 個月嚴格的控制飲食還不能使血脂水準降下來，並且血脂值仍明顯升高，這時就應開始進行藥物治療。如中老年人以及患有冠心病、糖尿病、高血壓等疾病的患者，必須立刻接受藥物治療，由專科醫生綜合分析病情，選擇適當的藥物進行治療。

Q40.老年高血脂患者怎麼服藥?

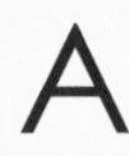

65 歲以上的老年患者服藥劑量不宜超過成人正常量的四分之三；血脂異常較輕時，可選一些降脂作用弱、副作用小的藥物，如弱性酶、泛硫乙胺、深海魚油等。此外，經常適量地吃些山楂、決明子等降脂中藥，對老年高血脂患者非常有益。

Q41.高血脂患者用藥期間應注意什麼?

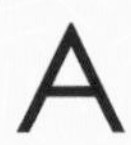

服用降血脂藥物時，患者必須清楚自己的血脂異常屬於哪一種類型，然後在醫生的指導下科學用藥，不可自行隨意更改藥物和劑量；對於繼發性（由其他疾病引起）血脂異常者應同時積極治療原發疾病。

以下是高血脂患者在服藥時應注意的事項：

❶服用降脂藥物時，必須堅持適當的運動，控制飲食；養成良好的生活習慣，如不吸菸，不過量飲酒，關注血脂的變化。

❷初次服藥 1 ～ 3 個月內複查血脂、肝腎功能、肌酸激酶等，長期服藥患者應定期檢查，以便於瞭解降脂藥物的療效。同時，有助於醫生及時調整降脂藥物的種類和劑量。

❸具體的服藥時間需遵醫囑，例如，他汀類藥物多在晚上服用（降脂療效會更好），但其中的辛伐他汀和洛伐他汀等脂溶性強的藥物，會引起中樞神經的興奮（辛伐他汀甚至會引起躁狂），晚上服用易導致失眠、頭痛等症狀。尤其是高血脂合併高血壓的患者，最好將降脂藥物和降壓藥放在早晨服用。

❹注意觀察不良反應，如在服藥期間出現輕度的腹部不適、噁心、厭食、嘔吐和便祕等症狀，就應到醫院諮詢或就診。

❺患者在選擇聯合用藥時，要特別注意藥物之間的相互作用。如選用洛伐他汀、辛伐他汀和普伐他汀與煙酸、吉非貝齊合用時，易發生危及生命的橫紋肌溶解症。

❻必須聯合用藥時，一定要注意劑量，用藥劑量宜小，須謹遵醫囑。若服藥後出現肌無力、肌痛現象，需及時求醫，以便調整劑量或更換藥物。

Q42.降脂藥不能與哪些藥物同服?

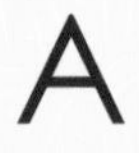

他汀類降脂藥與貝特類降脂藥同時使用，有可能引起伴有急劇腎功能惡化的橫紋肌溶解症；與煙酸製劑或免疫抑制劑合用也有同樣危險，特別是與環孢菌素同時使用更為危險。

貝特類降脂藥若與抗凝血藥華法林和磺脲類降糖藥同時使用，會使後二者在血中游離型藥物濃度增高，導致作用增強，引起不良反應。

普羅布考降脂藥不得與特非那定、阿司咪唑同時使用，否則有可能引起心電圖 Q-T 間期延長和誘發室性心律不整。各種樹脂類降脂藥與許多常用處方藥物存在藥物相互作用，會影響藥物吸收和效果。必須同時使用時，要在醫生指導下，延長用藥間隔。

Q43.他汀類藥物應該早上吃還是晚上吃?

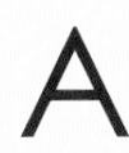

一般來說，因為膽固醇酶在晚上 8 ～ 9 點活性最高，所以，他汀類藥物中，除阿托伐他汀和瑞舒伐他汀可在一天中任何時候服用外，其餘製劑均在晚上一次口服。

Q44.哪些人應慎用貝特類藥物?

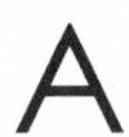

❶已有膽結石或膽囊炎等膽道疾病者應慎用貝特類藥物。

❷貝特類藥物可抑制胚胎生長，所以孕婦、哺乳期婦女禁用。

❸育齡期婦女和兒童不宜用。

❹服藥期間應做定期檢查，若檢查發現白血球、紅血球和嗜酸性白血球減少，需在醫生的指導下調整藥量或停藥。

❺貝特類藥物有增強抗凝劑及升高血糖的作用，所以合用時，應注意調整抗凝劑和降糖藥的劑量。

Q45.久服煙酸類藥物有何副作用?

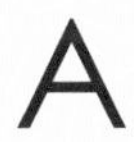

長期服用煙酸類藥物的患者，要特別關注肝功能、血糖、尿酸等化驗檢查。尤其是患有糖尿病、肝功能不全，以及消化道潰瘍的患者，最好禁用煙酸類藥物。否則易出現以下副作用：

❶煙酸類藥物可以降低糖的耐量，使糖尿病患者病情惡化。

❷可以增加血中的尿酸含量，加重痛風性關節炎。

❸影響肝功能，可能出現黃疸。

Q46.什麼是膽固醇吸收抑制劑?

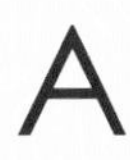

顧名思義，膽固醇吸收抑制劑就是通過抑制膽固醇的吸收來達到降血脂目的一種藥物。此類藥物有降血脂的功效，但卻不能改善動脈硬化。例如依折麥布就是一種常見的膽固醇吸收抑制劑，據多項研究結果證實，依折麥布與最低劑量的他汀類藥物聯用時降低低密度脂蛋白的療效，相當於單獨使用最高劑量的他汀類藥物的療效。

Q47.怎樣減少煙酸類藥物的副作用?

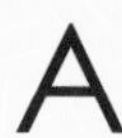

❶開始服藥時，以低劑量服用，即第 1 個月每晚 0.5 克，第 2 個月每晚 1 克，以後可根據療效及耐受能力調整用藥。最大劑量為每天 2 克，維持劑量每天 1 ～ 2 克。

❷飯後半小時服藥，或睡前服藥。服藥時少飲水。

❸服藥前半小時服小劑量的阿斯匹靈，可降低不良反應潮紅的發生程度。

❹煙酸類藥物避免與酒精、辛辣食物，以及熱飲同服。

Q48.膽酸螯合劑有哪些服用禁忌?

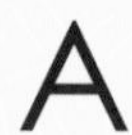

此類藥物可干擾葉酸、地高辛、華法林、普羅布考、貝特類、他汀類及脂溶性維生素的吸收。服用時，需注意以下事項：

❶兒童服用考來烯胺，每天應補充 5 毫克葉酸。

❷口服其他藥物時應在用此類藥之前 1 ～ 4 小時或 4 小時之後。

❸長期服用考來烯胺者，可適當補充維生素 A、維生素 D、維生素 K 及鈣劑。

Q49.老年人服用降脂藥物需注意什麼?

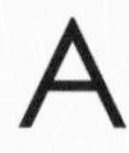

老年人多半會伴有其他病症，同時老年人的肝、腎功能正逐漸衰退，所以，老年人在服用他汀類等降脂藥時，應注意劑量不要過大，並定期做一些檢查，以便及時發現藥物的副作用。

Q50.常吃他汀類藥物有影響嗎?

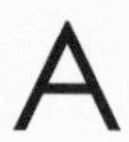

一般來說，長期服用他汀類藥物安全性好，副作用小。有很多病人連續服藥 10 年，經檢查，沒有發現不良作用。對於部分患者所說的服用他汀類藥物會對肝臟造成損害，其實，只有 0.5% ～ 2.0% 的極少數病人在服藥時會出現肝功能的化驗不正常，而且與用藥的劑量有關，減少劑量就可使肝臟功能化驗指標恢復正常。此外，他汀類藥物對肝炎以及肝功能指標不正常並無影響。

Q51.需要堅持服用他汀類藥物嗎?

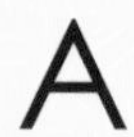

對於原發性高血脂患者，即目前未能查出引起高血脂原因的患者，需要長期用藥控制，停止服藥後，血脂就會再次升高。

有部分患者在服用一段時間降脂藥物後就自行停藥，這種做法是錯誤的。正確的做法是，服用他汀類降脂藥物後，血脂得到控制時，應長期維持用藥，並且堅持每半年複查一次血脂。只有當出現不良反應，或者血脂太低時，才可以停藥或者減量。總體來說，他汀類藥物堅持服用效果會更好。

Q52.哪些中藥可以降血脂?

A 主要有月見草、人參、草決明、靈芝、虎杖、澤瀉、薑黃、女貞子、大黃、絞股藍、丹參等。

Q53.什麼是強化降脂治療?

A 強化降脂治療就是指對冠心病高危、極高危人群，使用他汀類藥物以降低低密度脂蛋白膽固醇（即壞膽固醇），使其達到目標值或比目標值更低。

Q54.哪些人需要強化降脂治療?

A 需要強化降脂治療的患者主要有以下幾種：

❶急性冠狀動脈症候群。

❷冠心病合併多種危險因素，尤其是糖尿病。

❸發生過心肌梗塞、心絞痛或做過冠狀動脈血運重建術的患者。

Q55.膽固醇略高需要吃藥嗎?

A 高膽固醇血症的治療目的主要是降低患者的心腦血管疾病的風險。如果膽固醇略高於正常參考值，可以透過改善生活方式、調整飲食、加強鍛鍊等治療。如果患者明確存在冠心病或動脈粥樣硬化，則在上述的基礎上需要藥物治療。

Q56.普伐他汀與非諾貝特能聯用嗎?

A 可以採取分開服藥的方法，即早上服用非諾貝特，晚上服用普伐他汀。只要錯開兩藥物的濃度高峰，就可避免出現橫紋肌溶解等嚴重不良反應。

Q57.如何使用非諾貝特?

A 非諾貝特主要用於降低血清三酸甘油酯，並且降總膽固醇的功效比安妥明強。對於部分高膽固醇血症患者也有良效。在服用此藥期間易出現中上腹不適，但停藥後，症狀很快就會消失。非諾貝特的常用量以每日 300 毫克為宜，分 3 次飯後服。

Q58.高血脂兒童如何應用降脂藥?

A 兒童患上高血脂後，首先要選擇改變生活方式。由於不良生活方式引起血脂異常的兒童，在改變生活方式半年到一年後，如果壞膽固醇仍然高於 10.5 毫莫耳 / 升時，應在醫生的指導下進行藥物治療。

高血脂生活管理問題 Q&A

Q59.為什麼要勸高血脂患者戒菸?

A 吸菸會引起或加重血脂異常。吸菸者的血清總膽固醇的水準顯著高於非吸菸者，並且吸菸者的血清中高密度脂蛋白膽固醇（好膽固醇）水準明顯降低。吸菸越多，發生高血脂的概率越高。所以，高血脂患者必須下決心戒菸。

Q60.老年高血脂患者應多睡眠嗎?

A

正常人	老年高血脂患者
一天睡眠時間：8～9 小時	一天睡眠時間：10 小時
夜間：7～8 小時	夜間：9 小時
中午：1 小時	中午：1 小時

提示：因為老年高血脂患者身體機能逐漸衰退，所以休息靜養的時間應多一些。

Q61.高血脂患者春季如何護理?

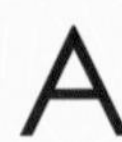

❶萬物復蘇，各種細菌、病毒叢生，易發感冒、流感等呼吸道傳染病。

❷在春分前後，老年人要積極做好預防偏頭痛、過敏性哮喘、高血壓、冠心病等症的準備。

❸多到戶外運動，多曬太陽，去公園感受春天的氣息。

Q62.高血脂患者夏季如何護理?

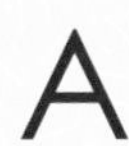

❶溫度過高，濕熱會使心率加快，誘發心絞痛。高血脂合併肥胖症者，要注意防中暑。

❷夏季濕熱之氣過重，要預防「病從口入」，注意飲食衛生，防止消化道疾病的發生。

❸應多吃豆類食品（如豆漿、豆腐），最忌飲食過飽。

Q63.高血脂患者秋季如何護理?

A ❶秋燥，高血脂患者要注意預防咽喉發炎。

❷早晚溫差較大，要注意增添衣物，早、晚有外出活動時，注意保暖。

Q64.情緒對高血脂有影響嗎?

A 長期處於緊張的工作環境或長期受不良情緒影響，都會使血液中的膽固醇增加，使血管收縮、血壓上升。若情緒維持平靜安定，飲食和消化會變得更和諧，身體較易處於健康模式，所以保持心情放鬆是非常重要的。

高血脂急救問題 Q&A

Q65.昏迷時如何打急救電話?

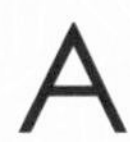

❶打呼救電話。

119 是用於急救的專用號，撥打 119 呼救是最妥善的辦法。十分緊急又無法撥通 120 的情況下，可撥打 110、112 等電話求救。

❷打呼救電話時需說明的情況。

為了避免打電話時有遺漏，撥打電話前可以先迅速將下面問題考慮一下。切記不要掛斷電話，要等急救部門接聽電話者先掛斷電話。以免接聽電話者來不及問清需要瞭解的相關資訊。

（1）自己的姓名與電話號碼，病人的姓名、性別、年齡和聯繫電話。

（2）病人所在的準確地點，盡可能指出附近街道的交匯處或其他大家熟悉的建築標誌。

（3）病人目前最危急的情況，如心跳停止、昏倒、呼吸困難等。

（4）已做過哪些處理。

（5）詢問一下救護人員到來之前應做什麼。

❸打完呼救電話後不能忘記的一件重要事情：一定要安排人到有標誌性建築的地點附近迎接救護人員，這樣可以避免救護人員將時間耽誤在尋找地點上，為搶救病人贏得時間。

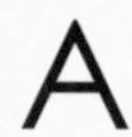

66.怎樣判斷病人瞳孔不正常?

❶患者雙側瞳孔放大時，是瀕臨死亡的狀態。

❷瞳孔變得像針尖一樣小，往往是有機磷農藥中毒的表現。

❸雙側瞳孔不一樣大，往往是發生了腦疝。

以上有關瞳孔的變化，都是病情危重的表現，若不即時搶救，病人就有可能失去生命。因此，家人發現病人瞳孔發生異常時，除立即打急救電話外，還應根據心跳和呼吸的情況立即採取搶救措施。

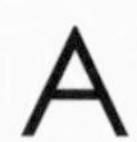

67.如何判斷病人呼吸停止?

❶如果病人口、鼻、氣管沒有被堵塞，可以耳朵貼在病人的嘴和鼻子邊，仔細聽是否有喘聲。

❷可以用自己的臉部去感覺病人是否有氣息。

❸還可以用眼睛觀察病人胸部3～5秒，看胸部是否有起伏。應注意的是，有時病人雖然胸部有起伏，但感覺不到其口鼻有呼出的氣息時，也應判斷為沒有呼吸。

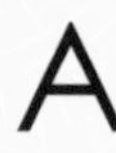

68.如何讓昏迷者保持呼吸道暢通?

救護者一手放在病人頭後部和頸部，另一手放在病人腋下，使其側臥。將病人下面的胳膊朝頭部方向伸直，使其頭枕在這隻胳膊上，將病人的另一隻胳膊彎曲，用其手背頂住自己的下巴，使下巴朝上抬起，並支撐住頭部。將側臥時位於上面的腿彎曲，腳背放在下腿的小腿部。解開病人的衣領、皮帶、胸衣等。清除病人口鼻中的堵塞物，如痰、唾液、嘔吐物等。